面向人民健康
提升健康素养

相约健康百科丛书

面向人民健康
提升健康素养

相约健康百科丛书

健康体检系列

老年体检：
预防伤病　延缓衰老

主编　齐海梅　康　琳

人民卫生出版社
·北京·

本书编委会

主　编　齐海梅　康　琳

副主编　乔　薇　杨红菊　孙　婷

编　者　（按姓氏笔画排序）

王可婧　中日友好医院
王涤非　中国医科大学附属盛京医院
申明惠　中国医科大学附属盛京医院
吕继辉　北京老年医院
乔　薇　中日友好医院
齐海梅　北京医院
孙　婷　浙江大学医学院附属第二医院
杜毓锋　山西医科大学第一医院
李　沫　北京老年医院
杨红菊　昆明医科大学第一附属医院
张泽宇　中日友好医院
陈旭娇　浙江省中医院
周厚广　复旦大学附属华山医院
胡月青　北京老年医院
姜　昕　深圳市人民医院
姜　珊　中国医学科学院北京协和医院
高永红　北京航天总医院
常　杰　北京医院
康　琳　中国医学科学院北京协和医院
葛　宁　四川大学华西医院
赖　蓓　北京医院

学术秘书　常　杰　北京医院
　　　　　姜　珊　中国医学科学院北京协和医院

陈竺院士

说健康

相约健康百科丛书

总　序

人民健康是现代化最重要的指标之一，也是人民幸福生活的基础。党的二十大报告明确到 2035 年建成健康中国。社会各界，尤其是全国医疗卫生工作者，要坚持以人民为中心的发展思想，把保障人民健康放在优先发展的战略位置，加快推进健康中国建设，全方位全周期保障人民健康，为实现“两个一百年”奋斗目标、实现中华民族伟大复兴的中国梦打下坚实的健康基础，为共建人类卫生健康共同体作出应有的贡献。

为助力健康中国建设，提升人民健康素养，人民卫生出版社（以下简称“人卫社”）联合相关学（协）会、平台、媒体共同策划，整合各方优势、创新传播途径，打造高质量的纸数融合立体化传播健康知识普及出版物《相约健康百科丛书》（以下简称“丛书”）。丛书通过图书、新媒体、互联网平台等全媒体，努力为人民群众提供全生命周期的健康知识服务。在深入了解丛书的策划方案、组织管理和工作安排后，我欣然接受了邀请，担任丛书专家指导委员会主任委员，主要基于以下考虑。

建设健康中国，人人享有健康。党的十八大以来，以习近平同志为核心的党中央一直高度重视、持续推动健康中国建设。2016 年党中央、国务院印发的《“健康中国 2030”规划纲要》指出，推进健康中国建设，是全面建成小康社会、基本实现社会主义现代化的重要基础，是全面提升中华民族健康素质、实现人民健康与经济社会协调发展的国家战略。健康中国的主题是“共建共享、全民健康”，共建共享是基本路径，全民健康是根本目的。人人参与、人人尽力、人人享有，实现全民健康，需要全社会共同努力。党的二十大对新时代新征程上推进健康中国建设作出新的战略部署，赋予了新的任务使命，提出“把保障人民健康放在优先发展的战略位置，完善人民健康促进政策”。丛书建设抓住了健康中国建设的核心要义。

提升健康素养，需要终身学习。健康素养是人的一种能力：它能够帮助个人获取和理解基本的健康信息和服务，并能运用其作出正确的判断和决定，以维持并促进自己的健康。2008 年 1 月，卫生部发布《中国公民健康素养——基本知识与技能（试行）》，首次以政府文件的形式界定了居民健康素养，我很高兴签发了这份文件。此后，我持续关注该工作的进展和成效。经过多年的不懈努力，我国健康素养促进工作蓬勃发展，居民健康素养水平从 2009 年的 6.48% 上升至 2021 年的 25.4%，人民健康状况和基本医疗卫生服务的公平性、可及性持续改善，主要健康指标居于中高收入国家前列，为以中国式现代化全面推进中华民族伟大复兴奠定了坚实的健康基础。健康素养需要持续地学习和养成，丛书正是致力于此。

健康第一责任人，是我们自己。2019 年 12 月，十三届全国人大常委会第十五次会议通过了《中华人民共和国基本医疗卫生与健康促进法》，该法第六十九条提出“公民是自己健康的第一责任人，树立和践行对自己健康负责的健康管理理念，主动学习健康知识，提高健康素养，加强健康管理。倡导家庭成员相互关爱，形成符合自身和家庭特点的健康生活方式。”从国家法律到健康中国战略，都强调每个人是自己健康的第一责任人。只有人人都具备了良好的健康素养，成为自己健康的第一责任人，健康中国才有了最坚实的基础。丛书始终秉持了这一理念，能够切实帮助读者承担起自己的健康责任。

接受丛书编著邀请后，我多次听取了丛书工作委员会和人卫社的汇报，提出了一些建议，并录制了“院士说健康”视频。我很高兴能以此项工作为依托，为人民健康多做些有意义的工作。丛书工作委员会和人卫社的同仁们一致认为，这件事做好了，对提高国民特别是青少年健康素养意义重大！

2022 年 11 月，在丛书启动会议上，我提出丛书建设要做到心系于民、科学严谨、质量第一、无私奉献四点希望。2023 年 9 月，丛书“健康一生系列”正式出版！丛书建设者们高度负责、团结协作，严谨、创新、务实地推进丛书建设，让我对丛书即将发挥的作用充满了信心，也对健康科普工作有了更多的思考。

一是健康科普工作需把社会责任放在首位。丛书为做好顶层设计，邀请一批院士担任专家指导委员会的成员。院士们的本职工作非常繁忙，但他们仍以极高的热情投入丛书建设中，指导把关、录制视频，担任健康代言人，身体力行地参与健康科普工作。全国广大医务工作者也要积极行动起来，把社会责任放在首位，践行习近平总书记提出的“科技创新、科学普及是实现创新发展的两翼”之工作要求，把健康科学普及放在与医药科技创新同等重要的位置，防治并重，守护人民健康。

二是健康科普工作应始终心系于民。健康科普需要找准人民群众普遍关心的健康问题，有针对性地开展工作，方能事半功倍。丛书每一个系列都将开展健康问题征集活动，“健康一生系列”收集了两万余个来自大众的健康问题，说明人民群众的健康需求是旺盛的，对专家解答是企盼的。丛书组织专家对这些问题进行了认真的整理、分析和解答，并在正式出版前后组织群众试读活动，以不断改进工作，提升质量，满足人民健康需求，这些都是服务于民的重要体现。丛书更是积极尝试应用新技术新方法，为科普传播模式创新赋能，强化场景化应用，努力探索克服健康科普“知易行难”这个最大的难题。

三是健康科普工作须坚持高质量原则。高质量发展是中国式现代化的本质要求之一。健康科普工作事关人民健康，须遵从“人民至上、生命至上”的理念，把质量放在最重要的位置，以人民群众喜闻乐见的方式，传递科学的、权威的、通俗易懂的健康知识，要在健康科普工作中塑造尊重科学、学习科学、践行科学之风，让“伪科学”“健康谣言”“假专家”无处遁形。丛书工作委员会、各编委会坚持了这一原则，将质量要求落实到每一个环节。

四是健康科普工作要注重创新。不同的时代，健康需求发生着变化，健康科普方式也应与时俱进，才能做到精准、有效。丛书建设模式创新也是耳目一新，比如立足不同的应用场景，面向未来健康需求的无限可能，设计了“1+N”的丛书系列开放体系，成熟一个系列就开发一个；充分发挥专业学（协）会和权威专家作用，对每个系列的分册构建进行充分研讨，提出要从健康科普“读者视角”着眼，构建具有中国特色的国民健康知识体系；精心设计各分册内容结构和具有中华民族特色的系列 IP 形象；针对人民接受健康知识的主要渠道从纸媒向互联网转移的特点，设计纸数融合图书与在线健康知识问答库结合，文字、图片、视频、动画等联动的全媒体传播模式，全方位、全媒体、全生命周期服务人民健康等。

五是健康科普工作需要高水平人才队伍。人才是所有事业的第一资源。丛书除自身的出版传播外，着眼于健康中国建设大局，建立编写团队组建、遴选与培养的系列流程，开展了编写过程和团队建设研究，组建来自全国，老、中、青结合的高水平编者团队，且每个分册都通过编写过程的管理努力提升作者的健康科普能力。这项工作非常有意义。希望未来，越来越多的卫生健康工作者能以高度的社会责任感、职业使命感，以无私奉献的精神参与到健康科普工作中，以更多更好的健康科普精品，服务人民健康。

衷心希望，通过驰而不息的建设，丛书能让健康中国、健康素养、健康第一责任人的理念深入人心，并转化为建设健康中国的重要动力，成为国民追求和促进健康的重要支撑。

衷心希望，能以大型健康科普精品丛书为依托，培养一支高水平的健康科普作者队伍，增强文化自信的建设力量，从而更好地为中华民族现代文明贡献健康力量。

衷心希望，读者朋友们积极行动起来，认真汲取《相约健康百科丛书》中的健康知识，把它们运用到自己的生活里，让自己更健康，也为健康中国建设作出每个公民的贡献！

中国红十字会会长
中国科学院院士
丛书专家指导委员会主任委员
陈竺

2023 年 7 月

相约健康百科丛书

出版说明

健康是幸福生活最重要的指标，健康是 1，其他是后面的 0，没有 1，再多的 0 也没有意义。提升健康素养，是提高全民健康水平最根本、最经济、最有效的措施之一。党的二十大报告要求，加强国家科普能力建设，深化全民阅读活动。习近平总书记指出，科技创新、科学普及是实现创新发展的两翼，要把科学普及放在与科技创新同等重要的位置。在这一重要指示精神的指引下，人民卫生出版社（以下简称“人卫社”）努力探索让科学普及这“一翼”变得与科技创新同样强大，进而助力创新型国家建设。经过深入调研，团结广大医学科学家、健康传播专家、学（协）会、媒体、平台，共同策划出版《相约健康百科丛书》（以下简称“丛书”）。

为了帮助读者更好地了解和使用丛书，特将出版相关情况说明如下。

一、丛书建设目标

丛书努力实现五个建设目标，即：高质量出版健康科普精品，培养优秀的健康科普团队，创新数字赋能传播模式，打造知识共建共享平台，最终提升国民健康素养，服务健康中国行动落实和中华民族现代文明建设。

二、丛书体系构建

1. 丛书各系列分册设计遵从人民至上的理念，突出读者健康需求和视角。各系列的分册设计经过多轮专家论证、读者健康需求调研，形成从读者需求入手进行分册设计的共识，更好地与读者形成共鸣，让读者愿意读、喜欢读，并能转化为自身健康生活方式和行为。

比如，丛书第一个系列“健康一生系列”，既不按医学学科分类，也不按人体系统分类，更不按病种分类，而是围绕每个人在日常生活中会遇到的健康相关问题和挑战分类。这个系列分别针对健康理念养成，到人生面临的生、老、病问题，再到每天一睁眼要面对的食、动、睡问题，最后到更高层次的养、乐、美问题，共设立 10 个分册，分别是《健康每一天》《健康始于孕育》《守护老年健康》《对疾病说不》《饮食的健康密码》《运动的健康密码》《睡眠的健康密码》《中医养生智慧》《快乐的健康密码》和《美丽的健康密码》。

2. 丛书努力构建从健康知识普及到健康行为指导的全生命周期全媒体的健康知识服务体系。依靠权威学（协）会和专家的反复多次研究论证，从读者的健康需求出发，丛书构建了“1+N”系列开放体系，即以“健康一生系列”为“1”；以不同人群、不同场景的不同健康需求或面临的挑战为“N”，成熟一个系列就开发一个系列。“主动健康系列”“应急急救系列”“就医问药系列”“康养康复系列”“肿瘤防治系列”“心理健康系列”“口腔健康系列”“健康体检系列”在“十四五”期间陆续启动和出版。

3. 丛书建设有力贯彻落实“两翼论”精神，推动健康科普高质量创新发展。丛书除自身的出版传播外，还建立编写团队组建、遴选与培养的系列流程，开展了编写过程和团队建设研究，组建来自全国，老、中、青结合的高水平编者团队，并通过编写过程的管理努力提升作者的健康科普能力。丛书建设部分相关内容还努力申报了国家“十四五”主动健康和人口老龄化科技应对重点专项；以“《相约健康百科丛书》策划出版为基础探索全方位、立体化大众科普类图书出版新模式”为题，成功获得人卫研究院创新发展研究项目支持。

三、丛书创新特色

1. 体现科学性、权威性、严谨性。为做好丛书的顶层设计、项目实施和编写出版工作，保障科学性，成立丛书专家指导委员会、工作委员会和各分册编委会。

第十二届、十三届全国人大常委会副委员长，中国红十字会会长陈竺院士担任丛书专家指导委员会主任委员，国家卫生健康委员会副主任李斌、中国计划生育协会常务副会长于学军、中华预防医学会名誉会长王陇德院士、中国健康促进基金会创会理事长白书忠等担任副主任委员，三十余位院士应邀担任委员。专家们积极做好丛书顶层设计、指导把关工作，录制“院士说健康”视频，审阅书稿，甚至承担具体编写工作……他们率先垂范，以极高的社会责任感投入健康科普工作，为全国医务工作者参与健康科普工作树立了榜样。

人民卫生出版社、中国健康促进基金会、中国计划生育协会、中华预防医学会、中国科普研究所、全国科学技术名词审定委员会、健康报社、新华网客户端《新华大健康》等机构负责健康科普工作的领导和专家组成了丛书工作委员会，并成立了丛书工作组，形成每周例会、专题会、组建专班等工作机制，确保丛书建设的严谨性和高质量推进。

各系列各分册编委会均由相关学（协）会、医学院校、研究机构等领域具有卓越影响力的专家组成。专家们面对公众健康需求迫切，但优秀科普作品供给不足、科普内容良莠不齐的局面，均以极大的热忱投入丛书建设与编写工作中，召开编写会、审稿会、定稿会等各类会议，对架构反复研究，对内容精益求精，对表达字斟句酌，为丛书的科学性、权威性和严谨性提供了可靠保证。

2. 彰显时代性、人民性、创新性。习近平总书记在文化传承发展座谈会上发表重要讲话，强调“在新的起点上继续推动文化繁荣、建设文化强国、建设中华民族现代文明，是我们在新时代新的文化使命”。丛书以“同中国具体实际相结合、同中华优秀传统文化相结合”理念为指导，彰显时代性、人民性、创新性。

丛书高度重视调查研究工作，各个系列都会开展面向全社会的问题征集活动，并将征集到的问题融入各个分册。此外，在正式出版前后都专门开展试读工作，以了解读者的真实感受，不断调整、优化工作思路和方法，实现内容“来自人民，根植人民，服务人民”。

在丛书整体设计和 IP 形象设计中，力求用中国元素讲好中国健康科普故事。丛书在全程管理方面始终坚持创新，在书稿撰写阶段，即采用人卫投审稿平台数字化编写方式，从源头实现“纸数融合”。在图书编写过程中，同步建设在线知识问答库。在图书出版后，实现纸媒、电子书、音频、视频同步传播，为不同人群的不同健康需求提供全媒体健康知识服务。

3. 突显全媒性、场景性、互动性。丛书采取纸电同步方式出版，读者可通过数字终端设备，如电脑、手机等进行阅读或“听书”；同时推出配套数字平台服务，读者可通过图书配套数字平台搜索健康知识，平台将通过文字、语音、直播等形式与读者互动。此外，丛书通过对内容的数字化、结构化、标引化，建立与健康场景化语词的映射关系，构建场景化知识图谱，利用人们接触的各类健康数字产品，精准地将健康知识推送至需求者的即时应用现场，努力探索克服健康科普“知易行难”这个最大的难题。

四、丛书的读者对象、内容设计和使用方法

参照《中国公民健康素养66条》锁定的目标人群，丛书读者对象定为接受九年义务教育及具备以上文化水平的人群，采用问答形式编写，重点选择大众日常生活中“应知道”“想知道”“不知道”和“怎么办”的问题。丛书重在解决“怎么办”，突出可操作性，架起大众对“预防为主”和“一般健康问题”从“为什么”到“怎么办”的桥梁，助力从“以治病为中心”向“以健康为中心”转变。

丛书是一套适合普通家庭阅读、查阅和收藏的健康科普书，覆盖日常生活中会遇到的常见健康问题。日常阅读，可以有效提升健康素养；遇到健康问题时查阅对应内容，可以达到答疑解惑、排忧解难的目的。此外，丛书还配有丰富的富媒体资源，扫码观看视频即可接收来自专家针对具体健康问题的进一步讲解。

《庄子·内篇·养生主》提醒我们：“吾生也有涯，而知也无涯，以有涯随无涯，殆已！”如何有效地让无穷的医学知识转化为有限的健康素养，远远不止“授人以渔”这么简单，这需要以大型健康科普精品出版物为依托，培养一支高水平的健康科普作者队伍；需要积极推进相关领域教育、科技、人才三位一体发展，大力弘扬科学精神和科学家精神；还需要社会各界积极融健康入万策，并在此基础上努力建设健康科学文化，增强文化自信的建设力量，从而更好地为中华民族现代文明建设贡献健康力量。

衷心感谢丛书建设者们和读者们的大力支持，让我们共同努力，为健康中国建设和中华民族现代文明建设作出力所能及的贡献。

丛书工作委员会

2023年7月

前　言

随着银发浪潮席卷全球，截至 2024 年底，我国 60 岁以上老年人口已达 3.1 亿，占全国总人口的 22.0%。积极应对人口老龄化成为“健康中国”建设的重要内容之一。

来自祖国广袤大地的大量事实表明，在生活质量和医疗水平大幅度提高的今天，老年人的健康水平正在不断提高，毫不夸张地说，当下 70 岁老年人的内在能力和精神面貌，已经普遍优于过往 60 岁的老年人。

早筛查、早评估、早诊断、早干预是促进老年相关性疾病防控，提升老年群体健康水平的重中之重，做好这些工作的一个重要措施，就是广泛地、与时俱进地、科学地进行老年人健康体检，以实现预防伤病、延缓衰老、提高生活质量的目标。这既是国家对老年群体健康长寿的关怀和推动，也是全体医务工作者，尤其老年医学医务工作者的职责所在。

为响应《“健康中国 2030”规划纲要》，推动人民健康素养提升，在人民卫生出版社的邀请与大力支持下，北京医院、中国医学科学院北京协和医院等来自全国各地、各级医院的 21 位具有丰富临床经验和健康管理经验的老年医学专家肩负使命，本着心系于民、科学严谨、质量第一、无私奉献的撰写总则，以严谨求实的态度，集思广

董家鸿院士
说健康

益，字斟句酌，就老年群体健康体检中的关注重点，为《相约健康百科丛书——老年体检：预防伤病 延缓衰老》凝练总结了145个问题，并深入浅出地进行了解答：从世界卫生组织最新的“健康老龄”观念切入老年人体检的意义，到分析每一个老年人健康体检项目的原因和目的；从维护老年人整体健康的角度分析老年躯体、心理评估的重要性和意义，到指导老年人选择合适的体检项目；从体检结果的解读，到分析常见实验室检查、影像学检查等指标异常对日常生活方式和用药的影响；最后，还针对老年人健康体检的注意事项，以及老年人体检后健康改善给出了温馨的科学提示。

这本书的145个问题及解答，通俗易懂，语言生动，图文并茂，相信会成为一本被许多老年人喜欢的案头书，为体检问题解答、日常保健、健康管理等提供专业建议和指导。

在本书编写过程中，人民卫生出版社及相关机构、丛书专家指导委员会给予了大力支持与帮助，在此深表感谢，同时衷心感谢各位编者、审稿专家及编写秘书的辛勤付出！

编　者

2025年3月

目录

第一章 健康体检筑起健康防线

第二章 老年人的体检流程与规范

四 体检后复检事宜 265

第五章 老年人体检后指导及建议

第一章

健康体检
筑起健康防线

一

老年人
健康体检的意义

1. 健康老年人的标准是什么

关键词：老年人　身心健康

随着人均预期寿命不断延长，全球老龄化浪潮来袭，2015 年世界卫生组织发布了“健康老龄化”的定义，不再以“年龄”或“疾病”作为是否“健康”的标准，而是更加关注改善老年人的功能状态，维护老年期的生活质量。这就对“健康老年人”的标准有了新的理解。

专家说

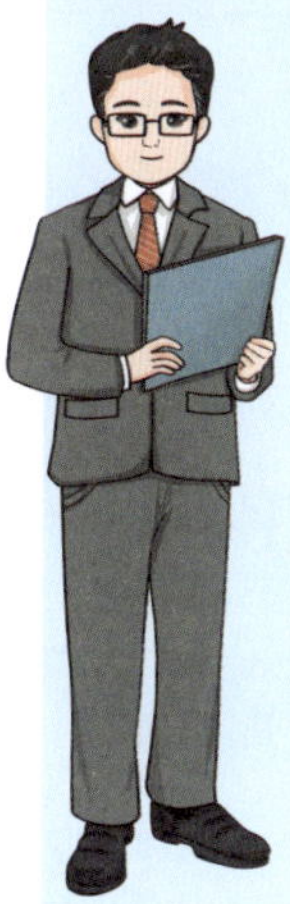

中国健康老年人标准

国家卫生健康委员会 2023 年 3 月 1 日起发布实施了《中国健康老年人标准》：中国健康老年人指 60 周岁及以上生活自理或基本自理的老年人，躯体、心理、社会三方面都趋于相互协调与和谐状态。

虽然随着年龄的增长，老年朋友会有一些健康状况的改变，如出现高血压、糖尿病、高脂血症等慢性疾病，但如果在药物控制下各项危险因素都在与自身年龄相适应的范围内，并没有影响老年人的功能状态，且营养状况良好，认知功能基本正常，乐观积极，自我满意，具有一定的健康素养，保持良好的生活方式，积极参与家庭和社会活动，对新鲜事物仍然充满好奇，社会适应能力良好，那么我们就可以将其称之为“健康老年人”。

中国健康老年人应满足的条件

1	生活自理或基本自理
2	重要脏器的增龄性改变未导致明显的功能异常
3	影响健康的危险因素控制在与其年龄相适应的范围内
4	营养状况良好
5	认知功能基本正常
6	乐观积极,自我满意
7	具有一定的健康素养,保持良好的生活方式
8	积极参与家庭和社会活动
9	社会适应能力良好

健康加油站

“身心健康”是健康老龄化鼓励的方向

目前，我国人均预期寿命已经达到78岁，但是很难有老年人完全没有任何慢性疾病，比如有些老年人即便患有冠状动脉粥样硬化性心脏病（简称“冠心病”），进行了心脏支架植入甚至是冠状动脉搭桥术，但药物治疗规范，指标控制良好，心功能正常，仍然能自主生活，甚至可以打乒乓球、外出旅游，那么他仍然是“健康老年人”。

总而言之，“健康老年人”的标准是要做到“身心健康”，身体、认知、心理的健康缺一不可。当然，我们每个人都需要为创造对老年人友善的环境做出贡献，让老年人能够适应不断发展的社会需求。

（康　琳）

2. 如何成为**健康老年人**

关键词

老年期　健康老年人

生、老、病、死，是每个人必经的人生阶段。每一个人生阶段既有优势，也有要面临的问题。从这个角度来说，老年阶段其实是人生的完成期：经过儿童与青少年时期的摸索、学习、碰撞，到青年与中年时期的努力奋斗和付出，老年期可以努力去进行自我实践。

“老”字始见于商代甲骨文，其古字形如同一位手持拐杖的长发老人形象。“老”本义指年纪大的人，又引申指时间长，由此引申出长久、陈旧、总是、历事多而熟练等一系列义项。

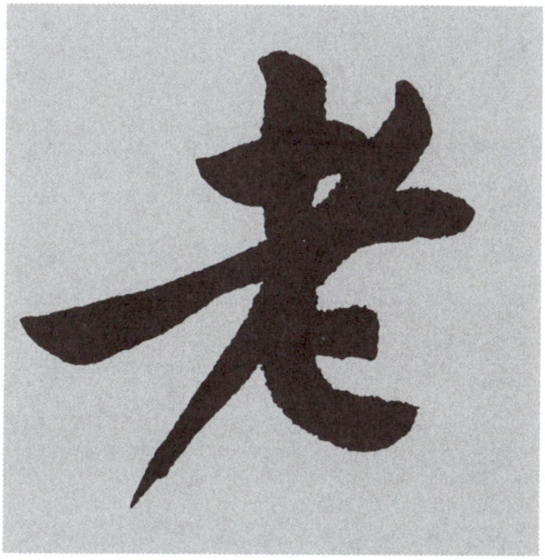

书法作品出自：李乃适教授（中国医学科学院北京协和医院内分泌专家，书法家）。

专家说

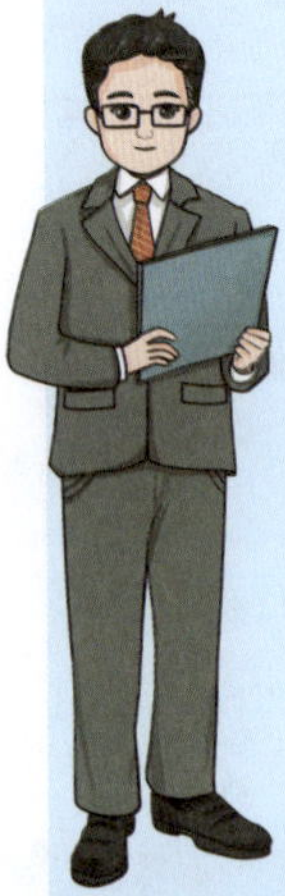

老年期对人生来讲，是一个非常重要的阶段。它绝对不仅仅是面对衰弱、疾病或者死亡的恐惧而已。虽然老年期会有功能减退，比如对于图形、物体、空间关系的感觉能力，以及记忆能力、从具体形象去思考的能力会退化，但是不要觉得遗憾，因为老年期对于语言、文字、观念的逻辑推理能力不仅能维持住，而且会越来越发达，人生的智慧以及人生的历练也越来越丰富，老年期可以将人生经营到一个最优渥的收获季。

老年人既要坦然接受岁月留给我们的痕迹，又要以积极的心态去面对增龄，这是成为健康老年人的关键。同时，我们要避免成为以下四种老人。

第一种是“颓废型的老人”：在情绪上表现出孤独，也比较自卑，会比较退缩。

第二种是“愤怒型的老人”：顾名思义，比较有对立的情绪，什么事情都看不惯。

第三种是“自卫型的老人”：自我保护意识强烈，这种老人会比较紧张、戒备。

第四种是“安乐型的老人”：总是很快乐、很满足，心境也很平和，缺点是懒得去思考。

我们要努力成为的健康老年人应该是“成熟型的老人”：生活基本自理，慢性疾病控制基本稳定，拥有积极面对现实生活的态度及情绪，经得起欢乐和忧愁的考验。也就是快乐的时候不会失控，忧愁的时候也不会过度沮丧甚至放弃，可以承受得住。面对比较极端的遭遇与感觉，能够自我控制，坚持下去，了解人情世故，能够分析，能够承担困难，然后可以提出解决之道，而且有坚定的意志去把该做的事情做完。

健康加油站

增加生命的“宽度”和“深度”

简而言之，想成为健康老年人就要认老、服老，但不怕老。在延长生命“长度”的同时，通过健康的生活方式、科学的慢性疾病管理、定期健康体检、规律随访评估，保持良好的躯体功能、认知功能、营养状况、感知觉能力、心理状态等，保持身心愉悦，积极参与社会及家庭活动，增加生命的“宽度”和“深度”，才是我们倡导的“健康老年人”。

健康云课堂

心肺决定生命长度，肌肉决定生命宽度

（康　琳）

3. 为什么衰老与生病不是一回事

关键词

衰老 疾病

随着年龄增长，我们的身体总会发生一系列不可逆的改变：皮肤渐渐失去光泽与弹性，脸上皱纹越来越多，头发逐渐稀疏，青丝变成白发，大家不会把这些当作疾病，往往都能够接受。

专家说

哪些衰老需要注意，哪些衰老不应被当作疾病

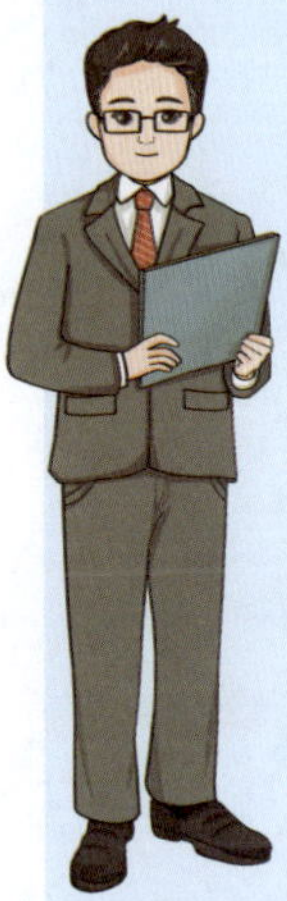

有一些改变，比如视力开始下降，听力越来越差，牙齿开始松动、脱落，脑子开始丢三落四，胳膊、腿不再像年轻时那么强壮有力，肌肉松弛了，骨质也疏松了……往往很多时候大家不把这些当作“问题”，认为“老了就会这样”，但这些“内在能力”的下降却实实在在影响着老年人的日常生活质量，应该得到重视和早期筛查、干预。视力、听力下降会影响对外界信息的接收，长此以往会导致认知功能下降，甚至造成焦虑、抑郁、社交隔离，而“老掉牙”往往是营养不良、肌少症、衰弱的始动因素，最后会导致跌倒、失能甚至死亡。

很多老年人对于查体后出现的某些“指标”和“数据”异常非常不能接受：比如骨关节发生退行性病变，出现了腰腿痛的症状；心脏不再像年轻人那样运动灵活，发生了舒张功能减退；心脏瓣膜变得关闭不严，出现了反流；动脉内皮完整性破坏，血液中的脂质成分进入血管壁，形成了动脉粥样硬化斑块；动脉血管变得僵硬，收缩压（高压）越来越高，舒张压（低压）却逐渐降低；胰腺功能开始退化，血糖逐渐升高甚至发生糖尿病；男性前列腺逐渐增大，夜尿次数明显增多……这些脏器功能的减退，就像年久失修的房子，随着岁月的流逝，有些是不可避免的。

实际上，我们的心脏从 20 岁就开始衰老，40 岁以后肾脏功能逐渐下降，这是不可抗拒的自然规律。所以，大家要正确对待衰老，接受身体功能的自然衰退。过度检查和治疗，不仅会增加不必要的费用，还可能给身体带来伤害。

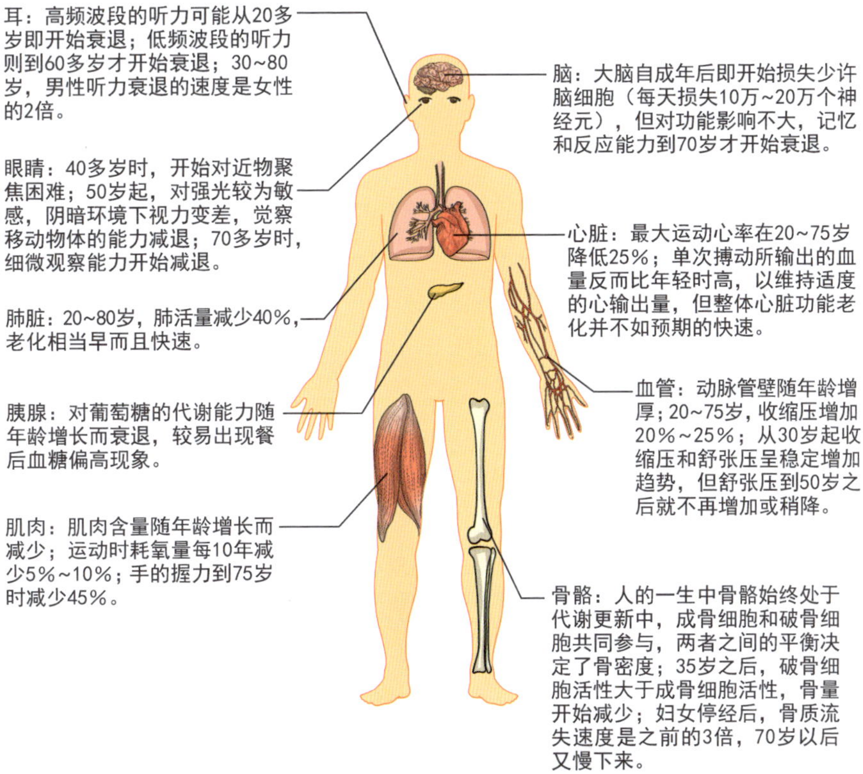

健康加油站

不把“衰老”当“疾病”治疗

合理饮食、适量运动、保持乐观心态、戒烟、限酒是每个人都要努力做到的，这些措施对于延缓由年龄增长所致的器官功能减退有一定好处。总而言之，“衰老”与“生病”不是一回事，对于老年朋友，不要把“衰老”当“疾病”来治疗。

（康　琳）

4. 为什么**健康体检**能改变生活方式

关键词：健康体检　生活方式

健康的生活方式是维护身体健康和预防疾病的基石，而体检则是评估健康状况的重要工具。老年人体检的目的主要包括两方面，即心脑血管疾病的危险因素筛查和肿瘤的早期筛查。这两方面的预防都离不开健康的生活方式。

体检不仅仅是一次检查，体检有助于提高健康意识，也是一次重要的接受健康教育的机会。体检会使人们更加了解自己的健康状况，激发积极的健康行为，例如更健康的饮食、定期锻炼和戒烟戒酒。医生根据体检结果提供个体化的健康建议，解释慢性疾病的风险因素，以及提供如何预防疾病的建议，促进生活方式改善。

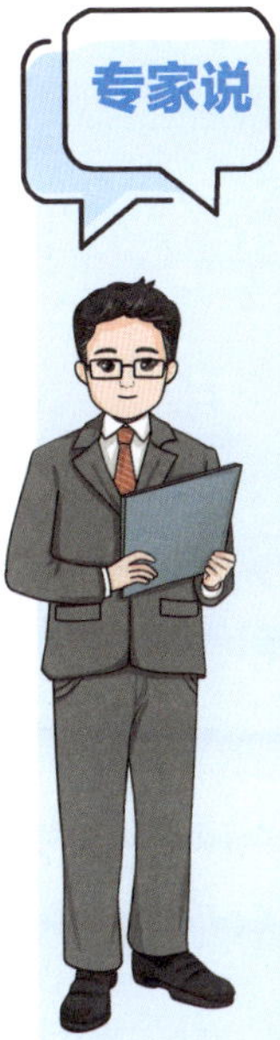

1. 健康体检可提高自身的健康意识 通过体检，人们可以了解自身健康状况，例如血压、血糖、血脂等，这些是心脑血管疾病的危险因素。如果在疾病早期，并不需要药物治疗，仅通过生活方式的改善就可以得到有效控制。

2. 健康体检促使老年人养成健康的生活方式 对于老年人，健康生活方式包括均衡的膳食、适度的运动、充足的睡眠、加强社会交往等，有助于预防疾病和提升整体健康水平。健康体检后，很多人会意识到自己的健康问题，并愿意主动采取行动，例如戒烟戒酒，加强血压、血糖的监测。研究表明，人们在看到自己身体的具体健康数据后，会更有动力去改变。例如看到体检报告上的“脂肪性肝病（脂肪肝）”后，比医生口头建议“少喝酒”更能激发戒酒的意愿。

另外，健康体检的价值不仅体现为一次检查结果，更重要的是长期的健康监测。通过定期体检，人们可以追踪身体健康状况的变化。例如，血脂、血压、血糖等指标可能在短时间内波动不明显，但通过多次检测，人们可以发现长期变化趋势。长期的健康追踪可以帮助个体更好地了解自己身体的变化，并养成持续关注健康状况的习惯。

（姜　珊）

5. 为什么没有不舒服也要进行**健康体检**

关键词 健康体检 定期

老年人的很多疾病，比如血压、血糖、血脂的增高，心脑血管疾病，脏器功能异常，甚至一些肿瘤性疾病，在早期可能没有明显的临床症状，但是当出现症状的时候，很多已经合并了严重的临床并发症或处于疾病的晚期阶段，治疗起来非常棘手，严重影响生活质量。

建议大家，一定要有健康体检的意识，至少每年做一次健康体检，不同人群还要有针对性地进行体检，了解自己的身体状况，做到疾病早发现、早诊断、早干预、早治疗。

专家说

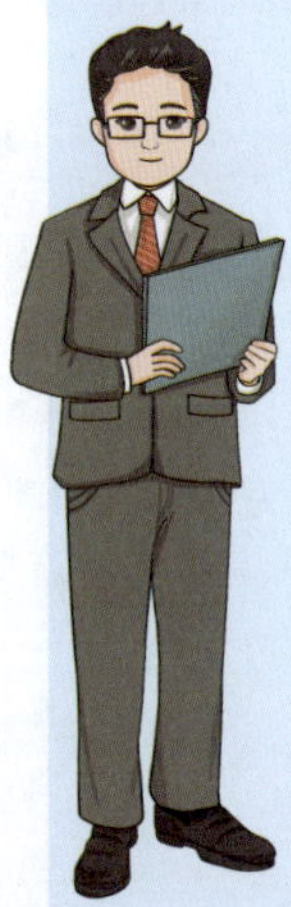

我国已经进入老年社会，人们在注重延长寿命的同时，更加应该注重提高生活质量。老年人的健康状态包含疾病和功能状态两方面，针对老年人所进行的查体，其最终目的是维持老年人的功能状态，提高生活质量，减轻疾病负担。

因此，老年人健康体检是指有计划、规律性地针对老年人健康状态的筛查，并非只针对健康老年人，不仅仅局限于筛查疾病或其潜在风险因素，同时也要关注个体的功能状态，包括躯体功能、认知功能、心理状态，以及对于医疗的意愿，其后要跟进有效的预防措施。

体检的间隔时间和内容需要个体化，由医生和患者共同决定。应当根据老年人的个体差异，考虑健康情况、风险状况、遗传和环境因素，给予不同的筛查建议，选择那些已经被证实明确有效的筛查项目和方法。

此外，定期体检还可以帮助我们预防潜在的疾病。许多疾病在早期阶段并没有明显症状，但通过体检，我们可以发现一些隐蔽的异常指标，从而及早发现疾病。例如，乳腺癌、前列腺癌等常见癌症，早期发现可以提高治愈率，而体检中的相关检查可以帮助我们及早发现疾病的迹象，从而进行进一步的检查和治疗。通过定期体检，我们可以实现早发现、早治疗，提高疾病的治愈率和生存率。

（姜　珊）

二

老年人
健康体检
基本项目

6. 为什么要关注**体重指数**计算与**小腿围**测量

关键词

体重指数 小腿围

体重指数（BMI）是一个衡量人体胖瘦程度及是否健康的常用指标，BMI= 体重（kg）/ 身高的平方（m^2）。BMI<18.5kg/m^2 为体重过轻；18.5kg/m^2 ≤ BMI<24.0kg/m^2 为正常；24.0kg/m^2 ≤ BMI<28.0kg/m^2 为超重，BMI ≥ 28.0kg/m^2 为肥胖。

小腿围的测量方法是保持小腿垂直地面，用软尺测量小腿周径最粗的位置。如果男性小腿围 <34cm，女性 <33cm，则表示肌肉量不足。也可用“指环法”测量——在小腿最粗的一圈以双手示指与拇指环绕，如果指环和小腿之间有空隙，表示肌肉量明显不足。小腿肌肉量减少，需要警惕“肌少症”。

专家说

尽管推荐的中年人群健康体重指数为≥ 18.5kg/m^2 且 <24.0kg/m^2，但对于 65 岁及以上老年人群，稍高的 BMI 与更低的死亡率和更好的健康结局相关。对于 70 岁及以上的老年人，BMI<20.0kg/m^2，则可能有营养不良的风险。推荐高龄老年人（≥ 80 岁）健康体重指数为≥ 22.0kg/m^2 且≤ 26.9kg/m^2。

在衰老的过程中，虽然体重和 BMI 可能整体变化不大，但身体的组成成分在悄然地发生改变，人体内肌肉含量越来越少，脂肪成分越来越多，所以有些老年人看上去“肚子大，四肢细”，这样会带来身体活动能力、肌肉耐力和心肺功能默默地退化。

肌肉不仅是单纯支撑身体的运动器官，还承担新陈代谢相关的功能，肌肉是人体蛋白质的贮存池、调节血糖代谢、产生能量等。如果肌肉量减少到一定程度，出现“肌少症”，会影响老年人完成日常活动的能力，增加跌倒风险。反之，如果肌肉量增加了，能提升骨质健康，改善新陈代谢，同时也会降低糖尿病、高血压、冠心病的风险。

健康加油站

老年人在维持较理想 BMI 的同时，应尽可能避免肌肉流失，因此要进行长期的“肌肉保卫战”！保持肌肉量和肌肉功能的途径主要是运动和营养。在保证安全的前提下，老年人要坚持有氧运动、抗阻运动和全身协调性运动，比如健步走、游泳、举哑铃、拉弹力带、练太极拳和八段锦等，建议每周至少 3 次，每次至少 30 分钟。饮食方面注意增加蛋白质的摄入量，蛋白质是肌肉的重要组成成分，因此，专家建议，老年人应每天摄入适量蛋白质（1.0~1.5g/kg）。

（姜　珊）

7. 为什么要做
血液生化检查

关键词：肝功能　肾功能　电解质　血脂　血糖

体检机构的血液生化检查可能有不同组合，但通常包括肝功能、肾功能、电解质、血脂、血糖等。血液生化检查可以告诉我们体内重要器官（如肝脏、肾脏）是否正常，以及是否有高脂血症、糖尿病、高尿酸血症等代谢性疾病。

专家说

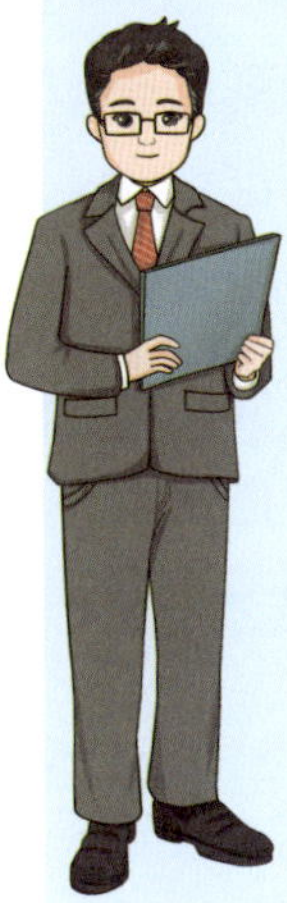

1. 筛查代谢性疾病　如果有糖尿病家族史、肥胖、糖尿病相关表现，如口渴、尿频、无法解释的体重减轻、疲劳，或伤口愈合缓慢，要注意糖尿病的筛查，如果空腹血糖≥7.0mmol/L，可确诊糖尿病，建议到内分泌科就诊。尿酸是嘌呤代谢的产物，高尿酸血症可能导致痛风性关节炎，损害肾脏以及诱发尿路结石。血脂包括总胆固醇、低密度脂蛋白胆固醇（LDL-C）、高密度脂蛋白胆固醇（HDL-C）、甘油三酯，低密度脂蛋白胆固醇也被称为“坏胆固醇”，其升高可导致过多的脂肪堆积在动脉壁，形成斑块；高密度脂蛋白胆固醇也被称为“好胆固醇”，其可帮助清除动脉壁沉积的脂肪。如果有心脏病家族史、超重、活动减少，或患有高脂血症、糖尿病，血脂检测尤其重要，这些危险因素会增加心脏病和脑卒中的风险。

2. 筛查肝脏疾病 谷丙转氨酶（GPT）和谷草转氨酶（GOT）是反映肝脏损伤的指标；总胆红素（TBIL）和结合胆红素（DBIL）是反映胆汁分泌情况的指标。

3. 筛查肾脏疾病 肌酐（Cr）和尿素（Urea）是反映肾功能的指标，如果出现升高，提示肾功能可能有损伤。

健康加油站

老年人因机体衰老，血液生化检查难免会出现高或低的箭头，有时候“↑”也可能是正常的，“↓”反而不正常。例如血脂方面，胆固醇升高首先要区分是“好胆固醇”还是“坏胆固醇”，高密度脂蛋白胆固醇能够保护血管，越高越好，升高并不是坏事儿。低密度脂蛋白胆固醇升高，则需进行生活方式调整或药物治疗，而且低密度脂蛋白胆固醇的正常范围不能“一刀切”，《中国血脂管理指南》（基层版 2024 年）指出：根据个人健康状况、生活习惯以及家族史的不同，血脂的理想范围会有所变化，具体何种血脂水平最适合自己以及如何达到或维持该理想水平，可咨询医生。

（姜 珊）

8. 为什么要估算
肾小球滤过率

关键词

肾功能 肾小球滤过率

老年人体检时都会查“肌酐”值，因其可反映肾功能是否正常。但是，血肌酐值在正常范围内，并不能代表肾功能正常，尤其是对于年龄大、体重低的老年人。肾小球滤过率（GFR）是衡量老年人肾功能的重要指标之一。肾小球滤过率是指单位时间内两肾生成滤液的量，反映了肾脏清除废物和多余水分的能力。

肾小球滤过率与血清肌酐、年龄、体重和性别等因素相关，老年人常用估算肾小球滤过率公式：GFR=（140-年龄）×体重（kg）/72×血清肌酐（mg/dL），女性结果×0.85，正常范围为80~120mL/min。

随着年龄增长，肾小球滤过率会逐渐下降，一般在40岁以后平均每年下降1%。如果老年人肾小球滤过率在60mL/min以下，则提示可能存在肾功能损伤，需要引起重视。

专家说

老年人如何保护肾脏

相较于年轻人，老年人的肾脏储备功能下降，对于外在打击较为敏感，且难以恢复。因此，为保护肾脏功能，需要减少肾脏的应激性损伤，如感染性疾病、手术（可能导致缺血缺氧）、肾毒性药物等。

老年人应避免脱水状态导致肾脏损伤，在大量出汗、发热、严重腹泻时，需及时补充水分和盐分。

老年人需要注意其他疾病对肾脏的影响，如高血压、糖尿病、高尿酸血症、前列腺增生等，如果这些疾病控制不佳可能引发肾脏损害。因此，老年人应重视预防和控制这些疾病。

老年人应避免使用可能损害肾脏的药物，在医生指导下用药，注意用药前后肾功能变化。不使用无证保健品，不盲目相信“偏方”；尽量避免可能造成肾损害的药物，如非甾体抗炎药、对比剂、某些抗生素及利尿药等。

健康加油站

老年人常患有多种慢性疾病，会就诊多个专科，如心血管内科、呼吸科、消化科等，导致药物越加越多，大部分药物是经肾脏排泄的，这会加重肾脏负担。因此，定期核查老年人的药物显得尤为重要。老年人需要将所使用的药物列一个清单，包括西药、中药、保健品等。一张规范的药物清单应包括以下内容：药物名称（包括通用名和商品名）、药物剂型（如片、胶囊、缓释片、肠溶片等）、药物规格（如每片 5mg）、每次用药剂量、用药次数、服药方法。详细的用药清单可以为医生诊疗提供线索，尤其避免处方过量、药物叠加的问题。另外，有些医院开设了药师门诊，建议老年人可以携带药物清单咨询药师进行药物核查。

（姜　珊）

9. 为什么要做**糖化血红蛋白**检测

关键词

糖尿病　糖化血红蛋白

糖尿病的患病率随着年龄增长而增加，我国≥ 65 岁的老年糖尿病患者数量约为 3 500 万，且呈上升趋势。我国≥ 70 岁的人群中，糖尿病患病率超过 30%。大约 10% 的老年人不知道自己患有糖尿病，通常在做常规血液检查时偶然发现。

血液中的葡萄糖会与红细胞中的血红蛋白结合，形成糖化血红蛋白（HbA1c）。糖化血红蛋白可以反映人体过去 2~3 个月的平均血糖水平。因此，血液中糖化血红蛋白水平通常用于糖尿病或糖尿病前期的筛查和监测。

专家说

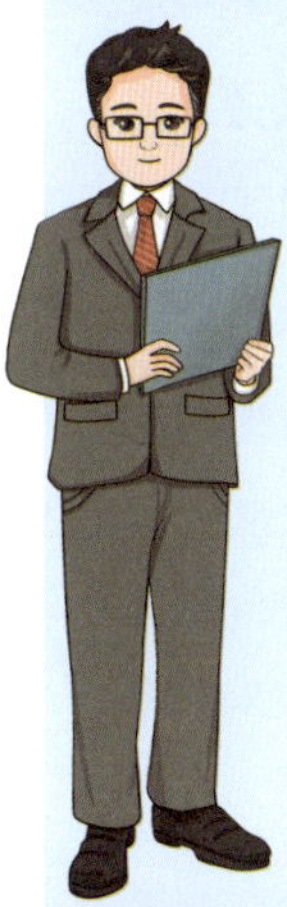

多数老年糖尿病患者的临床症状不典型，无明显的“三多一少”（即多饮、多尿、多食、不明原因体重下降）症状，部分患者是因糖尿病并发症就诊时才发现。因而对于具有糖尿病危险因素的老年人，如肥胖、腰围大、高脂血症、高血压、冠心病，反复感染，服用激素类药物（糖皮质激素、性激素等），需要重视糖化血红蛋白的检测。

若糖化血红蛋白≥ 6.5%，则要考虑糖尿病的可能性，诊断需要结合空腹血糖和餐后 2 小时血糖水平，并且建议咨询专科医生。一旦诊断为糖尿病，老年人应及时开始治疗并且要每 3 个月复查糖化血红蛋白。

如果糖尿病患者的血糖水平没有得到很好的控制，就会出现糖尿病相关并发症，包括心血管疾病（心肌梗死、脑卒中、周围血管疾病）、视网膜病变、肾病和周围神经病变，还会增加感染的风险。

健康加油站

老年糖尿病患者容易出现低血糖，原因是多方面的，如糖尿病病程较长，神经系统病变改变了机体感知低血糖的阈值，肝、肾功能减退导致降血糖药缓慢蓄积，这些均增加了发生低血糖的风险。因此，老年糖尿病患者若反复发作低血糖，需要引起重视，及时就医查找原因。

对大多数糖尿病患者来说，良好的血糖控制至关重要，一般糖化血红蛋白≤ 7.5% 是血糖控制的目标。但在老年糖尿病患者合并某些疾病（如老年期痴呆、癌症或者其他终末期疾病）而预后不佳的情况下，治疗目标需要调整，可以适当放宽对血糖的要求，可将糖化血红蛋白的控制目标放宽至 <8.5%，避免低血糖的发生。

（姜　珊）

10. 为什么要做
甲状腺功能检测

关键词：甲状腺疾病 甲状腺功能检测

甲状腺是人体非常重要的内分泌腺体，可以合成和分泌甲状腺激素。甲状腺激素对人体的新陈代谢、生长发育、神经系统功能等具有重要作用。

随着衰老，甲状腺疾病的患病率逐渐上升，此类疾病已成为危害我国老年人群健康的重要疾病之一。老年人的甲状腺疾病发病隐匿，临床症状不典型，因此容易被漏诊和误诊。所以，老年人体检时应重视甲状腺功能检测。

专家说

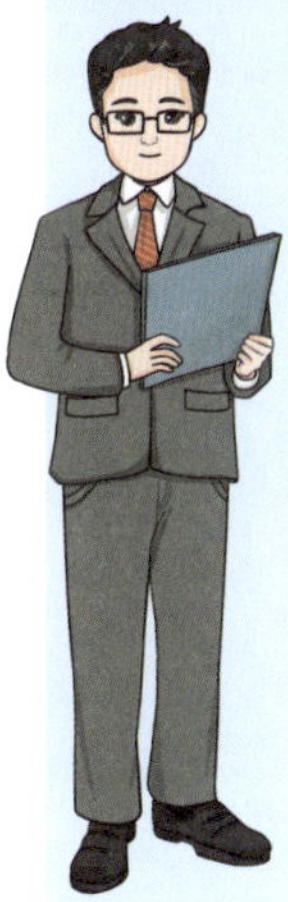

如果甲状腺功能出现异常，可能引发内分泌紊乱、代谢异常、神经系统失调等临床症状。甲状腺疾病主要包括甲状腺功能亢进（简称“甲亢”）、甲状腺功能减退（简称“甲减”）和甲状腺结节。

1. 甲状腺功能亢进 甲状腺合成和分泌甲状腺激素过多，引起神经系统、循环系统及消化系统等兴奋性增高和代谢亢进的一组综合征。在老年人群中，毒性结节性甲状腺肿是最常见的病因，其次是毒性弥漫性甲状腺肿（格雷夫斯病）。老年人群症状不如年轻人典型，常表现为体重减轻、厌食和心律失常等。甲状腺功能检测提示四碘甲腺原氨酸（T_4）、三碘甲腺原氨酸（T_3）水平升高和促甲状腺激素（TSH）水平降低。

2. 甲状腺功能减退 甲状腺合成和分泌甲状腺激素减少，引起全身代谢减低的临床综合征。老年女性患病率为 2%~3%。桥本甲状腺炎是最常见的病因。老年人常表现为乏力、食欲减退、怕冷、便秘、心动过缓等。甲状腺功能检测提示四碘甲腺原氨酸（T_4）、三碘甲腺原氨酸（T_3）水平降低和促甲状腺激素（TSH）水平升高。

3. 甲状腺结节 超声检查常发现甲状腺结节，大部分结节为“无功能”结节，仅有小部分结节是“高功能”的，需要结合甲状腺功能检测。因此，发现甲状腺结节的患者，需要进行甲状腺功能检测。

健康加油站

老年人甲状腺功能减退表现不典型，部分表现为记忆力下降、反应迟钝，可能会被误诊为痴呆和抑郁症。因此，老年人出现记忆力障碍、情绪低落，需要先进行甲状腺功能检测。

曾接受甲状腺切除术、甲状腺 ^{131}I 放射治疗，服用某些药物（如胺碘酮），可能诱发甲状腺功能减退，因此，这类人群需要定期检测甲状腺功能。

（姜　珊）

11. 为什么要做肿瘤标志物检测

关键词
肿瘤筛查　肿瘤标志物

肿瘤标志物是指在恶性肿瘤的发生和增殖过程中，由肿瘤细胞的基因表达而合成分泌的，或是由机体对肿瘤细胞反应而异常产生和/或升高的，反映肿瘤存在和生长的一类物质，存在于人体的血液、体液、细胞或组织中。由于罹患肿瘤的风险随年龄增长而增高，老年人进行血清肿瘤标志物检测对肿瘤性疾病的筛查具有一定参考价值。

专家说

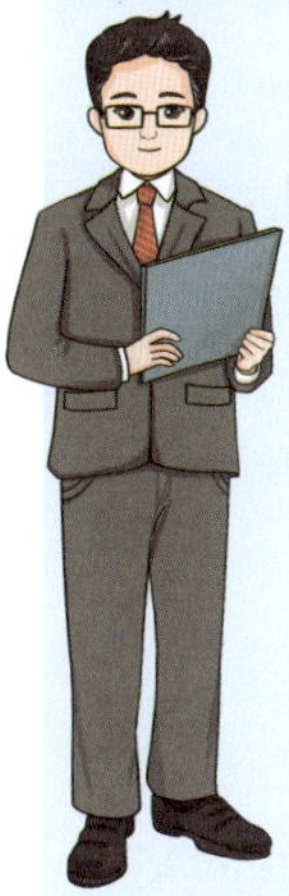

下面简要介绍目前广泛应用的几种肿瘤标志物。

1. 甲胎蛋白（AFP）　原发性肝细胞癌的高风险人群应监测甲胎蛋白，如过度饮酒、长期食用被黄曲霉毒素污染的食物、乙型肝炎病毒和丙型肝炎病毒感染史、非酒精性脂肪性肝炎史、肝硬化史、肝癌家族史等。对于原发性肝细胞癌患者，AFP 的阳性率为 67.8%~74.4%。

2. 癌胚抗原（CEA）　最初发现于成人结肠癌组织，是一种广谱肿瘤标志物，其升高主要见于结直肠癌、乳腺癌、胃癌、肺癌、胰腺癌等。

3. 前列腺特异性抗原（PSA）　是筛检前列腺癌的重要指标，常与直肠指检及经直肠超声检查联合应用于无明显症状的 50 岁以上男性。在前列腺癌患者中，PSA 的阳性率为 50%~80%。

4. 鳞状细胞癌抗原（SCCA） 是一种较好的鳞状细胞癌的肿瘤标志物。血清 SCCA 升高多见于子宫颈、肺、头颈部、鼻咽等部位的鳞癌。

5. 细胞角蛋白 19 片段（CYFRA21-1） 血清 CYFRA21-1 升高可见于所有的实体肿瘤，主要见于非小细胞肺癌。

6. 神经元特异性烯醇化酶（NSE） 是小细胞肺癌和神经母细胞瘤的肿瘤标志物，可用于鉴别诊断，监测小细胞肺癌放射治疗、化学治疗后的效果。

7. 糖类抗原 125（CA125） 首选用于协助诊断卵巢癌，估计疗效和监测病程，亦可作为胰腺癌诊断的次选标志物。

8. 糖类抗原 19-9（CA19-9） 胰腺癌、胆囊癌、胆管壶腹癌患者，血清 CA19-9 水平明显升高，尤其是诊断胰腺癌，其灵敏度为 70%~95%，特异度为 72%~90%。

健康加油站

肿瘤标志物升高就意味着得了肿瘤吗

其实，肿瘤标志物升高并不是“恶性肿瘤的诊断书”。因为除了肿瘤，还有很多其他原因会引起肿瘤标志物升高，如某些良性疾病、慢性炎症、个体差异以及检测误差等。肿瘤标志物升高不代表罹患肿瘤，肿瘤标志物阴性亦不能完全排除肿瘤。对于体检报告中肿瘤标志物检测结果，应理性判断，避免“谈癌色变”，抑或“疏忽大意”，对于不确定的结果建议老年朋友们及时咨询医生。

健康云课堂

肿瘤标记物升高就是得了肿瘤吗

（张泽宇　乔　薇）

12. 为什么要做**腹部**（肝、胆、胰、脾、肾）**超声**检查

腹部超声是用超声波成像技术对腹部实质脏器（肝脏、胰腺、脾脏、肾脏）及空腔脏器（胆囊、胆管）进行影像学评估，并根据这些脏器是否存在形态学异常（数量、大小、宽度 / 厚度、位置、回声强弱、异常回声等）判断是否罹患疾病的检查技术。腹部超声是健康体

检中的基础项目，因其具有无创、安全、操作简便的优势，在体检中被广泛用于筛查和诊断多种腹部疾病，例如脂肪性肝病（又称“脂肪肝”）、肝硬化、肝脏肿瘤、胆囊结石、胰腺炎、胰腺肿瘤、脾大、肾结石、肾积水等。老年人群腹部疾病患病率高，且患病后症状不典型。因此，在体检时通过腹部超声这一客观、无创伤、灵敏度高的检查来筛查腹部疾病，对于老年朋友们十分必要。

关键词 腹部疾病 腹部超声

专家说

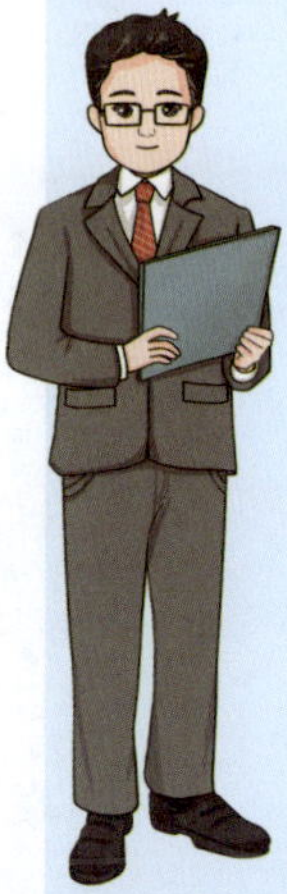

1. 肝脏超声检查 可作为肝脏疾病筛查和追踪观察的首选检查方法，能够准确区分肝内囊性和实性病变；彩色多普勒超声（简称“彩超”）能观察病灶内和周围区域血管内血流速度与方向。

2. 胆囊、胆管超声检查 可以多角度、全方位观察胆囊、胆管树结构，且胆汁与肝组织、结石、肿瘤组织等之间存在较明显的回声差别，因此，超声常作为多数胆系疾病的首选检查手段和疑有胆系异常人群的筛查方法。

3. 胰腺超声检查 可用于胰腺疾病的筛查，当超声发现胰腺有异常时，再做 CT 或 MRI 检查，以进一步明确病变的性质、范围和继发性改变。

4. 脾脏超声检查 可以作为脾脏疾病的筛查手段。超声能显示脾的大小、形态以及直径在 1 厘米以上的病变。当超声发现脾有异常后，可进一步选用 CT 或 MRI 检查。

5. 肾脏超声检查 是泌尿系统影像学检查的首选方法，能够发现和诊断大多数肾脏疾病，对结石的检出率很高，但诊断较小病变（小结石或小肿瘤等）以及不伴有梗阻的输尿管病变较为困难。

健康加油站

腹部超声检查的注意事项

1. 体检前一天晚上 8 点后禁食，晚上 10 点后禁水。

2. 向医生详细告知个人病史和当前症状，便于医生有针对性地进行检查。

3. 检查过程中，按医生指示调整体位和呼吸，以获得清晰图像。

4. 检查结束后，可正常饮食和活动。

（张泽宇　乔　薇）

13. 为什么老年人要做**颈动脉彩超**检查

关键词

颈动脉粥样硬化　颈动脉彩超

颈动脉粥样硬化是缺血性脑卒中（又称“脑梗死”）的重要病因之一，研究显示，其在 60 岁以上人群中的检出率几乎高达 100%，而 10%~15% 的缺血性脑卒中是由颈动脉粥样硬化引起的。颈动脉彩超是诊断和评估颈动脉粥样硬化病变的一种首选检查方法，具有安全无创、操作简单、方便快捷、性价比高等优点，不仅能帮助我们评估颈动脉的健康状况，预测心脑血管疾病的患病风险，而且动脉粥样硬化的早期诊断和早期干预对于延缓病情进展至关重要。因此，颈动脉彩超是老年人健康体检中需要重点关注的项目之一。

专家说

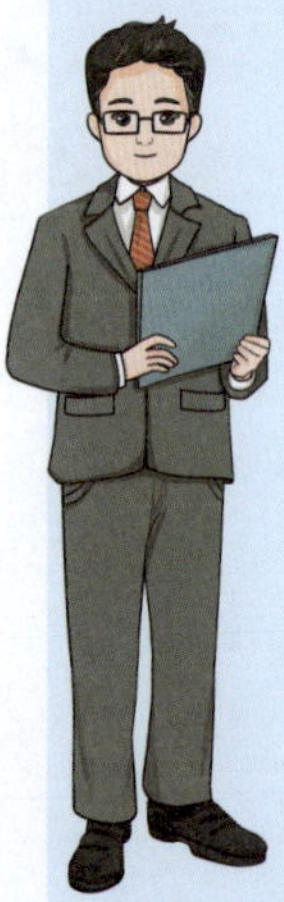

颈动脉彩超可以告诉我们哪些信息

动脉粥样硬化的发生与发展是一个缓慢而渐进的过程，动脉内中膜增厚可作为动脉粥样硬化的早期标志，斑块形成是动脉粥样硬化进展的特征性表现，而动脉狭窄和闭塞则提示病变已经发展到了严重阶段。颈动脉彩超可以帮助我们监测颈动脉粥样硬化进展的全过程，显示颈动脉内中膜厚度、有无动脉粥样硬化斑块形成、斑块的回声性质、是否有血管狭窄及狭窄程度等详细情况，从而客观评估颈动脉是否存在病变及其严重程度。

为什么要重视颈动脉彩超检查

颈动脉是心脏向大脑供血的必经通道，负责大脑 70%~80% 的供血量。颈动脉粥样硬化斑块造成的血管狭窄或斑块脱落造成的血管栓塞可引起大脑缺血性损伤，因此颈动脉彩超已成为脑卒中高危人群筛查的首选影像学检查，被誉为脑卒中筛查与防治的“前沿阵地”。

值得注意的是，动脉粥样硬化是一种全身性疾病，一旦发生，对全身的动脉都会有所影响。正是由于颈动脉位置浅表、易于检测，因此常常被作为观测全身动脉硬化情况的一个重要“窗口”。如果颈动脉斑块较大、不稳定，或者存在严重的血管狭窄，则很可能预示着身体其他部位的大、中动脉也同样存在动脉硬化病变，发生冠心病、外周动脉疾病的概率会显著增加，因此，必须予以警惕。

哪些老年人群更需要进行颈动脉彩超检查

1. 高风险人群 具有下述危险因素的老年人需重点关注颈动脉彩超，包括高血压、糖尿病、血脂异常、吸烟、代谢综合征、肥胖、高同型半胱氨酸血症、具有心脑血管疾病家族史等。

2. 有症状的人群 当出现头晕、头痛、耳鸣、肢体麻木或运动障碍、记忆力减退等症状时，需进行颈动脉彩超检查，以排查是否有颈动脉斑块或血栓。

3. 已诊断颈动脉粥样硬化的人群 既往已诊断颈动脉粥样硬化的人群，需定期进行颈动脉彩超检查，以检测斑块是否有变化，及时调整治疗方案。

（王可婧　乔　薇）

14. 为什么要做**甲状腺超声**检查

关键词：甲状腺疾病筛查　甲状腺超声

近年来，随着生活方式的改变和环境因素的影响，甲状腺疾病的发病率逐年上升，早期筛查和诊断对于治疗和预防甲状腺疾病具有重要意义。调查结果显示，我国 50% 以上的老年人存在甲状腺疾病，如甲状腺结节、甲状腺功能减退等，是甲状腺疾病的高发人群。甲状腺超声是一种无痛、无创、无辐射的检查方法，已成为老年人体检中筛查甲状腺疾病的重要手段。

专家说

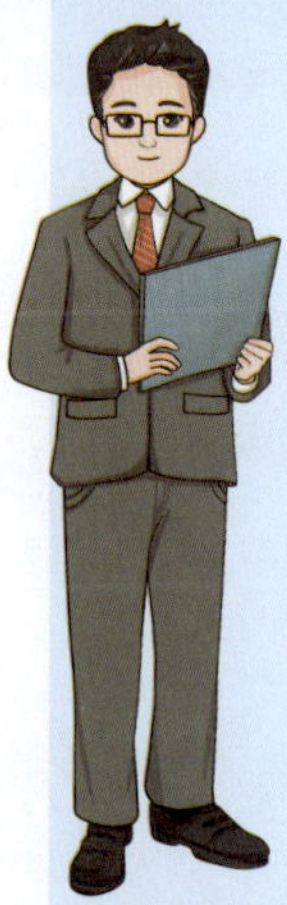

甲状腺超声可用于哪些疾病的筛查

甲状腺超声可以实时并清晰地显示甲状腺的大小、形态、内部结构以及是否存在异常回声、血流情况等，为医生提供丰富的诊断信息。目前在体检中主要用于甲状腺结节的检测与评估、甲状腺癌的筛查、甲状腺弥漫性疾病（甲亢、甲减、桥本甲状腺炎、亚急性甲状腺炎等）的辅助诊断、甲状旁腺疾病的诊断等。

甲状腺超声检查的注意事项

甲状腺超声检查通常不需要患者进行特殊的准备（如空腹、憋尿等），但应穿着方便暴露颈部的衣物。检查时，按照医生的指示进行配合，如保持颈部放松、遵指令进行呼吸和吞咽等动作，以便获得清晰、准确的超声图像。

健康加油站

超声报告上的 TI-RADS 分类代表什么

TI-RADS 是甲状腺影像报告和数据系统的缩写，用于对甲状腺结节的良、恶性进行分类和评估，帮助医生判断结节的风险等级，分为 1~6 类。1 类：无结节；2 类：良性结节，恶性风险为 0，建议定期随访；3 类：低度可疑的良性结节，恶性风险小于 2%，建议定期复查；4 类：可疑恶性结节，分为 4A、4B、4C 三类，恶性风险依次增加；5 类：高度可疑恶性结节，恶性风险大于 90%；6 类：已确诊为恶性结节。如在体检中发现 TI-RADS 分类为 4 类或 5 类的结节，建议您及时前往医院进一步诊治。

（张泽宇　乔　薇）

15. 为什么老年人要做**乳腺彩超**检查

乳腺彩超检查能帮助我们诊断乳腺增生、炎症、囊肿、纤维瘤及乳腺癌等疾病，评价乳腺肿物的大小、回声、位置、血流等情况并进行乳腺影像报告和数据系统（简称“BI-RADS”）分类，对肿物的良、恶性评估有重要意义。乳腺彩超还具有便捷、经济、无创伤、无辐射等优点，是女性乳腺健康检查的重要手段之一。

专家说

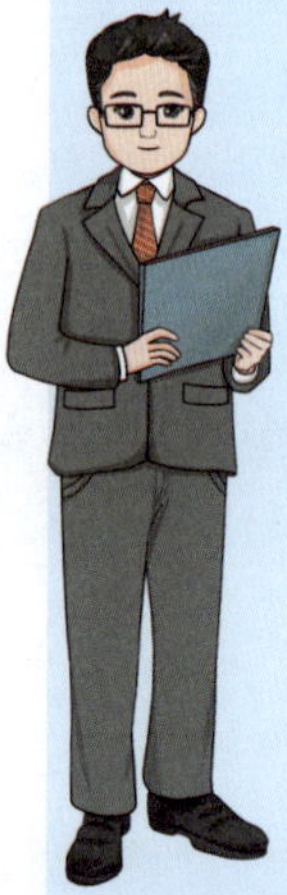

老年女性乳腺疾病有什么特点

随着女性年龄的增长，尤其是绝经后女性激素水平下降，乳房因缺乏雌激素刺激而逐渐萎缩，腺体退化，脂肪组织则相对增加，这种结构变化使老年人群中乳腺纤维腺瘤、纤维囊性疾病等良性占位相对少见，而乳腺癌高发。由于早期乳腺癌常常没有明显的临床症状，且大多数老年女性往往疏于关注乳房问题，缺乏常规筛查意识，当自己摸到肿块或者出现乳头溢液等临床表现才去就诊时，往往已经处于肿瘤的晚期阶段，甚至出现了远处转移，从而延误了治疗时机。因此，针对老年女性的乳腺体检筛查必不可少，目前国内专家建议，老年女性应当与年轻人群一样，每年进行乳腺检查。

哪些老年人群更需要重视乳腺彩超检查

与乳腺癌发病相关的危险因素涉及遗传、生活方式、环境等多个方面，建议具有下述情况的老年人重视乳腺彩超检查。

1. 乳腺癌家族史 一级亲属中有乳腺癌病史者，发病风险是普通人的 2~3 倍。

2. 不良的生活方式和精神压力 如肥胖，过度饮酒，高脂肪、高热量的饮食习惯，长期熬夜，精神紧张、焦虑等。

3. 年龄 随着年龄增长，乳腺癌的风险增加，尤其是在 40 岁以后。

4．不适症状 乳腺有不适症状（如胀痛、乳头溢液等）或自检有乳腺肿物。

5．既往患有乳腺疾病 乳腺良性疾病是乳腺癌发生的另一个危险因素。增生到不典型增生到重度不典型增生，到发展为原位癌或者浸润性乳腺癌，是一个逐渐变化的过程。

6．雌激素水平偏高 初潮年龄早、绝经年龄晚、未曾生育或晚育等因素均与雌激素水平较高有关，此外，长期服用外源性雌激素，亦会增加乳腺癌风险。

健康加油站

超声报告上的 BI-RADS 分类代表什么

BI-RADS 是目前超声、放射和临床上普遍认可的乳腺疾病影像学分类系统，分为 0~6 类。一般来说，分类越高，恶性的可能性越大。

1．BI-RADS 0 类 评估不完整，现有影像未能完成评估，需要结合既往影像检查或补充其他影像检查以综合评估。

2．BI-RADS 1 类和 BI-RADS 2 类 无异常发现或为良性，恶性可能性为 0，建议常规随诊。

3．BI-RADS 3 类 良性可能性大，恶性可能性 <2%，建议短期随访。期望此病变在短期随访中稳定或缩小来证实判断。

4. BI-RADS 4A 类 恶性可能性为 >2%~ ≤ 10%，建议密切观察病灶变化，必要时可进行活检以明确病理性质。

5. BI-RADS 4B、4C 和 5 类 恶性可能性分别为 >10%~ ≤ 50%、>50%~<95%、≥ 95%，推荐进行活检，明确病理性质。

（王可婧 乔 薇）

16. 为什么老年女性要做**子宫及附件超声**检查

受激素水平变化、机体免疫力下降等因素影响，老年女性发生妇科疾病的风险较高。在围绝经期及绝经后女性的常见疾病中，子宫肌瘤、子宫肉瘤、子宫内膜癌、卵巢肿瘤等所占比例较大。很多疾病在早期大多没有临床症状，主要依靠体检发现。子宫及附件彩超能够清晰地显示女性盆腔内的器官结构，包括子宫、卵巢、输卵管等，检查子宫大小、宫腔内有无赘生物、内膜厚度、肌层有无浸润、附件区有无肿物、盆腔有无肿块等，以帮助及早发现上述妇科疾病的征兆，为早期诊断和治疗提供可能。此外，妇科超声检查还具有无创伤、无痛苦、效率高等特点，是老年女性体检中重要的无创辅助检查项目。

专家说

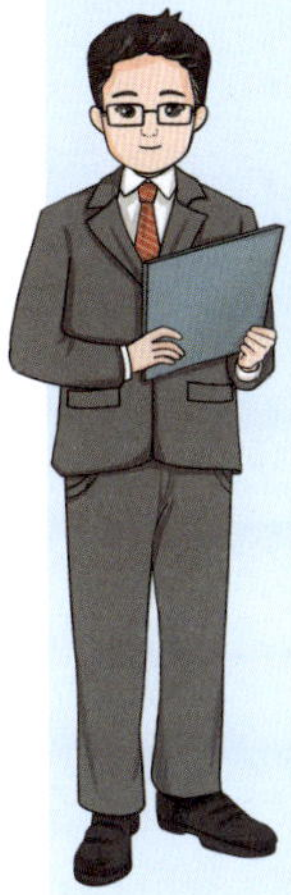

子宫及附件超声能帮助老年女性诊断哪些疾病

1. 子宫肌瘤 是女性生殖系统最常见的一种良性肿瘤。由于子宫肌瘤为激素依赖性肿瘤，老年女性绝经后，体内的雌激素水平较低，子宫肌瘤可能会逐渐萎缩。这种情况下，建议定期进行妇科彩超检查，以监测子宫肌瘤的变化。

2. 子宫内膜癌 是一种发生于子宫内膜的上皮性恶性肿瘤，70%~75% 的子宫内膜癌发生于绝经后女性，高发年龄为 75~79 岁，并且该病的发病率与年龄明显相关。因此，应当重视老年女性子宫内膜癌的筛查，通常采用妇科超声检查进行初步筛查。

3. 卵巢肿瘤 超声检查是卵巢肿瘤筛查的首选检查方法，可明确卵巢有无占位性病变，判断肿瘤的良、恶性。其中，卵巢癌在女性生殖系统恶性肿瘤中排第 3 位（仅次于宫颈癌和子宫内膜癌），但其病死率居女性生殖系统恶性肿瘤之首。相较于年轻患者，老年女性确诊卵巢癌时往往已处于疾病晚期——病理级别更高，侵袭性更强。因此，肿瘤早期超声检查意义重大。

哪些老年女性更需要重视子宫及附件超声检查

1. 有家族史的女性 如果家族中有宫颈癌或卵巢癌等子宫及附件疾病的遗传史，应更加重视定期进行子宫及附件超声检查。

2. 有症状的女性 如果出现了异常的阴道出血或阴道排液、下腹部胀痛、尿频或其他子宫附件相关症状，应该立即进行子宫及附件超声检查以查找具体原因。

3. 其他高危因素 如肥胖的老年女性（BMI ≥ 30kg/m^2）、无孕激素拮抗的雌激素使用史（单雌激素治疗）、绝经年龄过晚（>55岁）、终身未育或不孕等。

（王可婧　乔　薇）

17. 为什么老年男性要做**前列腺超声**检查

随着年龄增长，尿频、尿急、夜尿增多、排尿困难等“男言之隐”发生率越来越高，前列腺疾病（前列腺增生、前列腺炎、前列腺癌等）困扰着众多老年男性。加强对前列腺疾病的早期诊断、根据患者病情实施针对性治疗、减轻患者的痛苦、降低病死率，是当前临床治疗前列腺疾病的关键。超声检查具有无创伤、无辐射、简单快捷、图像清晰等优势，目前是体检中筛查前列腺疾病的重要检查手段。

专家说

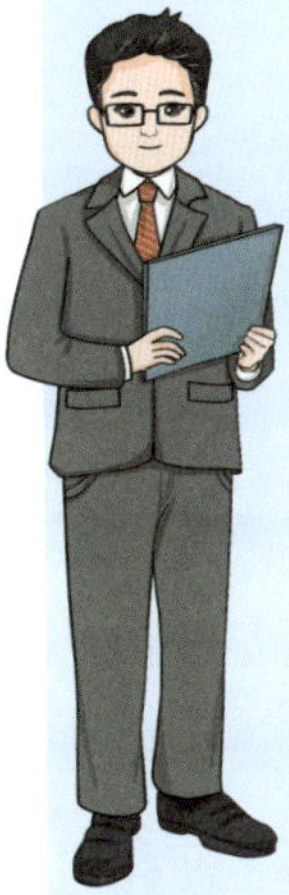

前列腺超声检查在体检中的应用

前列腺超声检查是前列腺疾病的影像学筛查方法，能够早期发现、诊断大多数前列腺疾病，如前列腺癌、前列腺增生、前列腺炎、前列腺囊肿和前列腺结石等。国内专家共识建议，对于≥ 60 岁人群，在体检时将前列腺超声检查及直肠指检作为前列腺癌筛查的基础项目，并推荐进行前列腺特异性抗原（PSA）检测。

不同前列腺疾病的异常超声表现

前列腺对称性增大，内部回声较均匀，常有稍强回声的小结节，见于良性前列腺增生；前列腺非对称性增大，外腺区有低回声、等回声或高回声结节，彩色多普勒血流成像（CDFI）示结节内部、周围有丰富彩色血流，常提示为前列腺癌；前列腺弥漫性轻度增大，边缘粗糙，内部回声不均，常有斑片状强回声，见于急、慢性前列腺炎。

健康加油站

前列腺超声检查注意事项

在前列腺超声检查前，需要多饮水、憋尿，使膀胱适度充盈，以减少肠管内气体干扰，提供良好透声窗，清晰显示前列腺。膀胱充盈良好的判断方法：平卧时下腹部凸起呈浅弧形，加压时能往下按而且能忍住。

（张泽宇　乔　薇）

18. 为什么无论是否吸烟，老年人都要进行**胸部低剂量 CT** 检查

关键词

肺结节 肺癌 胸部低剂量 CT

肺癌是我国发病率和病死率均排在第一位的恶性肿瘤。胸部低剂量 CT（low-dose CT，LDCT）是目前肺癌最主要的筛查方法，与胸部 X 线检查相比，采用胸部 LDCT 对高危人群进行年度筛查可推动肺癌的早期诊断，使肺癌的病死率下降 20%。年龄增长是肺癌发生的独立危险因素，因此老年人无论吸烟与否，均应在体检时进行胸部 LDCT 检查。

专家说

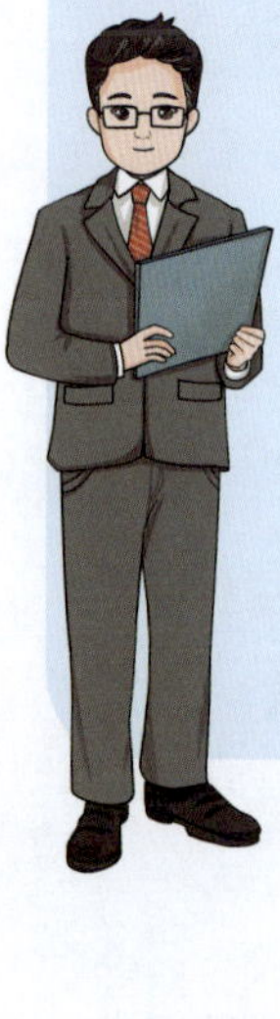

什么是胸部 LDCT

胸部 LDCT 是指通过优化扫描参数来实现辐射剂量的降低，并能清晰地显示肺组织解剖结构、纵隔器官形态及周围组织间隙的 CT 检查方式，具有无创、快捷、辐射剂量小、安全可靠等优势。胸部 LDCT 能够发现的最小结节直径为 1~2 毫米，而辐射量仅为常规胸部 CT 检查的 1/6~1/4，每年进行一次胸部 LDCT 是安全的。

哪些人应进行胸部 LDCT 筛查

满足以下条件之一的个体为肺癌的高危人群，应进行胸部 LDCT 筛查：年龄 50~80 岁；吸烟指数≥ 20 包·年（每天吸烟包数 × 吸烟年数）或被动吸烟≥ 20 年，戒烟时间不超过 15 年；长期职业致癌物暴露史（氡、砷、铍、铬及其化合物，石棉，氯甲醚，二氧化硅，以及焦炉逸散物和煤烟等肺癌致癌物）；一级、二级亲属存在肺癌病史等。由此可见，老年人应通过胸部 LDCT 进行年度筛查。

健康加油站

胸部 LDCT 的筛查频率及后续处理流程

如果您体检时胸部 LDCT 发现肺结节，不必慌张，多数结节为良性结节，请及时前往正规医院的呼吸与危重症医学科或胸外科寻求进一步诊治。通过筛查，早期发现肺癌并采取有效的治疗措施可提高治愈率及生存率。

发现结节后怎么办

1. 对于连续 2 年胸部 LDCT 筛查未见明显异常，或虽然发现肺结节，但肯定为良性结节或钙化性结节的人群，停止筛查 2 年。

2. 对于筛查发现不确定良 / 恶性结节或非钙化性结节，根据结节性质及大小确定随访原则，并根据随访中结节的生长特性确定是否进行临床干预。

3. 若实性结节或部分实性结节直径≥5毫米，或非实性结节直径≥8毫米，或发现气管和/或支气管可疑病变，或胸部LDCT诊断为肺癌的肺部单发、多发结节或肺癌包块，应当进入临床治疗程序。

（张泽宇　乔　薇）

19. 为什么老年女性要做**妇科检查**

很多老年女性误以为，绝经后就不会再患妇科疾病，在体检中并不重视妇科检查，或是对妇科检查存在畏惧心理，对妇科问题也感到难以启齿。其实恰恰相反，老年女性卵巢功能衰退，雌激素水平降低，局部抵抗力下降，生殖系统更容易受到疾病的侵袭，生殖道炎症、生殖系统肿瘤等都是女性绝经后的高发病，因此更需要定期进行妇科检查来监测生殖系统健康。通过妇科内诊、白带常规检查和宫颈癌筛查等妇科检查手段，医生能够及时发现这些疾病对健康的潜在影响，从而采取相应的措施来干预，能将不少妇科疾病扼杀在摇篮之中。

专家说

常见的妇科检查有哪些

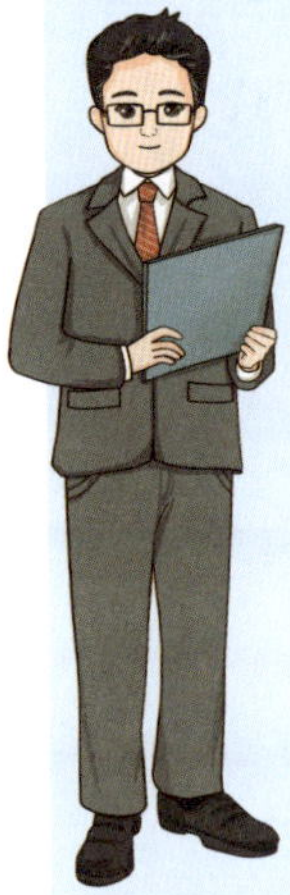

1. 外阴检查 观察外阴皮肤、黏膜有无破溃、色素减退及质地变化，检查尿道口、阴道口有无赘生物等。

2. 妇科内诊 医生将内窥器放到患者的阴道内，观察阴道内及宫颈表面的情况，例如宫颈息肉或者外生性的宫颈癌，都可以通过妇科内诊来发现。除此之外，医生还会进行双合诊，检查阴道、宫颈、宫体、附件及盆腔内是否存在异常的肿物，以及筛查有无阴道前后壁膨出、子宫脱垂等盆底功能障碍性疾病。

3. 白带常规检查 阴道分泌物俗称“白带”，被形象地比喻为“妇科炎症的晴雨表”。白带常规检查有助于判断阴道有无霉菌、滴虫或细菌等感染。

4. 宫颈癌筛查 常用筛查方法包括宫颈液基薄层细胞学检查（TCT）和人乳头状瘤病毒（HPV）检查。TCT 是通过显微镜观察宫颈脱落细胞，判断是否存在癌变细胞；HPV 检查是看宫颈是否存在 HPV 感染，并分辨具体是哪种亚型。

绝经后女性要进行宫颈癌筛查吗

答案是肯定的。我国宫颈癌患者发病年龄呈双峰状，主要集中在 35~39 岁和 60~64 岁两个年龄段，老年女性宫颈癌发病符合第 2 个高峰。由于 HPV 疫苗 2016 年才在我国上市，目前 60 岁以上老年女性大多没有 HPV 疫苗接种史，同时绝经后女性自我保健意识减弱，且因生殖道萎缩粘连、阴道微生态平衡失调，容易感染 HPV 并难以自然清除，导致高危型 HPV 持续感染机会增加，进展成为宫颈病变的风险也相对较高。另外，绝经后女性性生活频率下降，因接触性出血等症状就诊率下降，发现宫颈癌时多为中晚期。因此，定期进行宫颈癌筛查具有重要意义。

（王可婧　乔　薇）

三

老年人健康体检补充项目

20. 为什么要做血 25- 羟维生素 D 检测

关键词

骨质疏松　维生素D缺乏

25- 羟维生素 D 是维生素 D 代谢过程中的重要中间产物，是血液中维生素 D 的主要存在形式，也是理想的用于评估体内维生素 D 水平的标志物，是调节人体内钙、磷代谢的主要激素，其缺乏与骨质疏松等疾病的发生关系密切。老年人群定期进行 25- 羟维生素 D 水平监测，尽早发现维生素 D 缺乏并进行治疗，对预防骨质疏松等疾病的发生具有重要意义。

专家说

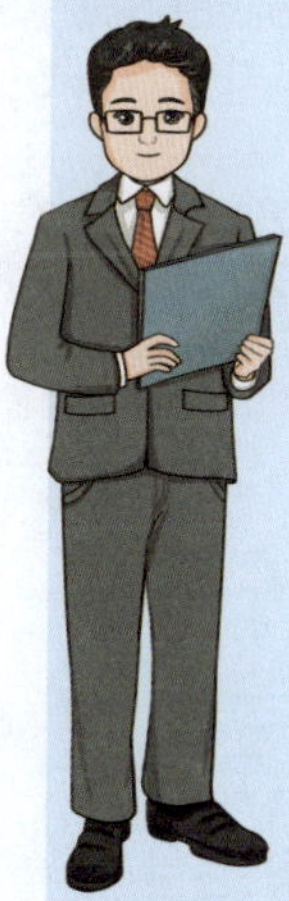

维生素 D 是什么

维生素 D 是一类脂溶性维生素，是调节人体内钙、磷代谢的主要激素，主要包括维生素 D_2 和维生素 D_3，后者的生物利用度更高。人体表皮及皮肤组织中的 7- 脱氢胆固醇经阳光（紫外线）照射后转化为维生素 D_3，但尚不具备生理活性。其首先在肝脏内转化为具有部分生理活性的 25- 羟维生素 D，是维生素 D 在人体内主要的循环形式，也是反映维生素 D 营养状态的最佳指标。25- 羟维生素 D 在肾脏 1α- 羟化酶的作用下形成生理活性最强的 1，25- 二羟维生素 D，是维生素 D 发挥作用的主要形式。

维生素 D 与骨质疏松的关系

维生素 D 的主要生理作用是升高血钙和血磷，有助于骨质矿化和骨形成。老年人群户外活动减少导致维生素 D 生成减少；肝、肾功能减退，导致维生素 D 羟化不足、活性维生素 D 合成减少。上述因素共同引起体内活性维生素 D 不足，导致钙、磷和骨代谢异常，骨密度降低，引发骨质疏松，增加骨折的发生风险。

维生素 D 与肌肉功能的关系

一方面，维生素 D 通过与骨骼肌细胞表面特异性的维生素 D 受体结合，促进肌纤维合成；另一方面，维生素 D 可使肌质网内钙储存量增加，从而促进肌肉收缩。维生素 D 水平降低与肌肉质量减少、握力下降、体力活动受限及衰弱等有关。对 25- 羟维生素 D 浓度 <25nmol/L 的老年人，补充维生素 D 能增强髋部肌肉力量，维生素 D 补充剂量达到 700~1 000U/d，可使老年人跌倒风险降低 19%。

健康加油站

维生素 D 缺乏的诊断标准

在全球范围内有 50%~80% 的人存在维生素 D 缺乏或不足。其判定标准：血清中 25- 羟维生素 D<25nmol/L（10ng/mL）为严重缺乏；<50nmol/L（20ng/mL）为缺乏；50~75nmol/L 为不足（20~30ng/mL）；>75nmol/L（30ng/mL）为充足。

（张泽宇　乔　薇）

21. 为什么要做 N 末端 B 型利钠肽原 / B 型利钠肽检测

关键词

心力衰竭　B型利钠肽　N末端B型利钠肽原

B 型利钠肽（B-type natriuretic peptide，BNP），又称脑利尿钠肽，是心室肌细胞在心室压力或容量负荷增加时分泌的一种神经内分泌激素。当心肌细胞受到牵拉刺激后，首先分泌 B 型利钠肽原前体（pre-proBNP），后者最终被裂解成为具有利钠、利尿、扩血管等生物活性的 BNP 和无生物活性的 N 末端 B 型利钠肽原（NT-proBNP），两者以 1：1 的比例释放到血液中。因此，通过检测血液中的 BNP/NT-proBNP 水平，医生可以判断心脏的压力和负荷是否过重，进而评估心脏功能。BNP/NT-proBNP 被认为是心力衰竭（简称"心衰"）诊断与鉴别诊断、病情严重程度评估及预后评估的首选生物标志物。

专家说

BNP 与 NT-proBNP 有何异同

如前所述，BNP 和 NT-proBNP 是同一个多肽物质的不同剪切体，虽然都是评估心脏功能的重要指标，但各有不同的特性和临床应用优势。比如，BNP 具有生物学活性，半衰期较短，降解较快，体外稳定性较差，采血后需尽快送检，但更适合用于即刻情况

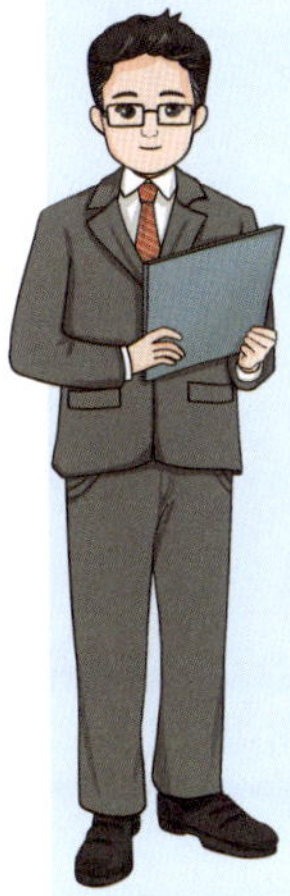

和生物学活性的评估。而 NT-proBNP 无生物学活性，半衰期相对更长，在浓度和稳定性方面更为优越，常规送检即可，更适合作为心衰的诊断标志物。此外，NT-proBNP 主要经肾脏代谢，受到肾功能和年龄的影响更大，用于心衰诊断时需要根据年龄和肾功能进行分层；而 BNP 主要在外周循环清除，不依赖于肾脏代谢，测值受肾功能影响相对小，诊断界值固定。

哪些老年人应重视 BNP 或 NT-proBNP 检测

1. 具有心衰高危因素的老年人 如患冠心病（特别是已经发生过心肌梗死）、高血压（长期控制不佳），或有心肌病、心脏瓣膜病、心律失常等心脏病史的人群，以及肥胖、长期酗酒的人群等。

2. 具有疑似心衰症状的老年人 当出现呼吸困难、疲劳乏力、下肢水肿、腹胀纳差等相关症状时，建议检测 BNP 或 NT-proBNP 协助诊断及鉴别。

心衰患病率随着年龄的增长而增高，老年人本身就是心衰发病的高危人群。

健康加油站

体检报告中出现以下情况，需要进一步到心脏相关科室就诊。

1. 一般人群 急、慢性心衰的诊断界值：BNP >400ng/L，可诊断急性心衰；而 NT-proBNP 水平应根据年龄进行分层，<50岁患者，NT-proBNP>450ng/L；50~75岁患者，NT-proBNP>900ng/L；>75岁患者，NT-proBNP>1 800ng/L，提示可能存在急性心衰。

2. 特殊人群 急、慢性心衰的诊断界值：①肥胖（BMI ≥ 30kg/m^2）患者，BNP或NT-proBNP诊断界值应降低50%；②心房颤动患者，BNP或NT-proBNP诊断界值应提高20%~30%；③肾功能不全患者[GFR<60mL/（min·1.73m^2）]，NT-proBNP诊断心衰界值应>1 200ng/L。

（王可婧　乔　薇）

22. 为什么要做**尿微量白蛋白/尿肌酐**检测

慢性肾脏病以其低知晓率、高发病率和病程隐匿而被称作"沉默的杀手"。这是由于我们的肾脏是具有强大储备能力和代偿功能的器官，即使一半的肾单位损坏了，剩下的一半也会承担起近乎正常的生理功能，也就是说，即使已有轻、中度肾功能损害，患者仍然可以没有任何症状。因此，能否在早期阶段识别慢性肾脏病至关重要！尿微

量白蛋白 / 尿肌酐比值（UACR）是通过分别测定尿微量白蛋白与尿肌酐并计算其比值得到的，其优势在于可最早发现微量的尿蛋白异常，是检测早期肾损伤的首选推荐指标。此外，UACR 检测可使用随机尿液样本，更加简便易行，不受尿量影响，更适合体检筛查。

专家说

哪些人群建议在体检时进行 UACR 检测

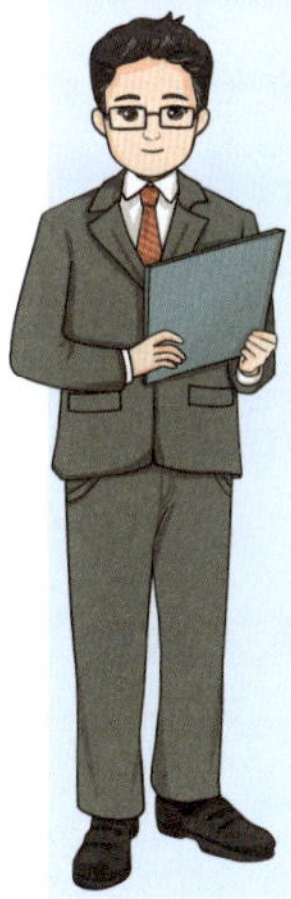

随着年龄增长，肾功能会逐渐下降。在体检中进行 UACR 测定，可以帮助我们进行早期肾病的筛查。所谓早期肾病是指肾脏虽已发生损伤但尚处于可逆阶段，此时肾功能检查（尿素、肌酐、肾小球滤过率、尿常规、尿蛋白定性等）大多是正常的，患者也没有任何临床症状，此时进行及时干预和治疗，有望延缓病情进展。因此，建议老年人每年进行一次 UACR 检测，利于及早发现肾脏问题，特别是合并以下情况时。

1. 患有慢性疾病 如高血压、糖尿病、高尿酸血症，这些疾病容易导致肾脏损伤。

2. 有肾脏疾病家族史或正在使用对肾脏有损伤的药物 如抗生素、镇痛药、抗肿瘤药等可能对肾脏造成损伤的药物。

3. 有不良生活习惯 如长期吸烟、饮酒、熬夜、高盐饮食等。

关键词

慢性肾脏病 蛋白尿 早期诊断

进行 UACR 检测的注意事项

UACR 测定简单方便，仅一次 3 毫升随机尿液即可（以晨尿为宜），并且尿液标本要求是清洁的中段尿。检查前应避免剧烈运动，否则可能导致尿微量白蛋白暂时性升高。应避免大量饮水，因为这可能影响尿蛋白排出，进而影响检测结果。

健康加油站

如何判读 UACR 测定结果

UACR<30mg/g 为正常范围；UACR 在 30~<300mg/g 为微量白蛋白尿，提示早期肾损伤；UACR ≥ 300mg/g 为临床蛋白尿，提示中度或重度肾损伤。

健康术语

蛋白尿

指尿常规中蛋白质定性检测为阳性，或定量检测超过 150mg/24h。这里检测的是总蛋白。

微量白蛋白尿

指在尿液中出现微量的白蛋白。正常尿液中白蛋白含量少于 30mg/24h；尿液中白蛋白含量为 30~300mg/24h 时，称为微量白蛋白尿，此时尿蛋白可能仍为阴性。

（王可婧　乔　薇）

23. 为什么要做
维生素、微量元素检测

关键词

维生素 微量元素

维生素和微量元素是人体内不可或缺的两类营养物质，在维持人体健康和正常生理功能中起着重要作用。随着年龄增长，老年人往往存在食欲减退、消化功能减弱、对营养物质的吸收利用下降等问题，并且常常合并多种慢性疾病或需要服用多种药物，进而影响维生素及微量元素的吸收和代谢。因此，老年群体更容易发生维生素和微量元素缺乏，对其进行维生素和微量元素水平测定具有重要意义，而并非“智商税”。

专家说

维生素及微量元素有什么作用

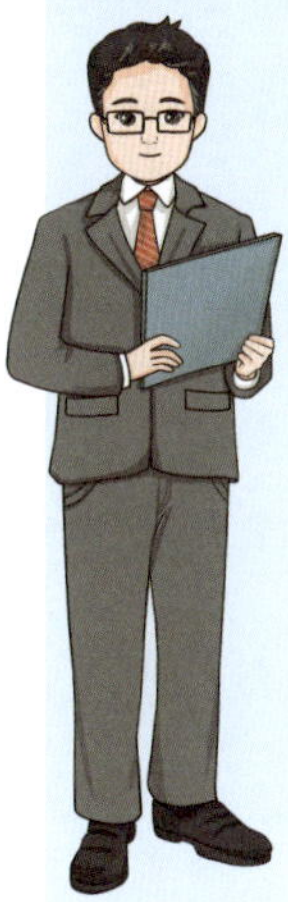

维生素可分为脂溶性与水溶性两大类。脂溶性维生素包括维生素 A、维生素 D、维生素 E 和维生素 K，主要发挥维持正常视力、促进骨骼生长、增强抵抗力、促进钙吸收、抗氧化、维持皮肤健康、促进血液的正常凝固等作用。水溶性维生素包括 B 族维生素和维生素 C，主要作用是促进生长发育、提高机体免疫力、促进红细胞成熟、预防坏血病、辅助降血脂、维持神经系统健康等，对于预防心脑血管疾病也有一定的作用。

微量元素是指在人体内含量小于 0.01% 体重的矿物质，如铁、锌、铜、锰、碘、钴、铬、钼、硒等都是人体必需的微量元素，对维持机体各个系统的正常生理功能及对抗疾病起着重要作用。例如，硒能够发挥抗氧化、增强免疫功能、维护心血管健康、防癌抗癌、改善认知功能等作用；锌具有增强免疫功能、维持认知功能及视力保护、抗氧化、延缓衰老等功效。微量元素水平异常则可能引起生理功能紊乱，甚至成为某些老年性疾病（如免疫功能缺陷、恶性肿瘤、心脑血管疾病、衰老等）的致病因素。

维生素及微量元素检测的临床价值

1. 评估营养并指导补充 通过检测维生素和微量元素的水平，医生可以帮助老年人了解自己的营养状况，并及时进行针对性的维生素及微量元素补充，以维持其身体健康。

2. 疾病预防和管理 维生素和微量元素的检测可以帮助老年人诊断由营养缺乏引起的疾病。例如，铁元素的缺乏与缺铁性贫血直接相关；维生素 D 的不足与佝偻病、骨软化、骨质疏松等骨骼疾病有关；维生素 A 缺乏可导致眼睛干涩、皮肤干燥；维生素 B 缺乏可能导致口角炎、舌炎、脚气病、巨幼细胞贫血、高同型半胱氨酸血症、手脚麻木等多种异常症状。

（王可婧　乔　薇）

24. 为什么要做 超声心动图检查

关键词

老年心血管疾病 超声心动图

随着人们生活质量不断提高、预期寿命延长以及人口老龄化加剧，高血压、冠心病、心房颤动（简称“房颤”）、心力衰竭、退行性心脏瓣膜病等老年心血管疾病的发病率逐年增加，严重影响老年人的健康和生活质量。超声心动图是除心电图以外，另一个相对简便、无创但是可以提供丰富的心血管疾病诊断信息的检查方法，它借助彩色多普勒超声诊断设备，常规经胸壁对心脏进行超声波扫查，能够实时、清晰地显示心脏结构、室壁运动以及血流等情况，从而对心脏的大小、室壁、腔室、瓣膜等结构改变作出诊断，快速评估心脏的收缩和舒张功能，可为多种心血管疾病提供诊断线索。因此，老年人体检时进行超声心动图检查非常必要。

专家说

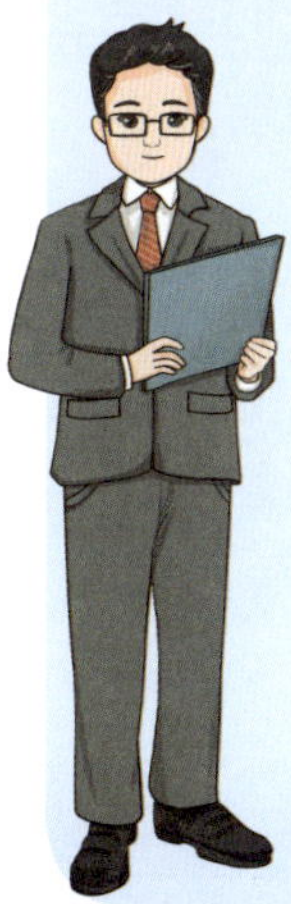

超声心动图能代替心电图或冠状动脉 CT 吗

超声心动图、心电图、冠状动脉 CT 均是目前用于心脏疾病检查与诊断的常用方法。如果把心脏视作一所房子，心脏超声主要是看房子的结构；心电图主要是看电线有没有问题；冠状动脉 CT、冠状动脉造影主要是看水管通畅程度。几种检查方法均具有各自的作用和优势，无法相互替代。

超声心动图可以帮助我们诊断心力衰竭、心肌病、瓣膜性心脏病、先天性心脏病、心肌炎、心包疾病等。

在冠心病的诊断方面，虽然超声心动图无法直接观察冠状动脉的狭窄或阻塞情况，但它可以通过观察心肌运动情况、评估心脏的结构和功能状态，为冠心病的诊断提供重要线索。需要注意的是，冠心病、心律失常性疾病的早期，心脏超声可能并无阳性发现，所以心脏超声正常不能完全排除患有心脏病的可能性，需要进一步结合其他检查。

哪些老年人更需要重视超声心动图检查

1. 存在心脏相关疾病的症状，如心慌、心悸、胸闷、胸痛、活动后气短、乏力、尿少、夜间不能平卧等。

2. 存在有可能导致心脏结构及功能损害的慢性疾病，如高血压、糖尿病、慢性肾脏病、高脂血症及冠心病（特别是有心肌梗死病史者）。

3. 有心脏病家族史或既往有先天性心脏病者。

4. 听诊发现心脏杂音，怀疑有心脏瓣膜病者。

5. 既往从未进行过超声心动图检查的老年人。

如果超声心动图报告显示以下任何一种情况，建议及时到医院心内科就诊，包括但不限于：心脏腔室大小异常、心肌厚度异常、心脏瓣膜异常、心脏收缩或舒张功能异常、心包积液、肺动脉高压、升主动脉瘤和主动脉夹层等。

（王可婧　乔　薇）

25. 为什么要做
尿素呼气试验检查

关键词

幽门螺杆菌感染　尿素呼气试验

我国幽门螺杆菌感染发生率高，幽门螺杆菌感染与众多消化系统疾病的发生密切相关。尿素呼气试验（UBT）是临床最受推荐的检测幽门螺杆菌感染的非侵入性方法，具有无创、准确、特异、快捷的优点，目前广泛应用于临床和健康体检。

专家说

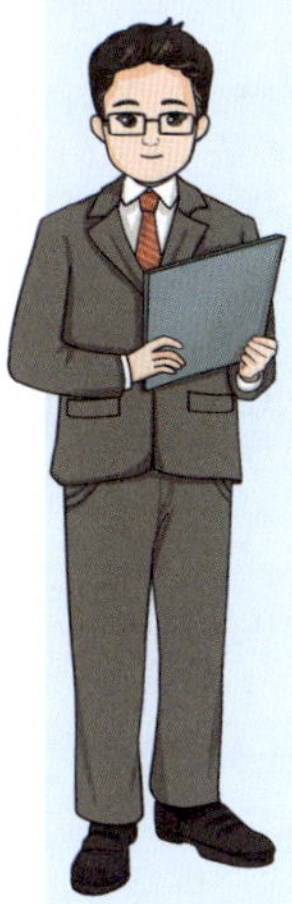

幽门螺杆菌感染的危害

幽门螺杆菌感染是人类最常见的慢性感染之一，目前我国人群中的感染率约 50%。所有感染者几乎均存在慢性活动性胃炎，在此基础上可发生消化性溃疡、胃癌等胃十二指肠疾病，也与缺铁性贫血、免疫性血小板减少性紫癜等一些胃肠外疾病的发病密切相关。尽早根除幽门螺杆菌可有效预防与此相关疾病的发生。

如何检测幽门螺杆菌感染

目前，幽门螺杆菌感染的检测方法主要分为侵入性（胃镜活检）和非侵入性（无创伤）。UBT 是最常用的非侵入性检测方法，通过核素标记的尿素检测人体内的幽门螺杆菌，具有准确、特异、快捷的优点，包

括 ^{13}C- 尿素呼气试验和 ^{14}C- 尿素呼气试验两种，灵敏度及特异度均可达到 95% 以上。

UBT 在老年体检人群中的应用

UBT 作为健康体检重要检测项目，适合各类人群，包括团体健康体检人群、个人自愿体检人群、幽门螺杆菌相关疾病治疗后复查人群、幽门螺杆菌感染者的家庭成员。对于老年人群，建议使用含有柠檬酸的 UBT 试剂提高幽门螺杆菌尿素酶活性，提高检测准确性。检测前应停用质子泵抑制剂（PPIs）、组胺 H2 受体拮抗剂等其他抑酸剂 2 周，停用抗生素、具有抗菌作用的中药及铋剂类药物 4 周。

健康加油站

老年人体检发现了幽门螺杆菌感染应该怎么办

老年人群的基础疾病及合并用药较多，发生抗菌药物不良反应的风险增加，所以应充分评估老年人群幽门螺杆菌根除治疗的风险和获益，个体化掌握根除指征。对于在体检中发现幽门螺杆菌感染的老年人群，建议前往正规医院消化内科进行评估及处理。

（张泽宇　乔　薇）

26. 为什么要做**脉搏波传导速度**检查

关键词

血管衰老　动脉硬化

随着人口老龄化加剧，血管相关性疾病在老年人群中的发病率非常高。有一种形象的说法为“人与动脉同寿”，意思是血管健康在很大程度上决定着个体寿命的长短。血管衰老是心脑血管疾病发生发展的病理生理基础，主要表现为与年龄增长相关的血管结构和功能改变。目前大家普遍关注的是动脉的结构病变，比如体检时去关注有无动脉斑块形成、动脉狭窄或闭塞，但对于动脉弹性降低这一早期功能改变却很少予以重视。脉搏波传导速度（PWV）是临床上评价动脉硬化的金标准，对于早期发现血管衰老、防控老年人慢性疾病具有重要意义，建议老年人进行血管健康检查时增加这一项目。

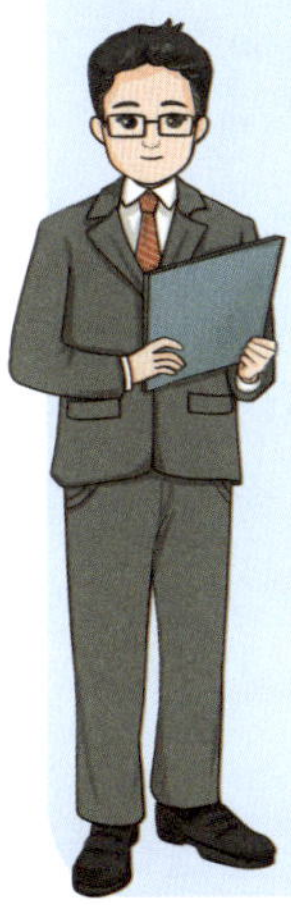

专家说

什么是 PWV

心脏每次搏动射血会产生压力波，压力波推动血液流动并沿着血管壁向前传导，这个沿着血管壁向前传导的波就是脉搏波。脉搏波传导速度（PWV）可以反映我们全身大、中动脉系统的弹性状态：血管弹性越好，脉搏波的传导速度越慢；血管弹性差、血管硬化将导致 PWV 增快。就像皮球拍在有弹性的垫子上，几乎拍不起来，传导速度很慢；而皮球拍在水泥地上，就能立刻弹起来，传导速度就会很快。研究表明，PWV 增快是心血管疾病发生发展的独立危险因素，与心血管事件及死亡风险密切相关。

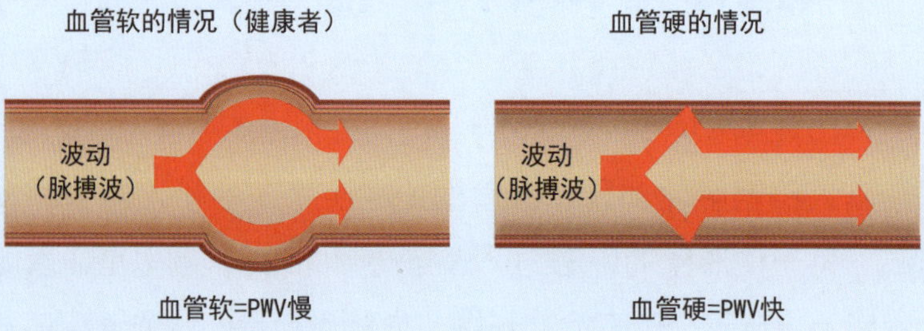

PWV 可通过四肢动脉硬化检测仪进行检测，是一种实时、无创、便捷的检查手段。颈 - 股动脉 PWV（cfPWV）是评估 PWV 的金指标，但由于其操作复杂而在临床上应用较少。目前多测定肱 - 踝动脉 PWV（baPWV）来反映大动脉和中动脉系统僵硬度。

哪些人需要进行 PWV 检测

1. 年龄≥ 40 岁的健康体检者、无心血管疾病的绝经期女性，早期检测动脉硬化对于预防心血管疾病至关重要。

2. 具有动脉硬化危险因素的人群，如高血压（包括临界高血压）、高脂血症、糖尿病、高同型半胱氨酸血症、肥胖、吸烟、缺乏运动、精神压力大等。

3. 存在动脉硬化（尤其是已经发生了心血管疾病相关并发症）家族史的人群，如脑卒中、心肌梗死、外周血管闭塞等，应早期进行动脉硬化检测。

4. 有头晕、胸闷、心悸等症状但尚未明确诊断者。

健康加油站

如何解读 PWV 检测结果

通常来讲，baPWV 的正常范围是<1 400cm/s；如果检测结果显示 baPWV>1 400cm/s，则提示受检者的动脉僵硬度增高：≥ 1 400cm/s~<1 800cm/s 为轻度异常；≥ 1 800cm/s~<2 000cm/s 为中度异常；≥ 2 000cm/s 为重度异常。

（王可婧　乔　薇）

四

老年人健康体检潜在疾病及风险筛查项目

27. 为什么要做
骨密度检测

关键词

骨质疏松　骨密度

骨质疏松在老年人群中发病率非常高，且严重影响老年人的功能状态，其严重并发症（脆性骨折）甚至会增加致残、致死风险。骨密度检测是诊断骨质疏松的主要依据。双能 X 射线吸收法（DEXA）是目前广泛应用的骨密度测量方法。

专家说

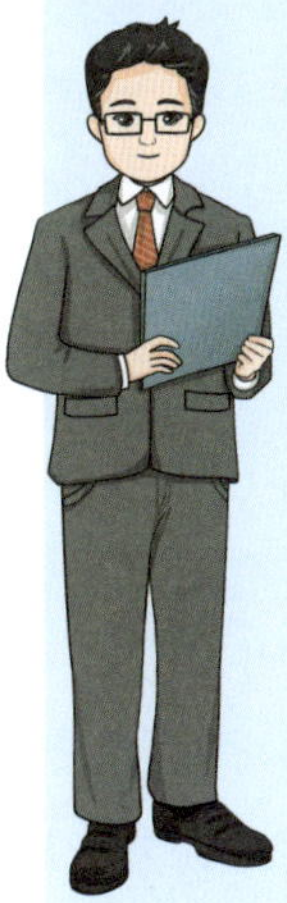

骨密度是什么

骨密度的全称为骨骼矿物质密度，是指单位体积或者单位面积所含的骨量，是骨骼强度的重要指标。可用于判断是否存在骨质疏松及其程度，是预测骨折危险性的重要依据。

骨密度测量方法

目前最常用的骨密度测量技术为 DEXA，具有快捷、无创伤、精确定量、辐射剂量低（相当于胸片放射量的 1/30）等优势，是目前国际公认的诊断骨质疏松的金标准。在检查过程中，骨密度检测仪上会发出 X 射线，透过人体特定部位以获取该部位骨骼的强度，从而给出具体的数值以判断骨密度。

什么是骨质疏松

骨质疏松是一种以骨量减低、骨组织微结构损坏，导致骨脆性增加、易发生骨折为特征的全身性骨病，多发生于绝经后女性及老年男性，发病率随年龄增长而增加。骨质疏松已成为我国老年人群的重要健康问题，老年人（65 岁以上）骨质疏松患病率高达 32%。其最严重的后果是脆性骨折（主要发生在腕部、椎体及髋部），约 20% 的老年髋部骨折患者 1 年内死于各种并发症，约 50% 的患者残疾。

骨质疏松诊断标准

DEXA 诊断骨质疏松采用的是 T 值。T 值≥ –1.0 为正常，–2.5<T 值 <–1.0 为低骨量，T 值≤ –2.5 为骨质疏松，T 值≤ –2.5 伴脆性骨折为严重骨质疏松。该标准适用于我国绝经后女性和老年男性。

健康加油站

哪些老年人要定期进行骨密度检测

对于 65 岁以下女性和 70 岁以下男性，有 1 个以上危险因素者（绝经、吸烟、过度饮酒或咖啡、体力活动缺乏、饮食中钙和维生素 D 缺乏，各种原因引起的性激素水平低下），应进行骨密度检测；而对于 65 岁及以上女性和 70 岁及以上男性，即使没有上述骨质疏松危险因素，也需要定期进行骨密度检测。

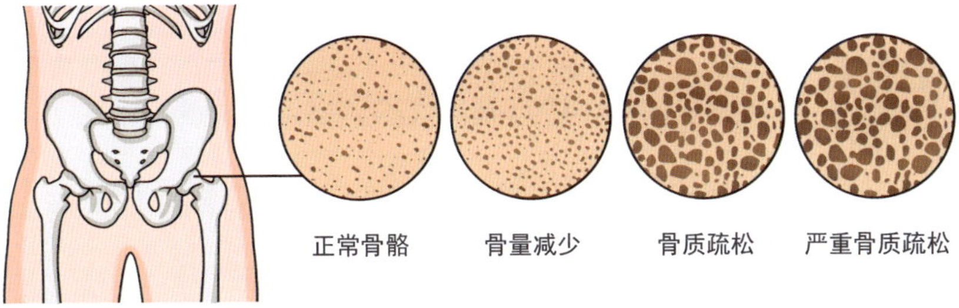

（张泽宇　乔　薇）

关键词

肺部疾病　肺功能检查

28. 为什么要做肺通气及弥散功能检查

肺通气及弥散功能检查（简称“肺功能检查”）是一种无创、无痛、无辐射的物理检查方法，通过记录被检查者在“吸呼之间”的特定数据来评估人体呼吸系统功能，能够检测到肺及呼吸道是否出现病变，还能评估肺部疾病的严重程度。研究发现，老年人群呼吸系统疾病患病率增高，且有相当一部分老年人患病后尚未出现明显症状。在体检中对患有呼吸系统疾病的高危老年人群进行肺功能检查，可与低剂量胸部 CT 互补，早期发现某些尚未出现症状的疾病，促进早期诊断及治疗，从而改善疾病预后，起到“防微杜渐”的作用。

专家说

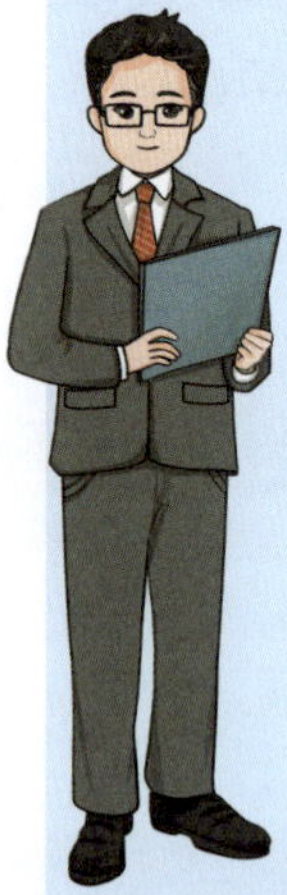

老年人在体检中进行肺功能检查的重要意义

在体检中进行肺功能检查，可以早期发现尚未出现明显症状的疾病、筛查老年人群中高发病率疾病，如慢性阻塞性肺疾病、间质性肺疾病（肺间质纤维化等）。

哪些老年人应在体检中进行肺功能检查

长期吸烟或被动吸烟者，长期接触有害气体、粉尘或化学物质的职业人员，有变应性鼻炎、哮喘或慢性阻塞性肺疾病家族史者，是呼吸系统疾病的高危人群，应在体检中定期进行肺功能检查。如发现肺功能异常，应及时前往正规医院呼吸与危重症医学科进一步诊治。

健康加油站

进行肺功能检查的注意事项

1. 检查前 按体检中心检查预约时告知的注意事项提前停用可能对肺功能检查结果准确性造成影响的药物（如支气管扩张剂、吸入性糖皮质激素等）；前一天晚上避免刺激性饮品（如咖啡、浓茶等），清淡饮食；避免熬夜，保持充足的睡眠；检查前两小时避免剧烈运动，保持身体放松；检查前清理口腔内的异物、食物残渣，避免呛咳、误吸。

2. 检查中 检查过程中用鼻夹夹紧鼻子，用嘴巴呼吸，避免漏气；尽力按照医生的指令进行深吸气和快速、有力的呼气；保持情绪稳定，避免紧张和焦虑，以免影响检查结果。

3. 检查后 检查结果如有异常，应及时到正规医疗机构就诊，以免错过最佳治疗时机；检查后可能会出现轻微胸闷、气短等症状，属于正常现象，无须过分担心；如果症状持续存在甚至越来越重，应及时告知。

（张泽宇　乔　薇）

关键词

胃肠道疾病　胃肠镜检查

29. 为什么要做**胃肠镜**检查

胃肠镜检查是诊断消化系统疾病的“金标准”，主要包括胃镜检查和结肠镜检查。其目的在于直接观察消化道内部，发现并诊断炎症、溃疡、息肉、肿瘤等病变，必要时可以通过活检进一步明确病变性质。增龄是发生胃肠道疾病的独立危险因素：我国 50 岁以上人群结直肠癌发病率比 30 岁以下人群高 10 倍，胃癌在 65~80 岁的老年人群中形成明显的发病高峰。然而，很多胃肠道疾病早期症状不明显，超过 70% 的早期胃癌无典型症状；结直肠癌从腺瘤发展为恶性肿瘤平均需 10~15 年，在此期间可无明显症状，即使出现了便血或大便习惯改变也容易被老年群体所忽略。因此，在体检时定期对老年人群进行胃肠镜检查，有助于早期发现无症状的消化道病变，尽早进行治疗。

专家说

哪些人群建议在体检时进行胃肠镜检查

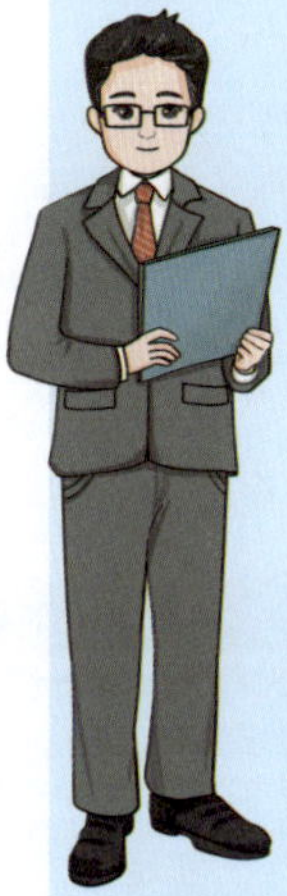

对于 50 岁以上的人群、有不良生活习惯（如长期吸烟、饮酒、饮食不规律、经常熬夜等）的人群、体检中发现消化道肿瘤标志物（如 CEA、CA125、CA19-9、CA72-4、SCCA 等）升高的人群、出现消化道症状（如恶心、呕吐、腹痛、腹胀、吞咽困难、反酸、嗳气、黑便、便血等）的人群，均建议进行胃肠镜检查，无异常者每 3~5 年复查或遵医嘱，而对于 65 岁及以上的老年群体，建议缩短复查周期。此外，对于有胃肠道肿瘤家族史、慢性炎症性肠病或幽门螺杆菌持续感染者，建议将筛查年龄提前至 40 岁。

胃肠镜检查的注意事项

1. 检查前 检查前两天避免高纤维食物，如韭菜、苹果等，改为少渣食物，如稀饭、面条。如正在服用抗凝血药或抗血小板药，需提前与医生沟通，根据医嘱调整用药。向医生说明既往疾病史、过敏史、手术史等，以便医生评估风险并采取相应措施。检查可能会引起不适，如恶心、呕吐等，必要时可与医生讨论是否需要使用镇静剂。检查前需禁食 6~12 小时，确保胃部排空，避免食物残渣影响检查结果。检查前 4 小时禁水，以免影响检查。结肠镜检查前需服用泻药（如复方聚乙二醇电解质散）清洁肠道，直至排出清水样便。

2. 检查后 普通胃镜检查后咽喉麻醉感消失后（一般0.5~1 小时后）可进食；无痛胃镜检查、结肠镜检查后 2~3 小时可进食，但需避免过烫、生冷及辛辣刺激性食物，检查后前三天以清淡易消化饮食为主。检查后需充分休息，避免剧烈活动；短期内避免饮酒、浓茶及咖啡；需密切观察自身是否出现腹痛、恶心、呕吐等症状，如有异常应及时就医。

（张泽宇 乔 薇）

关键词

脑血管疾病 头颅磁共振成像

30. 为什么要做**头颅磁共振成像**检查

脑血管疾病在老年人群中高发，且具有致残率高、病死率高、复发率高、并发症多等特点，是老年人健康生活道路上的最大“拦路虎”之一。头颅磁共振成像（MRI）检查具有多方位、多参数成像的特点，在诊断脑部疾病方面具有较高的符合率和灵敏度，并且无辐射损害，是脑卒中、颅内占位性病变、脑损伤等颅内疾病的首选方法，对于阿尔茨海默病、帕金森病等神经退行性疾病也具有重要诊断价值。此外，磁共振血管成像不需要使用对比剂就能显示血管的结构，对于诊断颅内动脉瘤、血管狭窄或闭塞以及脑血管畸形等脑血管问题具有至关重要的作用。鉴于老年人群脑血管疾病的高发病率和严重后果，以及头颅 MRI 检查的上述优势，建议如果情况允许，可在体检时用头颅 MRI 取代头颅 CT 检查，以助老年人更好地了解自身的脑血管健康状况，必要时尽早到神经内科 / 外科就诊。

专家说

哪些人需要做头颅 MRI 检查

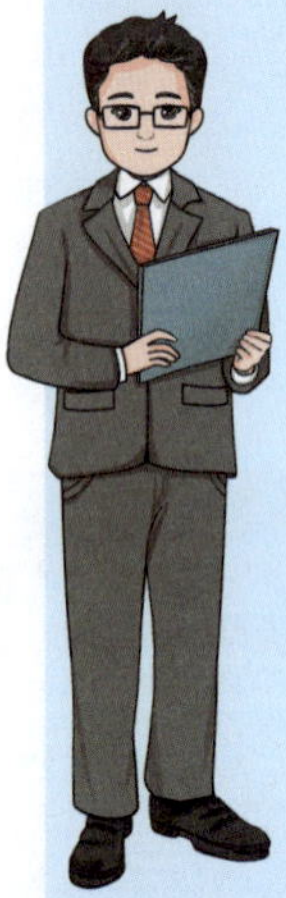

1. 脑血管疾病的高风险人群 例如，有高血压、高脂血症、糖尿病、冠心病等基础疾病者；有脑血管疾病家族史者；有吸烟或酗酒等不健康生活习惯者。

2. 出现脑血管疾病症状者 例如，出现过突发的、剧烈的头痛；出现过言语不清、视物模糊、面部瘫痪或肢体无力、意识障碍等脑卒中症状；经历过短暂性脑缺血发作；近期或长期有偏头痛、头晕及睡眠障碍等表现。

3. 存在颅内肿瘤风险的人群 例如，既往有肿瘤病史，尤其是肺癌、乳腺癌等恶性肿瘤病史者；出现过头痛、恶心、呕吐等颅内占位性病变症状者。

4. 存在认知功能下降、记忆力下降的老年人 头颅 MRI 可以显示大脑皮质、海马等与认知功能密切相关的结构，有助于评估老年人的认知功能。

5. 有脑外伤史的人群 建议进行头颈 MRI 检查，以排查潜在的脑部损伤。

头颅 MRI 检查需要注意什么

1. 检查前 要向技术人员说明有无手术史、药物过敏史，有无任何金属或磁性物质植入体内，包括心脏起搏器、人工瓣膜、重要器官旁有金属异物残留、金属节育环、义齿、电子耳、义眼等。

2. 检查时 不要穿着带有金属物质的衣裤，去除所佩戴的金属物品（如项链、耳环、手表、戒指和眼镜等）。检查过程中头部和躯干不能随便转动，保持平静呼吸；检查仪器会出现较大的震响声，如果耳部不适感无法忍受，可用手势向医生示意，以便采取必要的缓解措施，如佩戴耳塞等。

3. 检查后 在医生的示意下缓慢起身，离开检查机器及检查室；24 小时内不建议做剧烈运动。

（王可婧　乔　薇）

第二章

老年人的体检流程与规范

一

健康体检机构的选择及体检流程

1. 为什么老年人体检时要对**体检机构**进行**筛选**

关键词

体检机构　健康体检

定期健康体检不仅是预防疾病、保持健康的重要手段，更是享受幸福晚年生活的基石。在我国，健康体检机构到处都有，包括综合性公立医院、民营医院、独立的或者连锁的体检机构、社区卫生服务中心等，如何选择？

不同的健康体检机构有着不一样的健康体检服务能力。正规的体检机构都是依法获得卫生健康主管部门批准从事健康体检的医疗机构。老年人在选择体检机构时更应注意全面考察其专业性、安全性、便利性、合理性。建议老年人在选择体检机构时，综合考虑多方面因素，根据自己的实际情况和需求找到最适合自己的体检机构。同时不建议老年人频繁更换体检机构，这样不利于健康档案信息的连续性观察。

专家说

老年人在选择体检机构时需要特别注意哪些方面

1. 正规专业的体检机构　选择体检机构时一定要关注体检机构的资质、设备及医疗团队水平，专业的体检机构通常拥有专业的医疗团队和先进的体检设备。老年人的体检需求相对复杂，需要涵盖多个方面，选择能够提供全面体检项目的专业机构至关重要。正规的体检机构收费都是透明的，价格都应有公示，老年

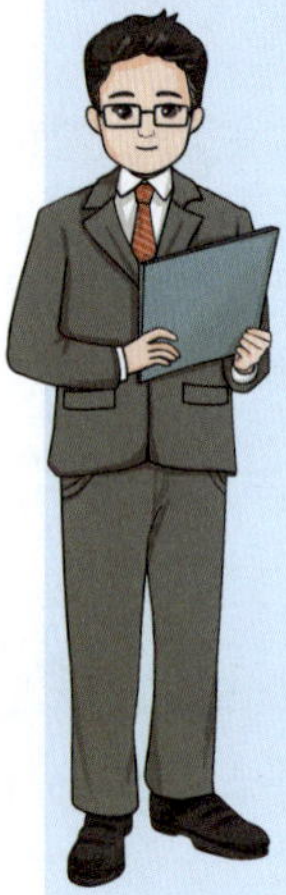

人在选择体检机构时对不合理的体检低价或者高价需要谨慎对待。

2. 便利安全的体检机构 老年人由于身体相对较弱，行动多有不便，建议选择距离家相对较近、交通便利的体检机构。同时建议优先选择那些有老年人绿色通道或者能为老年人提供便捷流程的体检机构，在体检过程中能提供紧急救护尤为重要。

3. 有检后服务的体检机构 首选那些能为老年人提供长期的健康管理服务的体检机构。这些机构会根据老年人的体检数据，建立个人健康档案，并进行长期的跟踪和监测。一旦发现异常或潜在的健康问题，会及时与老年人沟通，并提供专业的医疗建议和治疗方案。

健康加油站

健康体检机构

健康体检机构是专门从事健康体检与检后健康管理的机构。在我国，健康体检机构的主要类别如下。

（1）设立在公立医院的健康管理（体检）中心或健康体检科： 该类健康体检机构的特点是依靠公立医院优势医疗资源，如专家资源、先进的技术设备资源和体检后的医疗诊治服务等。该类健康体检机构是我国健康体检的主体，服务覆盖人群约占总体检服务的 80%。

（2）民营连锁健康体检服务机构：指各种社会资本办的体检服务机构，包括独立于民办医疗机构外的体检机构和设在民营医院内的体检机构。这类体检机构的特点是依靠市场开发与运营及服务品牌等手段吸纳客户，借助市场营销策略和优质服务维系客户。

（3）公立性质的独立健康体检机构或疗养院健康体检机构：该类体检机构以承接各级政府或军队体检任务为主，同时开展一些社会化的健康体检服务，其特点是体检服务规范化、质量品质高、服务人群与服务项目相对固定。

（孙　婷）

2. 为什么老年人体检不能遗漏体检表中规定的项目

有些老年人拿着体检表进行体检时，会觉得有些项目不重要或者查了也没有意义，就随意地遗漏或者不查了，这样做是不对的。严格按照体检表中规定的项目进行检查，能确保体检的完整性和准确性，让体检机构能为老年人提供全面的身体评估。

关键词：体检项目　体检方案

专家说

体检不能遗漏体检表中规定项目的主要原因

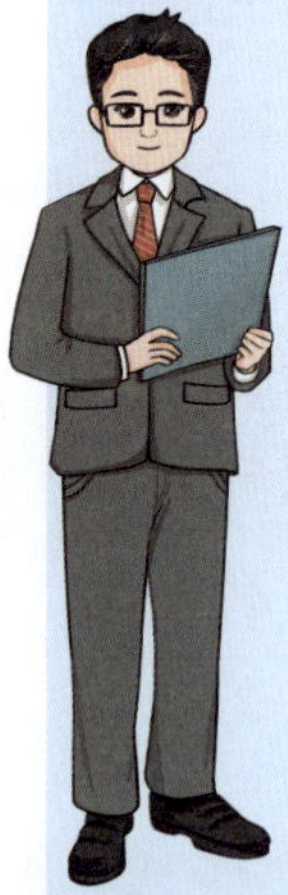

1. 发现潜在的健康问题　体检表中规定的项目通常是根据年龄、性别、健康状况等因素综合确定的，这些项目可以帮助医生发现老年人可能存在的潜在健康问题，如高血压、糖尿病、骨质疏松等。

2. 全面评估健康状况　体检表中规定的项目可以全面评估老年人的健康状况，包括身体状况、生理功能、代谢水平等，帮助老年人更好地了解自己的健康状况，以便做出调整和改善。

3. 早期预防和治疗　通过体检表中规定的项目，医生可以早期发现潜在的健康问题，并采取相应的预防和治疗措施，以降低疾病的风险和治疗的成本。

体检表中规定的项目通常是根据国家和地方卫生部门的标准制订的，符合医疗需求和规范要求，可以保证体检的准确性和可靠性。

健康加油站

老年人应建立健康体检档案

1. 体检档案的内容　体检档案是老年人健康档案最重要的内容和形式，结合了以问题为导向的健康记录和以预防为导向的健康记录两方面内容。体检档案的主要内容包括个人基本信息、健康调查信息、健康体检信息、健康评估信息、健康服务信息等报告或表格。

2. 体检档案的意义 完整而系统的健康体检档案对老年健康管理具有重要意义，有助于制订老年健康管理决策、提高老年健康管理水平、评价老年健康管理质量。

（孙　婷）

3. 为什么老年人体检要完成**粪便常规**和**直肠指检**

一想到体检中被放弃最多的检查，粪便常规和直肠指检算是榜上有名，很多人对这两项简单却至关重要的检查项目，往往表示嫌弃、抗拒，这主要源于人们对其重要性知之甚少。实际上，粪便常规和直肠指检虽然听起来有些让人尴尬，但它们却是守护老年人肠道健康的重要防线。

专家说

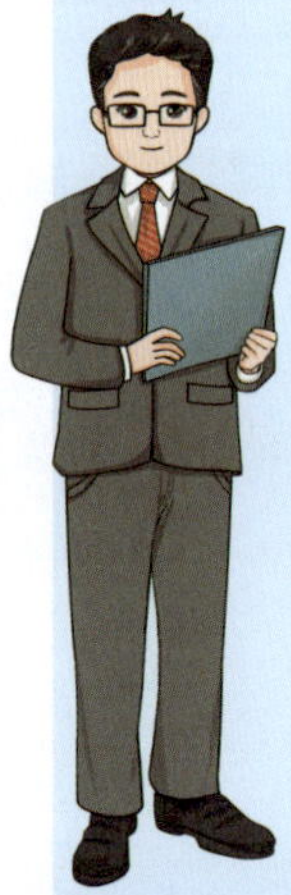

体检中完成粪便常规与直肠指检的意义

1. 粪便常规 老年人由于消化系统功能减弱，常常面临便秘、腹泻等肠道问题，通过粪便颜色及性状，医生可初步了解老年人的食物消化情况，辅助判断其胃肠道功能；若隐血试验阳性，可能与消化道肿瘤、溃疡等引起的出血有关，需进一步完善相关检查以明确病因；此外，通过粪便中的寄生虫虫卵检测，医生可以及时发现并处理肠道寄生虫感染。对于老年人而言，胃肠道的健康直接关系到营养吸收和整体健康状况，因此粪便常规检查是体检中不可或缺的一环。

2. 直肠指检 是最简单、最快速的肛门及直肠疾病筛查手段，它不需要借助任何复杂器械，仅凭医生的手指就可初步判断多种疾病，为早期治疗提供重要依据。例如，通过直肠指诊，医生可以了解患者是否存在粪便干结、排便困难等便秘症状；可以检查肛门的痔、瘘、肛裂等常见病；还可以发现直肠下段的炎症、肿瘤、直肠脱垂等异常情况；特别是可对直肠癌进行筛查，由于直肠癌在老年人中的发病率较高，且早期症状不明显，因此定期进行直肠指检对于预防和治疗直肠癌具有重要意义。

健康加油站

粪便常规检查的注意事项

1. 饮食限制 检查前3天避免食用动物血、肝脏、菠菜等绿叶蔬菜及含铁丰富的食物和药物，以免干扰检查结果。

2. 容器选择 收集粪便标本时应尽量使用医疗机构提供的器具。如在家中留便，可提前到医院领取专用器具，或选用干净、干燥、无吸水性的容器收集，避免样本被污染或细胞成分崩解。

3. 采样方法 选取有脓血、黏液等异常部分的粪便，样本量约黄豆大小；若无明显异常，应在3个以上不同部位取样；若是腹泻稀便，取3勺。

4. 及时送检 样本采集后应尽快送检，一般不超过1小时，以保证样本的有效性。

5. 避免污染 留取粪便标本时，避免被尿液、女性经血等污染，以免影响检查结果。

（孙　婷）

4. 为什么老年人体检要完成**内、外科检查**

关键词

内科　外科　体格检查

内、外科检查是老年人体检中不可或缺的检查项目，不仅可保证报告的完整性与准确性，更重要的是医生能够通过检查评估老年人目前的健康状况，及时发现疾病的早期迹象，并提出相应的处理措施，比如改变其不良的生活方式，从而有效控制疾病的进展，提高老年人的生活质量。

专家说

体检中内、外科检查应该查什么

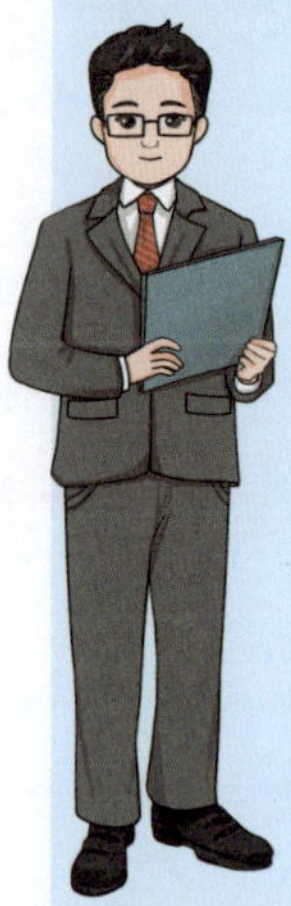

1. 病史采集　询问受检者现病史、既往史、家族史、个人生活史等，有助于全面了解老年人的健康状况，进而重点检查异常部位。

2. 体格检查　是能够客观了解并评估受检者身体状况的一系列最基本的检查。

胸部：有无胸廓畸形、干湿啰音及胸膜摩擦音。

心脏：判断心率、心律、心音、心脏杂音及有无心包摩擦音。

腹部：判断腹壁紧张度，腹部有无异常的外形，腹部有无压痛、反跳痛，是否有肝、脾、胆囊、双肾肿大以及腹部包块，有无肝肾叩击痛、移动性浊音以及异常肠鸣音。

神经系统：评估有无肌力下降、肌张力异常以及阳性病理反射或脑膜刺激征。

皮肤软组织：皮肤颜色是否正常、有无皮疹及瘢痕、有无皮下结节或肿块。

淋巴结：淋巴结是否肿大。

头颈部：头部外形及活动有无异常，颈部有无包块、明显的血管充盈及搏动。

甲状腺：甲状腺有无肿大及结节。

乳腺：乳房有无单侧明显增大、水肿、皮肤回缩，是否有乳房包块、乳头溢液或内陷，有无乳房压痛。

脊柱和四肢关节：脊柱外形及运动是否正常，有无全身性或局部性水肿。

肛门直肠：判断有无脓血、黏液、肛裂、痔、瘘、溃疡或脓肿等。

男性外生殖器：评估阴茎、阴囊、前列腺和精囊腺有无异常。

健康加油站

体检中内科检查的注意事项

1. 检查前稍事休息，避免呼吸、心跳加快。

2. 如实交代病史，有利于医生明确诊断。

3. 医生听诊时切勿说话，按医生要求配合检查，以免对检查造成干扰。

4. 着装要宽松，避免连衣裙或连体裤，方便穿脱及检查。

5. 如有安装冠状动脉支架、人工瓣膜、心脏起搏器等情况，要提前告知医生。

（孙 婷）

5. 为什么老年人不要放弃眼耳口鼻喉科检查

许多老年人认为，出现牙齿松动以及视力、听力下降是正常现象，不必进行专科检查，但其实眼科、耳鼻喉科以及口腔科检查对于老年人的健康来说具有不可替代的重要性。这三项检查不仅关乎老年人的视觉、听觉和口腔健康，定期进行相关体检，还可以及时发现并处理潜在的健康问题，提高其生活质量和幸福感。

专家说

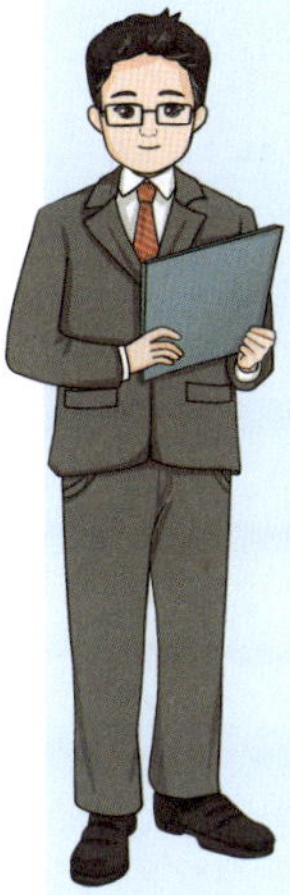

体检中完成眼耳口鼻喉科检查的意义

1. 眼科检查

发现眼部疾病：眼科检查是守护老年人“心灵之窗”的关键，可以及时发现导致视力下降的眼部疾病，如老年性黄斑变性、视网膜脱离、白内障、青光眼等。这些疾病如果能在早期得到诊断和治疗，可以有效控制或减缓病情的发展，保护视力。

发现全身性疾病：如高血压、糖尿病、肾病等，在眼底有所表现。眼底检查能够反映全身的血管情况，为疾病的早期诊断和治疗提供重要线索。

2. 耳鼻喉科检查

发现耳鼻喉慢性病变：如慢性中耳炎、鼻炎、咽喉炎等，这些疾病如果得不到及时的治疗，可能会引发严重的并发症。例如：慢性中耳炎可能会导致鼓膜穿孔，影响听力；鼻炎如果长期不治疗，可能会引发鼻窦炎、鼻息肉等疾病。

及早发现肿瘤：如鼻咽癌、喉癌等，早期发现可提高老年患者的治愈率和生存率。

发现伴随疾病：如鼻炎可能与哮喘有关，咽炎可能与反流性食管炎相关。因此，耳鼻喉科检查不仅有助于维护耳鼻喉部位的健康，还能及时发现并尽早干预相关的其他部位疾病。

关键词

眼科　耳鼻喉科　口腔科

3. 口腔科检查

发现口腔疾病：随着年龄增长，老年人容易出现各种口腔问题，如龋齿、牙周病、牙齿缺失、口腔黏膜病等，医生通过检查可以及时发现并处理老年人的口腔问题，预防口腔癌等恶性肿瘤的发生，确保老年人的口腔健康得到有效保障。

发现全身性疾病：老年人的口腔疾病不仅会给口腔本身带来问题，还可能引发或加重其他全身性疾病，如糖尿病、心血管疾病、肺炎等，甚至会影响心理健康，因此口腔科检查是必要的。

健康加油站

老年人眼耳口鼻喉的正确保健方法

眼保健：保持良好的用眼习惯；注意用眼卫生；坚持定期按摩眼部；避免长时间暴露在强光下，防止紫外线伤害。

耳鼻喉保健：保持耳部清洁干燥，不建议自行掏耳；嘈杂环境下注意保护听力，可佩戴耳塞；不可用指甲挖鼻孔；注意保暖，预防感冒。

口腔保健：保持良好的口腔卫生习惯，坚持刷牙，正确使用牙线，饭后漱口；避免接触有害的口腔刺激物；对缺失牙及时进行修复，使用舒适的义齿，定期清洁义齿。

此外，老年人需定期进行眼耳口鼻喉科检查，注意饮食，忌烟酒，避免高糖、高脂及辛辣刺激食物，多食富含维生素、蛋白质、钙质、膳食纤维的食物。

（孙　婷）

二

选择老年人体检项目的健康含义

6. 为什么 **血压、心率、呼吸**等 基本生命体征是 老年人体检的**必备项目**

关键词

基本生命体征　必备项目

血压、心率、呼吸等基本生命体征的检测不仅有助于发现单一的健康问题，还可以为综合评估老年人的健康状况提供重要依据。综合分析这些生命体征，有助于准确判断老年人的总体健康状况，并制订个性化的健康管理计划。

专家说

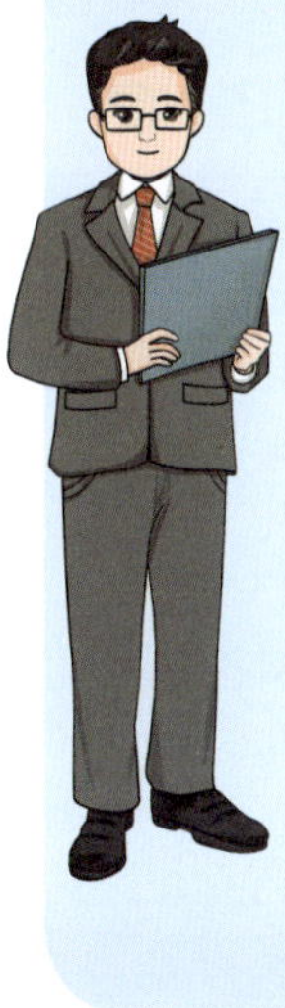

血压、心率、呼吸等基本生命体征是反映健康状况的重要指标

血压：是衡量心脏泵血功能和血管阻力的重要指标。随着年龄增长，血管弹性逐渐减弱，血压可能不断上升，增加心脑血管疾病的患病风险。通过测量血压，医生可以及时发现血压异常情况，并采取相应的干预措施。

心率：是心脏每分钟跳动的次数，反映了心脏的工作状态和健康状况。老年人心率异常可能与心脏疾病、代谢紊乱等健康问题有关。

呼吸：是维持生命的基本要素，反映了肺部的通气功能和氧气交换能力。老年人由于肺部弹性减弱、气道狭窄等原因，容易出现呼吸不畅、呼吸困难等问题。

1. 早期发现潜在疾病 基本生命体征的变化往往是疾病发生和发展的早期信号。例如，血压持续升高可能预示着高血压、冠心病等心血管疾病的到来；心率异常可能提示心律失常、心力衰竭等心脏疾病；呼吸不畅可能预示着肺部疾病或呼吸系统感染。

2. 及时采取干预措施 通过定期体检并监测各项基本生命体征，医生可以及时发现潜在的健康问题，并在问题尚未恶化之前采取适当的干预措施。这有助于减轻疾病对老年人的影响，提高生活质量并延长预期寿命。

健康加油站

什么是异常生命体征？如何解决

血压异常：血压异常包括高血压和低血压。高血压的定义为成人收缩压≥140mmHg和/或舒张压≥90mmHg；低血压的定义为血压低于90/60mmHg。

心律失常：包括缓慢型心律失常、快速型心律失常，前者包括三度房室传导阻滞、室性逸搏心律、严重窦性心动过缓、病态窦房结综合征等，后者包括室上性心动过速、室性心动过速、心房颤动、心房扑动、心室颤动、心室扑动等。

呼吸异常：呼吸急促为呼吸频率超过 24 次 / 分。呼吸缓慢为呼吸频率低于 10 次 / 分。

出现异常生命体征时，建议及时到专科门诊或急诊就诊，明确病情，获得针对性治疗，以免引起严重后果。

（周厚广　张晓明）

7. 为什么尿常规、大便常规检查可帮助老年人发现潜在问题

对于老年人来说，由于身体功能逐渐下降，容易出现各种健康问题，因此定期进行尿常规和大便常规检查尤为重要。这些检查可以帮助早期发现潜在的泌尿系统、内分泌系统及消化系统等常见问题，从而及时采取相应的治疗措施，维护整体健康。

专家说

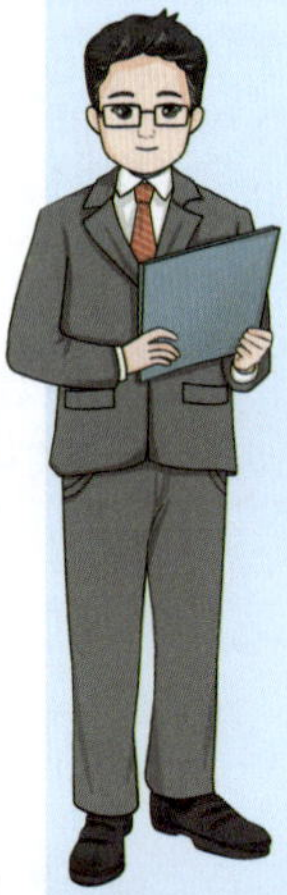

尿常规检查

尿常规检查可以帮助了解尿的颜色、尿比重、尿pH值、尿糖、尿蛋白、尿中的红细胞等，这些信息对于诊断和监测多种疾病非常重要，例如肾脏疾病、尿路感染、糖尿病等。

血尿包括镜下血尿和肉眼血尿，常见原因如下。

泌尿系统感染：如膀胱炎、肾盂肾炎等，这些感染会导致尿液中出现红细胞。

泌尿系统结石：如肾结石、输尿管结石、膀胱结石等，结石可刺激泌尿系统黏膜，导致出血。

泌尿系统肿瘤：如膀胱癌、肾癌等，肿瘤生长过程中会破坏血管进而导致出血。

肾脏疾病：如肾小球肾炎、肾病综合征等，这些疾病会导致肾脏滤过功能受损，从而使红细胞进入尿液。

外伤：如肾脏、膀胱等部位的外伤也会导致出血。

药物和毒物：某些药物和毒物（如环磷酰胺）会对泌尿系统造成损伤，从而导致出血。

其他疾病：如血液病、自身免疫病等也可能导致血尿。

大便常规检查

大便常规检查主要用于检测粪便中的微生物、真菌以及寄生虫，粪便颜色，粪便潜血等。大便常规异常提示可能存在消化道疾病或其他健康问题，常见的问题如下。

消化道炎症或感染：例如胃炎、肠炎或细菌性痢疾等，这些情况可能会引起粪便中的白细胞、红细胞或病原体增多。

消化道息肉或肿瘤：粪便隐血试验阳性可能提示消化道肿瘤，如胃肠息肉、胃癌或结肠癌等。

寄生虫感染：通过粪便检查，医生可以发现寄生虫的存在，这在老年人中较为常见。

其他消化道疾病：粪便的颜色、性状和显微镜下的细胞成分可以提供关于其他消化道疾病的线索。

健康加油站

如何应对血尿及大便常规异常

1. 血尿 如果出现血尿症状，应及时到泌尿科或肾内科就诊，进行检查和治疗，以免延误病情。注意适当饮水有助于稀释尿液中的红细胞，减轻症状。避免剧烈运动，否则可能导致泌尿系统损伤，加重血尿症状。注意个人卫生，预防泌尿系统感染。

2. 大便常规异常 建议及时到消化科就诊，进行检查和治疗，确定异常的具体原因并制订相应的治疗方案。同时，保持良好的饮食习惯和生活方式对于维护消化系统健康也是非常重要的。

（周厚广　张晓明）

8. 为什么肝肾功能检查对评估老年人肝胆和泌尿系统功能至关重要

对于老年人来说，定期进行肝肾功能检查，评估肝脏和肾脏的健康状况非常重要。通过这些检查，医生可以了解您的肝脏和肾脏是否存在损伤或功能障碍，有助于及早发现并处理肝胆和泌尿系统的潜在问题。

专家说

肝脏是人体最重要的代谢器官之一

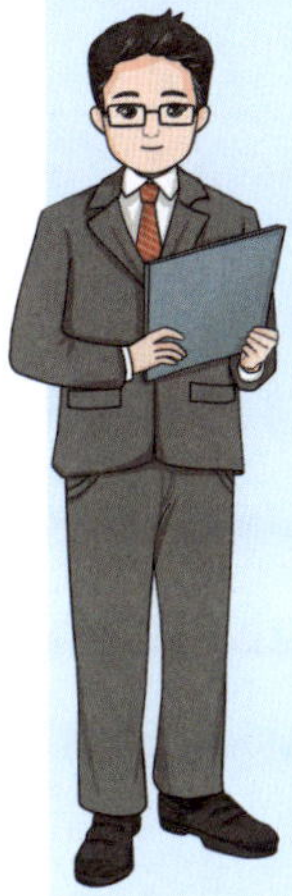

肝功能检查包括以下项目。

转氨酶检查：主要包括谷丙转氨酶（GPT）和谷草转氨酶（GOT）等指标，用于判断肝细胞损伤情况。

胆红素代谢检查：包括总胆红素、结合胆红素和非结合胆红素，用于判断黄疸的类型。

蛋白质合成功能检查：如血清总蛋白、白蛋白、球蛋白等，反映肝脏的合成功能。

脂类代谢功能检查：如胆固醇、甘油三酯、低密度脂蛋白等，反映肝脏的代谢功能。

其他酶类和相关检查：如碱性磷酸酶、γ-谷氨酰转移酶等，用于进一步评估肝脏健康。

肾脏负责过滤血液，排除废物，并调节体内的电解质平衡

肾功能检查通常包括以下项目。

尿素氮和肌酐：可反映肾脏的滤过功能。

肾小球滤过率：评估肾脏的滤过能力，是判断肾功能的重要指标。

关键词

肝肾功能检查　肝胆　泌尿系统

电解质水平：如钠、钾、钙等，反映肾脏调节电解质平衡的能力。

尿常规：包括尿蛋白、尿红细胞、尿白细胞等，用于评估肾脏的排泄功能和是否存在感染或炎症。

老年人由于生理功能逐渐退化，肝功能和肾功能的评估对老年人的整体健康至关重要，因为它们不仅影响肝脏和肾脏本身，还可能影响其他系统的功能，如消化系统、心血管系统等。肝肾功能检查简单、无创且成本低，适合作为老年人常规体检的一部分，有助于维护老年人的健康状态。

健康加油站

如何保护肝肾功能

1. 均衡饮食 保持均衡的饮食，少吃高脂、高糖和加工食品，有助于维护肝肾健康。

2. 控制盐的摄入 减少盐的摄入，有助于减轻肾脏的负担。

3. 适量饮水 保持适量的水分摄入，有助于维护肾脏的正常功能。

4. 适量运动 保持适量的运动，有助于促进血液循环和新陈代谢，减轻肝脏和肾脏的负担。

5. 戒烟限酒 吸烟和过量饮酒都会对肝脏和肾脏造成损害。

6. 定期体检 定期进行肝肾功能检查，有助于及早发现潜在的健康问题，从而采取相应的治疗措施。

7. 控制慢性疾病 如果有高血压、糖尿病等慢性疾病，应积极控制病情，以减轻对肝肾的损害。

（周厚广 张晓明）

9. 为什么空腹血糖和糖化血红蛋白检测可以**评估**老年人患**糖尿病的风险**

空腹血糖和糖化血红蛋白水平是老年人评估糖尿病风险和监测血糖控制的重要指标。通过这些检测，医生可以帮助老年人有效地监测和管理血糖水平，从而降低糖尿病及其并发症的风险。

专家说

1. 空腹血糖 指在隔夜空腹后，即至少 8~10 小时未进食的情况下血液中的葡萄糖水平。一般来说正常值范围为 3.6~6.0mmol/L。空腹血糖受损（IFG）

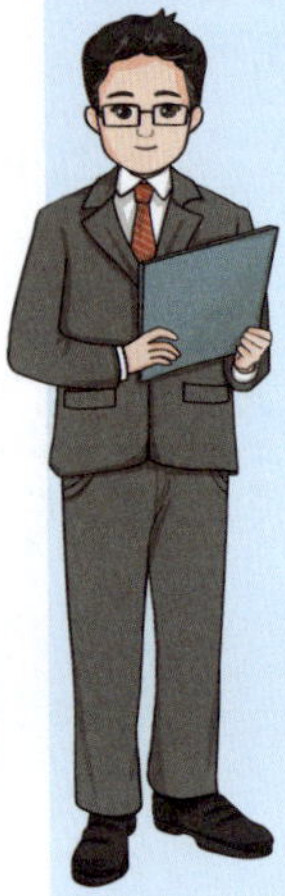

指空腹血糖达 6.1~6.99mmol/L，糖尿病指空腹血糖 ≥ 7.0mmol/L。空腹血糖值偏高提示可能患糖尿病，此外，空腹血糖升高还可能预示着其他健康问题，如慢性胰腺炎、心肌梗死或甲状腺功能亢进等。

2. 糖化血红蛋白（HbA1c） 是通过测量血红蛋白与血糖结合的比例，反映过去 8~12 周内的平均血糖水平。HbA1c 的正常值范围为 <5.7%，糖尿病前期 HbA1c 为 5.7%~6.4%。HbA1c ≥ 6.5% 可作为糖尿病诊断标准之一。HbA1c ≥ 6.5% 时，若联合空腹血糖 ≥ 7.0mmol/L 或随机血糖 ≥ 11.1mmol/L，可确诊糖尿病。建议糖尿病患者将 HbA1c 控制为 <7%（个体目标需根据年龄、并发症调整）。

通过这些检测，医生可以评估老年人的血糖控制情况，及时发现血糖异常，从而采取适当的干预措施，包括通过生活方式调整或药物治疗，来预防或延缓糖尿病及其并发症的发生。

综上所述，空腹血糖和糖化血红蛋白检测是评估老年人患糖尿病风险的重要方法，通过这些检测，医生可以帮助老年人有效地监测和管理血糖水平，从而降低糖尿病及其并发症的风险。如果您或您的家人有糖尿病风险因素，建议定期进行这些检测，并咨询医生以获得个性化的健康建议。

健康加油站

如何预防糖尿病的发生及发展

1. 定期检测 对于有糖尿病家族史或其他风险因素的老年人，应定期进行空腹血糖和 HbA1c 检测。

2. 健康生活方式 保持均衡饮食、适量运动、戒烟限酒，有助于维持正常的血糖水平。

3. 咨询医生 如果检测结果异常，应及时咨询医生，获取专业的治疗和管理建议。

通过以上这些措施，医生可以帮助老年人有效评估和管理高血糖及糖尿病风险，提高其生活质量。

（周厚广 张晓明）

10. 为什么血脂和电解质检测对评估营养状况和电解质紊乱必不可少

血脂和电解质在维持人体的正常生理功能中发挥重要作用。血脂提供能量、支持细胞结构和参与生理过程，电解质则参与神经传导、肌肉收缩、水分平衡、酸碱平衡等关键功能。

关键词：血脂 电解质紊乱 营养状况

专家说

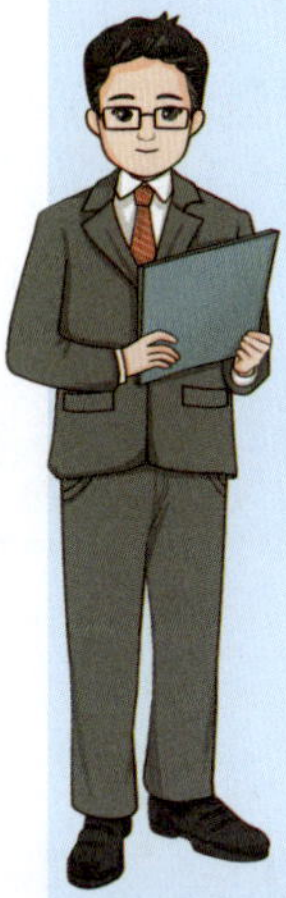

血脂检测的重要性

能量代谢：血脂水平可以反映个体的能量摄入和消耗情况，有助于评估是否存在能量过剩或不足。

脂质代谢：血脂水平可以反映脂质代谢的状态。异常的血脂水平提示脂质代谢紊乱，如高胆固醇血症或高甘油三酯血症。

心血管疾病风险：血脂异常与心血管疾病密切相关。血脂水平升高是动脉粥样硬化的危险因素，严重者可能导致心脏病和脑卒中等。

营养状况：血脂水平可以作为营养状况的一个指标。例如，低胆固醇水平提示营养不良或吸收不良。

电解质检测的重要性

电解质是溶于血液和其他体液的矿物质，主要包括钠、钾、钙、镁和氯。正常的电解质平衡可以维持神经和肌肉功能、水分平衡、酸碱平衡、骨骼健康以及心脏健康等。电解质失衡可能导致多种健康问题。

低钠血症：可能导致头痛、恶心、呕吐、抽搐甚至昏迷。

高钾血症：可能引起心律不齐、心脏停搏。

低钾血症：可能导致肌肉无力、心律失常。

钙失衡：低钙可能导致骨质疏松、肌肉痉挛；高钙可能导致肾结石、心律失常。

镁失衡：低镁可能导致肌肉痉挛、心律不齐；高镁可能导致腹泻、心脏问题。

健康加油站

何时应进行血脂和电解质检测

1. 常规健康检查 老年人随着年龄增长，心血管疾病的风险增加，建议老年人每年至少进行一次血脂和电解质检测，有助于早期发现潜在的健康问题。

2. 有特定风险因素的人群 如果您有心血管疾病或糖尿病的家族史，或者患有高血压、糖尿病或其他慢性疾病，以及有不良生活方式或习惯（吸烟、饮酒、缺乏运动或饮食不均衡），需要更频繁地进行血脂和电解质检测。

3. 出现症状时

异常感觉：如果您感到疲劳、头晕、肌肉无力等，建议您检测电解质水平。

体重变化：突然的体重增加或减少可能与血脂或电解质失衡有关。

定期检测血脂和电解质对于维护健康至关重要，特别是对于那些有特定风险因素或症状的人群。如果您不确定何时进行检查，最好咨询医生以获取个性化的建议。

（周厚广　张晓明）

关键词 心电图 心律失常 心肌缺血

11. 为什么心电图可以发现心律失常和心肌缺血等心脏异常

心电图是一种简便、无创的检查方法，能够记录心脏电活动的变化，为医生提供关于心脏节律、传导以及心肌状态的重要信息，有助于发现心律失常、心肌缺血等心脏异常。

专家说

心电图发现心律失常

正常人的心脏按照一定的节律稳定而有规律地跳动，心跳频率为60~100次/分。当心跳的频率过快或过慢，又或者心跳的节律不规律时，即发生了心律失常。心电图可以清晰地显示心跳的频率、节律和传

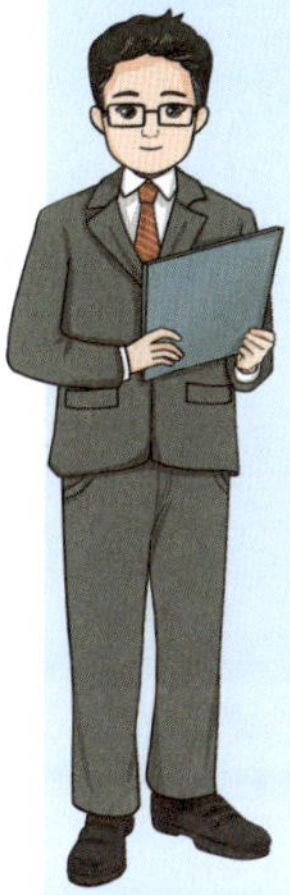

导情况。通过观察心电图上的 P 波、QRS 波群和 T 波的形态、间距和频率，医生可以准确判断心律失常的类型和严重程度。例如，心动过速、心动过缓、早搏、房颤等各种问题在心电图上都会有明显的波形改变和节律异常。

心电图发现心肌缺血

心肌缺血是指心脏的血液灌注减少，导致心脏的供氧减少、心肌能量代谢不正常、不能支持心脏正常工作的一种病理状态。当心肌供血不足时，心电图会出现相应的改变。例如，ST 段压低、T 波倒置或低平等特征性改变，这些变化提示可能存在冠状动脉狭窄或痉挛导致的心肌缺血。虽然心电图对于心肌缺血的诊断并非绝对准确，有时可能需要结合其他检查，如运动平板试验、冠状动脉造影等，但心电图的特征性改变仍然可以为心肌缺血的诊断提供关键依据。

心电图的其他作用

心电图还可以评估心脏传导系统的功能，如房室传导阻滞、束支传导阻滞等传导障碍。此外，心电图还可以用于诊断心肌梗死、心脏肥大、心包炎等心脏病，以及监测心脏功能的变化，评估心脏手术效果，筛查无症状性心脏问题，指导药物治疗等。

健康加油站

老年人什么情况下需完善心电图检查

1. 心前区不适 胸闷、心悸、胸痛及黑矇等症状，提示心脏可能存在问题，如心肌缺血、早搏、心动过速、传导阻滞等，需及时完善心电图检查。

2. 患心血管疾病 对于冠心病、心肌梗死、心律失常等心血管疾病患者，心电图是评估心脏状况、寻找早期预防措施及评价治疗效果的重要指标，应定期接受心电图检查。

3. 发热、感染及心肌酶异常 发热、感染等患者，尤其是心肌酶异常增高者，应及时做心电图检查，以排除心肌炎等心脏病变。

4. 特殊人群 如植入心脏起搏器的患者，应定期完善心电图检查，监测起搏器的工作状态和心脏的电活动。

（周厚广　张晓明）

12. 为什么老年人必须进行
骨质疏松风险筛查

关键词

骨质疏松　筛查

老年人进行骨质疏松风险筛查对于维护骨骼健康、降低骨折风险以及提高生活质量具有重要意义，有助于及时发现并处理骨骼健康问题。

专家说

骨质疏松风险筛查在老年人体检中的重要性

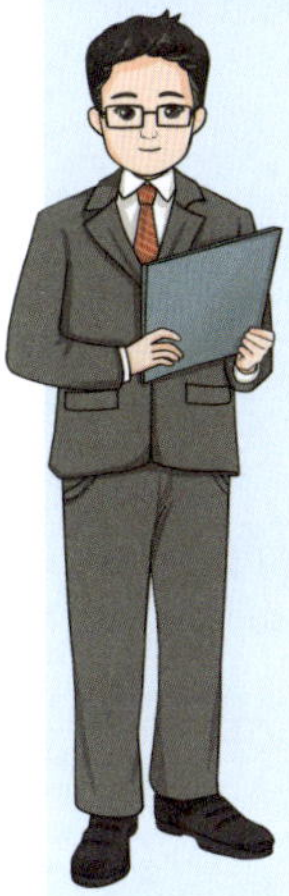

1. 高发人群　骨质疏松是一种常见的骨骼疾病，主要影响老年人，尤其是女性。随着年龄的增长，骨质疏松发生风险逐渐增加，并明显增加老年人骨折的概率。

2. 早期发现骨质疏松　随着年龄增长，老年人的骨骼会逐渐变得脆弱，容易发生骨折。骨质疏松风险筛查可以早期发现骨骼健康问题，从而及时采取干预措施，延缓骨质疏松的进展。

3. 降低骨折风险　骨质疏松是导致老年人骨折的主要原因之一。通过筛查并采取预防措施，如调整饮食、增加运动、补充钙和维生素 D 等，老年人可以降低骨折风险。特别是髋部、脊椎和手腕等部位的骨折，对老年人的生活质量影响较大。

4. 个性化治疗 筛查结果可以帮助医生了解老年人的骨骼健康状况，从而制订个性化的治疗方案。这有助于更有效地管理骨质疏松，提高治疗效果。

5. 预防并发症 骨质疏松可能导致一系列并发症，如疼痛、身高缩短、驼背等。通过筛查并采取预防措施，老年人可以降低这些并发症的发生风险。

6. 提高生活质量 骨质疏松对老年人的生活质量影响较大。通过筛查并采取相应的治疗措施，可以使老年人减轻疼痛、改善姿势和步态，从而提高生活质量。

健康加油站

如何预防骨质疏松

1. 均衡饮食 包括增加钙的摄入，补充维生素 D，保持合理的饮食结构，避免过度节食，有助于预防和改善骨质疏松。

2. 适量运动 有氧运动可以增强心肺功能，促进骨骼健康。适当的力量训练可以增强肌肉力量，提高骨密度。平衡训练可以提高身体的平衡能力，降低跌倒的风险。

3. 戒烟限酒 吸烟和过量饮酒都会对骨骼健康产生负面影响。因此，应戒烟限酒，以保护骨骼健康。

4. 定期检查 定期进行骨密度检测可以及时了解骨骼健康状况，发现骨质疏松的风险并采取相应的治疗措施。

综上所述，预防骨质疏松需要从多个方面入手，通过这些方法的综合应用，老年人可以有效降低骨质疏松的风险并维护骨骼健康。

（周厚广 张晓明）

关键词

肿瘤 筛查

13. 为什么老年人必须重视肿瘤风险筛查

定期进行肿瘤风险筛查对于老年人来说非常重要。通过筛查，医生可以及早发现潜在的肿瘤病变，从而采取相应的治疗措施，提高治愈率和生存率。同时，肿瘤风险筛查也可以帮助老年人了解自己的身体状况，调整生活方式和饮食习惯，降低患肿瘤的风险。

专家说

为什么老年人必须重视肿瘤风险筛查

1. 高风险群体 随着年龄增长，老年人身体的各项功能逐渐衰退，免疫力降低，这使得他们成为肿瘤的高风险群体。因此，老年人需要定期进行

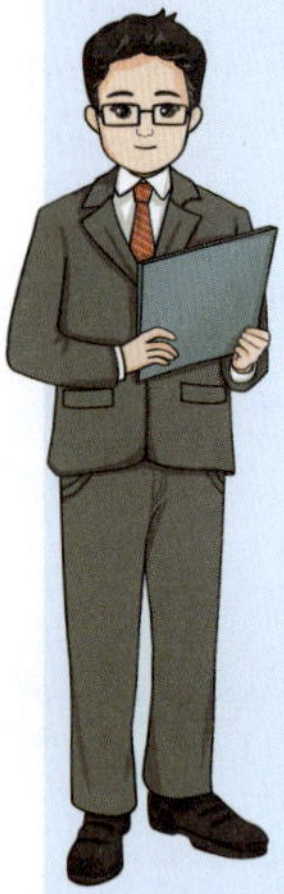

肿瘤风险评估，以便及时发现并处理潜在的健康问题。

2. 早期预防与干预 肿瘤的早期发现对于治疗效果至关重要。在肿瘤发展的早期阶段，往往没有明显的症状或体征，而一旦出现症状，往往已经错过了最佳治疗时机。通过定期的肿瘤风险筛查，医生可以在肿瘤尚未出现明显症状时及时发现，从而采取有效的治疗措施，提高治疗效果和生存率。更重要的是，筛查还可以帮助老年人了解自己的健康状况，从而采取积极的预防措施，通过调整生活方式、改善饮食习惯、加强锻炼等方式，降低肿瘤的发生风险。

3. 个性化健康管理 每个人的身体状况和遗传因素都不同，肿瘤风险评估可以为老年人提供个性化的健康管理建议。根据评估结果，老年人可以更加有针对性地制订健康计划，包括饮食、运动、定期体检等方面的内容。

4. 提高生活质量 通过肿瘤风险评估，老年人可以更加了解自己的身体状况，及时发现并处理各种健康问题，同时也可以避免肿瘤未及时发现引起病情恶化，从而提高老年人的生活质量。

健康加油站

老年人筛查肿瘤的手段包括哪些

1. 体格检查 颈部淋巴结、腹部查体、直肠指检、前列腺检查等。

2. 实验室检查 血常规、尿常规、粪便隐血试验、肿瘤标志物等。

3. 影像学检查 X 线、B 超、CT、MRI、PET-CT 等。

4. 内镜检查 必要时行胃肠镜、膀胱内镜以及其他内镜检查。

对于上述肿瘤筛查的结果需要进行综合判断，不能只看单一的检查结果。医生会根据患者的年龄、性别、家族史、生活习惯等多方面因素，综合考虑各种筛查方法的优、缺点，为患者制订个性化的筛查方案。

（周厚广　张晓明）

14. 为什么神经心理评估对识别情感障碍和认知障碍具有重要意义

关键词

神经心理评估 情感障碍 认知障碍

神经心理评估是一种重要的工具，可以帮助临床医生或心理医生了解个体的神经系统健康状况，识别出可能存在的情感障碍和认知障碍，并制订相应的治疗计划。

专家说

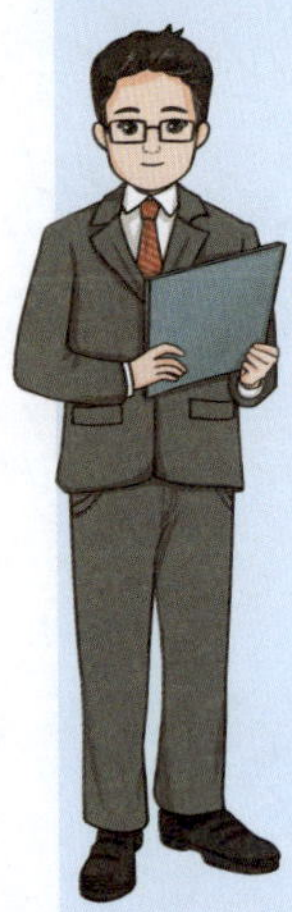

神经心理评估是一种综合性的评估方法，旨在通过一系列标准化的测试、问卷和观察，来系统地评估个体的神经系统功能对心理健康的影响。这种评估方法对于识别情感障碍和认知障碍具有重要意义，主要体现在以下几个方面。

1. 早期发现神经心理障碍 神经心理评估能够敏锐地捕捉到情感和认知方面的细微变化，有助于在神经心理障碍发展的早期阶段进行识别。这对于及时干预和治疗至关重要，因为早期干预通常能更有效地改善患者的症状和提高生活质量。

2. 明确神经心理障碍类型 通过详细的评估，医生可以明确患者是否存在特定的情感障碍（如抑郁症、焦虑症等）或认知障碍（如记忆力减退、言语障碍等）。神经心理障碍类型的诊断有助于后续制订针对性的筛查和治疗方案，提高治疗效果。

3. 评估神经心理障碍程度　神经心理评估能够量化患者的情感障碍和认知障碍程度，为医生提供客观的数据支持。这有助于医生更准确地判断患者的健康状况，并据此调整检查和治疗方案。

4. 监测病情变化　在治疗过程中，神经心理评估可以作为监测病情变化的有效工具。通过定期评估，医生可以及时了解患者的康复进展，评估治疗效果，并根据需要调整治疗方案。

5. 指导康复计划　评估结果可以为患者提供个性化的康复计划。根据患者的具体情况，医生可以制订针对性的康复措施，如认知训练、心理治疗等，以促进患者的全面康复。

健康加油站

如何进行神经心理评估

1. 观察法　通过观察受访者的言行举止、面部表情等外在行为，来推测其内心的心理状态。

2. 会谈法　评估者与被评估者进行面对面的语言交流，通过自由式或结构式会谈收集信息，有利于深入了解被评估者的思想、情感、经历和内心感受。

3. 调查法 通过发放问卷、调查表等方式，收集被评估者的背景信息、心理特征、行为表现等数据，便于统计分析和比较研究。

4. 心理测验法 利用标准化的心理测验工具，如智力测验、人格测验等，对被评估者的心理特征进行量化评估。

5. 临床评定量表 通过特定的量表来评估被评估者的心理健康状况，如焦虑自评量表、抑郁自评量表、简易精神状态检查量表（MMSE）等。

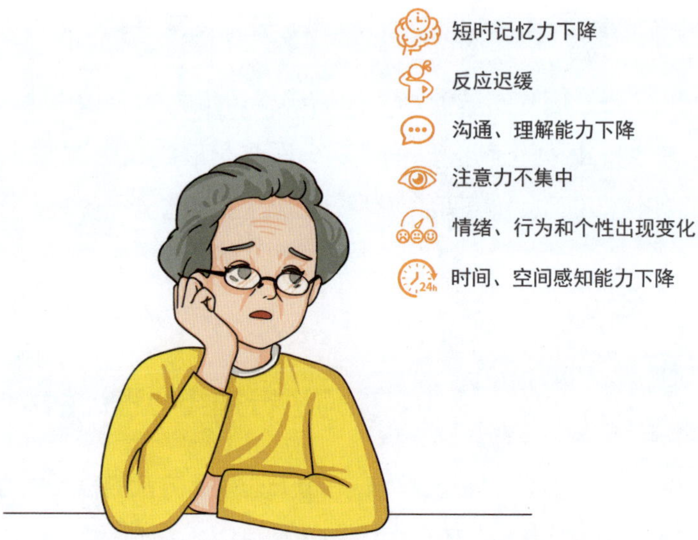
短时记忆力下降
反应迟缓
沟通、理解能力下降
注意力不集中
情绪、行为和个性出现变化
时间、空间感知能力下降
24h

（周厚广　张晓明）

三

选择慢性疾病老年人体检项目的临床意义

15. 为什么老年慢性疾病患者需要关注综合健康指标

关键词

慢性疾病　老年体检　综合评估

慢性疾病对身体的影响不仅局限于血压和血糖，还可能涉及多个器官和系统，仅关注这些指标可能会忽略潜在的隐匿性问题。尤其是老年慢性疾病患者由于疾病累积效应和身体功能的逐步衰退，更需要全面的体检以降低健康风险。

慢性疾病患者体检都应包括常规项目，例如血压、血糖和血脂检测，这些指标覆盖基本的心血管和代谢功能筛查。除此之外，建议根据慢性疾病患者的个体状况和并发症风险，增加相关检查项目，形成“综合评估”方案。例如，老年糖尿病患者需重点关注肾功能和视网膜病变，而高血压患者应评估心脑血管疾病风险。

专家说

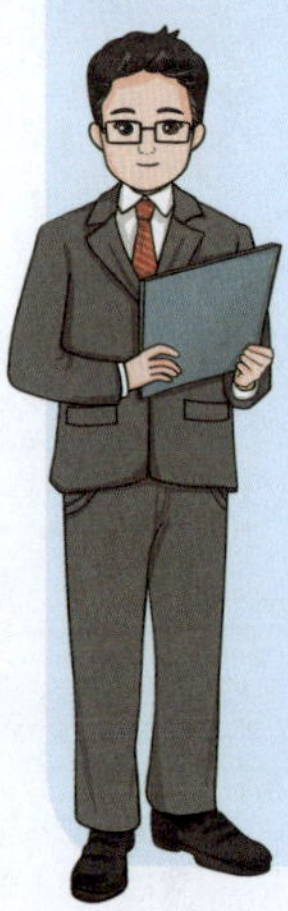

老年慢性疾病患者应增加的检查项目

1. 心脑血管评估　建议检测颈动脉彩超、心脏彩超等，评估心血管结构和功能，预防脑卒中和冠心病等严重并发症。

2. 肾功能检查　尿微量白蛋白、肾功能全项评估，可早期发现糖尿病或高血压引起的肾损伤。

3. 眼部检查　眼底检查和视网膜血管评估，有助于监测糖尿病或高血压对视力的影响。

4. 骨密度检测 慢性疾病患者易发生骨质疏松，特别是女性和长期卧床的老年人，应定期筛查骨密度。

5. 肿瘤筛查 根据病史和家族史，进行肺癌（低剂量胸部CT）、胃肠道恶性肿瘤（胃肠镜）等专项筛查。

除了上述重点检查项目，对于75岁以上、患有多种慢性疾病或老年综合征者，建议到老年医学科进行全面老年综合评估，以便制订个性化管理策略。

健康加油站

如何选择老年慢性疾病患者的“综合体检方案”

1. 根据疾病特点选择专项检查 如糖尿病患者需重点关注肾功能、眼底和足部状况，高血压患者则需评估动脉硬化及心脏结构和功能。

2. 根据并发症风险选择定制项目 长期服药的患者可增加肝肾功能筛查，长期卧床或久坐者应进行深静脉血栓筛查。

3. 结合家族史和生活习惯 例如，长期吸烟者需进行肺功能检查和胸部低剂量CT检查，长期饮酒者需进行肝功能和胃镜检查。

（葛 宁）

16. 为什么老年慢性疾病患者要**定期进行心血管风险筛查**

关键词

慢性疾病　心血管风险　定期筛查

慢性疾病（如高血压、糖尿病和高脂血症）会对心血管系统造成长期负担，显著增加心血管疾病的风险。尤其是老年患者，由于年龄增长和身体功能的逐步衰退，心脑血管事件（如心肌梗死、脑卒中）的发病率显著升高。通过定期的心血管风险筛查，医生可以早期发现患者的潜在问题，及时干预，从而有效降低重大疾病事件的发生风险。

心血管风险筛查的核心是对心血管系统的综合评估，包括动脉硬化程度、心脏功能及血流动力学异常等，这些评估有助于全面了解患者的心血管健康状态。

专家说

老年慢性疾病患者应关注的心血管风险筛查项目

1. 动态血压监测　通过监测 24 小时血压，评估血压变异性，优化治疗方案，并预测心脑血管事件风险。

2. 颈动脉彩超　通过检查颈动脉内膜中层厚度及斑块情况，评估动脉粥样硬化程度，预测脑卒中和冠心病的风险。

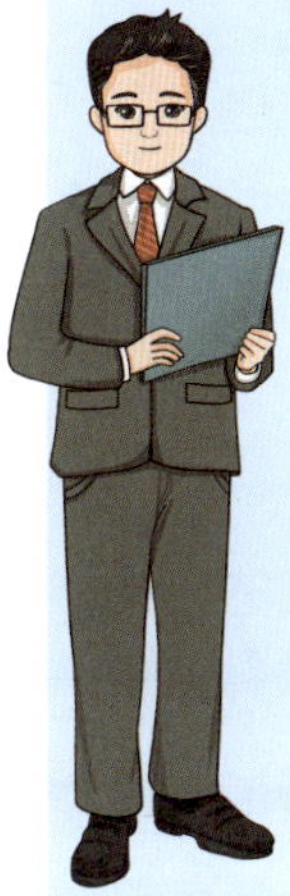

3. 心脏彩超 有助于评估心脏结构异常（如心室肥大）和心功能，特别适合合并高血压或糖尿病的患者。

4. 脉搏波传导速度（PWV） 反映动脉硬化程度，尤其适合评估老年患者的大动脉弹性。

5. 动态心电图或心率监测 适合有心律失常症状（如心悸、晕厥）的患者，帮助发现隐匿性心血管问题。

6. 头部CT或者MRI 对经常出现头晕或短暂性脑缺血症状的患者，建议检查头部CT或MRI，预防脑卒中的发生。

健康加油站

怎样选择心血管风险的筛查方案

1. 根据疾病情况定制 高血压患者应重点监测心脏功能和动脉硬化；糖尿病患者需关注大血管和微血管病变。

2. 结合既往史和家族史 如家族中有早发性冠心病史，应尽早进行血脂、动脉硬化和冠状动脉评估。

3. 关注症状变化 如果近期出现胸痛、心悸、头晕或运动耐力下降等症状，应及时增加心血管相关检查。

（葛 宁）

17. 为什么高龄老年人要
定期进行骨密度检测

关键词

高龄老年人　骨密度检测　骨质疏松

随着年龄增长，骨密度自然下降，高龄老年人骨质疏松的发生率显著增加。骨质疏松被称为“沉默的流行病”，因为在骨折发生之前通常没有明显症状，但一旦发生骨折，尤其是髋部和脊椎骨折，可能导致严重的功能丧失甚至死亡。通过定期进行骨密度检测，医生可以早期发现骨质流失并采取干预措施，降低骨折风险。

骨密度检测的核心作用在于评估骨骼健康状况，帮助制订个性化的预防和治疗策略。

专家说

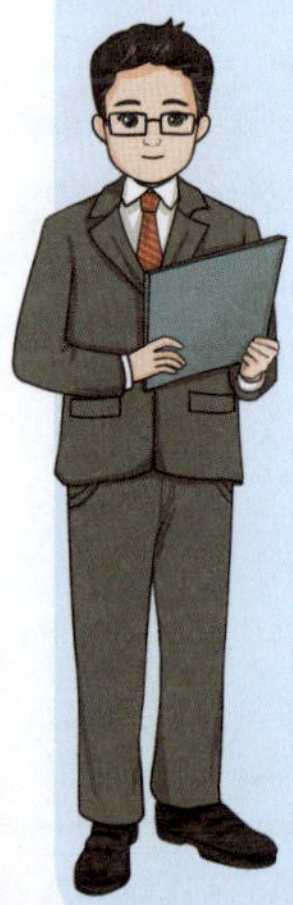

高龄老年人定期进行骨密度检测的意义

1. 早期发现骨质疏松　骨质疏松早期没有症状，通过骨密度检测（如 DEXA），医生可以准确评估骨量减少程度，发现处于骨量减少或骨质疏松的高风险人群。

2. 评估骨折风险　骨密度检测能够预测未来骨折风险。对于骨密度低于正常值的患者，可结合其他风险因素（如既往骨折史、家族史、体重过低等），制订更全面的防护措施。

3. 指导干预和治疗 骨密度检测结果可以帮助医生决定是否需要使用抗骨质疏松药物（如双膦酸盐或维生素 D 补充剂），并监测治疗效果。

4. 预防功能丧失和并发症 髋部骨折和脊椎压缩性骨折常导致老年人长期卧床甚至丧失生活自理能力。通过骨密度筛查和早期干预，医生可帮助患者降低骨折发生率，延缓功能退化。

健康加油站

哪些高龄老年人特别需要进行骨密度检测

1. 有骨折高危因素者 如家族成员有骨质疏松或骨折史、长期使用激素治疗、患有类风湿关节炎等。

2. 绝经后女性 绝经后女性骨质流失速度加快，骨质疏松风险显著增加。

3. 长期卧床或体重过低者 体重过低常与骨密度降低相关，长期活动不足也会加速骨量丢失。

4. 慢性疾病患者 如糖尿病、慢性肾脏病、甲状腺功能亢进等，这些疾病会进一步增加骨质疏松的风险。

（葛 宁）

18. 为什么患多种慢性疾病的老年人需要增加**抑郁**和**焦虑筛查**

关键词

慢性疾病　抑郁筛查　焦虑筛查

慢性疾病不仅对老年人的身体健康产生影响，还可能给其心理健康带来沉重负担。患有多种慢性疾病的老年人常伴随慢性疼痛、功能障碍、生活质量下降等问题，这些因素显著增加抑郁症和焦虑症的发生风险。通过定期的心理健康筛查，医生可以早期发现患者的情绪问题并进行干预，改善其整体健康状况。

心理健康是慢性疾病综合管理的重要组成部分，关注情绪状态有助于提升老年人的生活质量和治疗依从性。

专家说

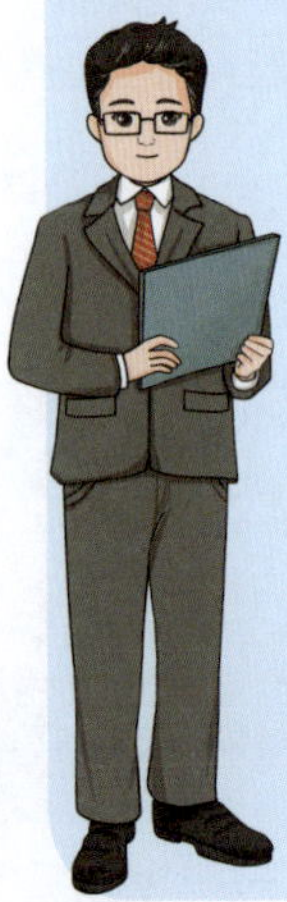

患多种慢性疾病的老年人进行抑郁和焦虑筛查的意义

1. 抑郁症和焦虑症的高发性　多项研究表明，患多种慢性疾病的老年人中，抑郁症和焦虑症的患病率显著高于健康老年人。例如，高血压、糖尿病和慢性疼痛患者中，抑郁症的发生率可高达 30%~50%。

2. 心理健康与慢性疾病进展的双向关系　抑郁症和焦虑症不仅是慢性疾病的常见并发症，还可能加重慢性疾病的病程。例如，抑郁会导致患者运动减少、饮食不规律，进一步增加心脑血管风险；焦虑则可能通过增强交感神经活性引发血压波动和心律失常。

3. 改善慢性疾病管理效果 心理问题会降低患者对治疗的依从性，例如不规律服药或未按建议控制饮食和运动。早期识别并管理抑郁症和焦虑症可以提高治疗效果，增强患者的主动性。

4. 提升生活质量 抑郁症和焦虑症严重影响老年人的生活满意度和社会参与度。通过心理筛查和干预，医生可以帮助患者缓解情绪问题，增强社交能力，提升整体生活质量。

健康加油站

哪些老年慢性疾病患者更需要进行抑郁和焦虑筛查

1. 长期患有慢性疼痛疾病者 如骨关节炎、慢性腰背痛患者。

2. 功能受限或行动不便者 如中风后遗症、帕金森病患者。

3. 合并心血管疾病或代谢性疾病者 如糖尿病、高血压、冠心病，这些疾病与情感障碍关系密切。

4. 长期服药或依赖医疗设备者 如长期使用呼吸机、胰岛素注射等患者，这类患者可能因医疗依赖性增加心理压力。

5. 既往有心理问题或有家族史者 如有抑郁症或焦虑症病史，或家族中有类似病史的患者。

（葛 宁）

19. 为什么患多种慢性疾病的老年人能通过体检评估心衰风险

关键词

慢性疾病　心衰风险评估

高血压、糖尿病、冠心病和慢性肾脏病等多种慢性疾病是心力衰竭（心衰）的主要危险因素。这些疾病对心脏造成长期负担，可能导致心脏结构和功能的改变。通过体检，特别是结合影像学检查、实验室检查和心电图检查，医生可以早期发现心衰的高风险信号，及时采取干预措施，从而延缓疾病进展，改善预后。心衰是一种多因素累积效应的疾病，体检提供了系统化的风险评估手段。

专家说

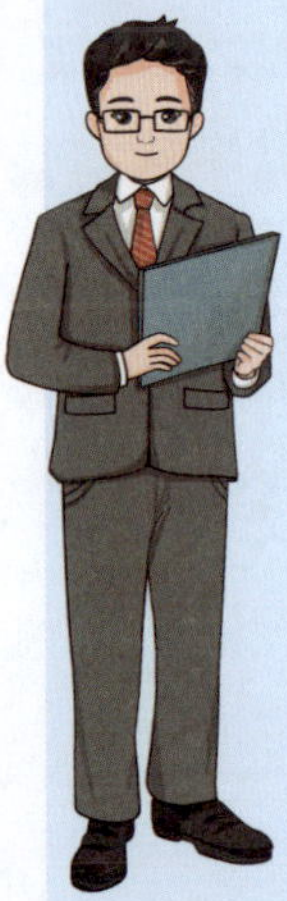

通过体检评估心衰风险的意义

1. 早期发现心脏结构和功能异常　心脏彩超可以检测出心室肥大、心脏射血分数（EF）下降等心脏结构及功能的变化，这些是心衰的早期标志。颈静脉压力异常或肺部影像学提示液体潴留也可能为心衰的征兆。

2. 评估慢性疾病对心脏的累积效应　高血压会导致心肌肥厚和左心室舒张功能障碍；糖尿病可引起心肌病变，增加心衰风险；慢性肾脏病会导致水钠潴留，加重心脏负担；冠心病导致心肌缺血或心肌梗死，直接破坏心脏功能。

3. 发现潜在的心衰危险信号 B型利钠肽（BNP）或N末端B型利钠肽原（NT-proBNP）是心衰的敏感生物标志物。动态心电图可以检测心律失常等潜在心衰诱因。

4. 制订个性化预防和管理策略 定期体检有助于根据风险程度调整慢性疾病管理方案，例如优化降压治疗、防止液体潴留或启动早期药物干预（如ACEI/ARB或β受体阻滞剂）。对于高风险患者，可安排进一步的专科检查和随访。

健康加油站

哪些老年慢性疾病患者特别需要评估心衰风险

1. 长期高血压患者 特别是血压控制不佳或有左心室肥大的患者。

2. 糖尿病合并心血管疾病者 如既往有冠心病或脑卒中病史者。

3. 慢性肾脏病患者 伴有尿毒症或严重水肿的患者风险更高。

4. 肥胖或代谢综合征患者 肥胖会加重心脏负担，并通过炎症反应增加心衰风险。

5. 有心肌梗死或冠心病病史的患者 这些患者心肌储备功能常受损，需特别注意。

（葛　宁）

20. 为什么患慢性阻塞性肺疾病的老年人要通过定期体检监测肺功能

关键词

慢性阻塞性肺疾病 肺功能监测

慢性阻塞性肺疾病（简称“慢阻肺”）是一种以气流受限为特征的进行性疾病，对肺功能的破坏是其核心病理改变。老年慢阻肺患者由于病程长、身体功能衰退，肺功能下降速度可能加快，通过定期体检监测肺功能，医生能够更好地了解患者的疾病进展情况，为治疗和干预提供科学依据。

肺功能监测是慢阻肺管理的关键环节，能帮助评估气流受限程度及治疗效果。

专家说

通过体检监测肺功能的意义

1. 评估慢阻肺的严重程度 肺功能检查是诊断慢阻肺并对其进行分级的“金标准”。第 1 秒用力呼气容积（forced expiratory volume in one second，FEV1）下降程度能够反映气流受限的严重性，并指导分级管理。第 1 秒用力呼气容积与用力肺活量（forced vital capacity，FVC）的比值（FEV1/FVC）低于 70%

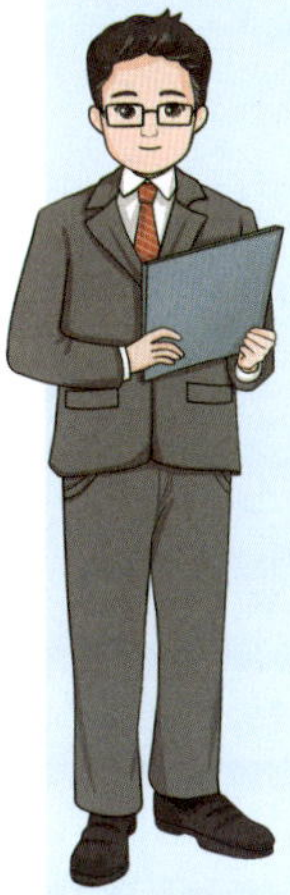

是诊断慢阻肺的关键指标，通过体检可以定期监测该比值，判断病情是否稳定。

2. 了解疾病进展情况 慢阻肺的进展通常表现为肺功能的逐步下降，通过定期监测肺功能可以量化下降速度，评估治疗是否有效，并适时调整治疗方案。

3. 发现并发症或早期异常 肺功能监测能够发现早期的气流受限变化，有助于及时干预，预防病情进一步加重。对于长期吸氧患者，可通过肺功能监测评估是否需要调整氧疗方案。

4. 优化治疗与康复计划 根据肺功能水平，医生可以调整药物剂量或更换治疗策略。医生可以结合肺功能结果，为患者制订个性化的呼吸康复计划，包括肺功能锻炼和吸入治疗的优化。

5. 提高患者的生活质量 通过肺功能监测，医生可以帮助患者更好地了解自身状况，增强治疗依从性，从而延缓病程，提高生活质量。

健康加油站

哪些老年慢阻肺患者需要特别关注肺功能监测

1. 吸烟指数超过 400 支 · 年（20 包 · 年）者 长期吸烟是慢阻肺的主要病因之一，戒烟后仍需定期监测肺功能变化。

2. 反复出现呼吸困难或咳嗽症状者 提示患者病情可能加重，需通过体检明确原因。

3. 合并慢性心血管疾病者 慢阻肺常与高血压、冠心病等共存，肺功能监测有助于综合评估健康状况。

4. 需长期氧疗或机械通气的患者 这些患者的肺功能监测尤为重要，可指导氧疗强度和时间的调整。

5. 近期有感染病史者 如慢阻肺急性加重期患者，需评估感染后肺功能的恢复情况。

（葛 宁）

21. 为什么患慢性阻塞性肺疾病的老年人需要选择个体化的体检项目

慢阻肺患者的病情和需求差异性较大，尤其是老年患者，他们往往合并多种疾病且身体状况复杂。选择个体化的体检项目可以针对个人病史、症状和生活方式，进行有针对性的健康评估。这不仅提高了检查的效率，还能避免过度检查或漏诊，优化疾病管理效果。个体化体检项目以患者为中心，能全面评估慢阻肺的健康风险和管理需求。

专家说

老年慢阻肺患者选择个体化体检项目的必要性

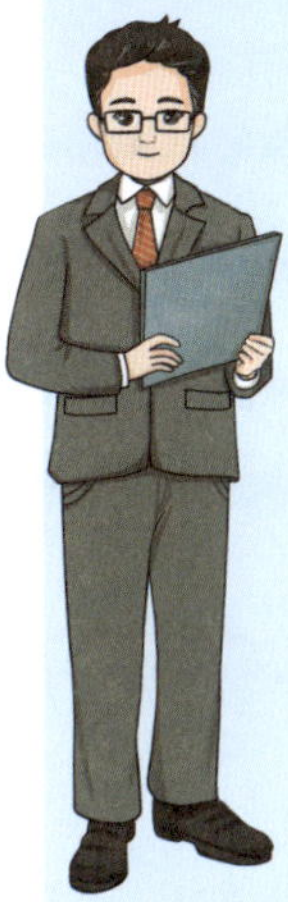

1. 根据病程特点定制检查 对于早期慢阻肺患者，基础肺功能检测（如 FEV1/FVC）即可满足评估需求。对于晚期慢阻肺患者，需增加弥散功能检测（DLCO）、动脉血气分析或胸部 CT，以评估肺部损伤程度和病情进展。

2. 针对特殊症状进行评估 有频繁呼吸困难或活动耐量下降的患者，可通过 6 分钟步行试验或心肺运动试验，了解运动能力与肺功能的关联。夜间症状明显者，应增加睡眠呼吸监测，筛查潜在的睡眠呼吸暂停综合征。

3. 评估合并症风险 慢阻肺常伴随心血管疾病，体检时可加入心电图、心脏彩超等检查。合并骨质疏松的患者，应进行骨密度检测，评估骨折风险。慢阻肺患者焦虑症、抑郁症高发，建议加入心理健康筛查。

4. 提高管理和干预效果 药物治疗的患者，可通过体检评估药物疗效，例如气道炎症检测。康复治疗的患者，可通过肺功能进展数据和运动试验结果调整康复方案。

5. 筛查潜在的严重问题 吸烟史较长的患者应进行胸部低剂量 CT 筛查肺癌。有反复感染史的患者，可通过痰培养或免疫功能检测了解易感原因。

关键词

慢性阻塞性肺疾病　个体化体检

健康加油站

如何制订适合老年慢阻肺患者的个体化体检方案

1. 关注既往史 如有心脑血管疾病史或糖尿病，应增加相关检查。

2. 结合生活方式 有长期吸烟、职业粉尘接触史的患者，需重点关注肺部影像学检查。

3. 根据病情阶段调整 病情稳定期以基础检查为主，急性加重后增加感染相关检测。

4. 以症状为导向 根据患者的特定症状（如呼吸困难、体重下降），动态调整体检项目。

（葛 宁）

22. 为什么**高龄**老年人不需要定期做**胃肠镜检查**

胃肠镜检查是一种重要的消化系统疾病筛查手段，但其适用性需要根据患者的年龄、健康状况和具体症状综合评估。高龄老年人通常合并多种慢性疾病，身体较为虚弱，定期进行胃肠镜检查可能带来不必要的风险，且收益有限。因此，对于高龄老年人是否需要做胃肠镜检查，应更倾向于个性化评估，而非常规推荐。胃肠镜检查的适用性需要以风险和收益为导向，高龄老年人应根据具体情况决定是否接受此类检查。

专家说

高龄老年人不需要定期做胃肠镜检查的原因

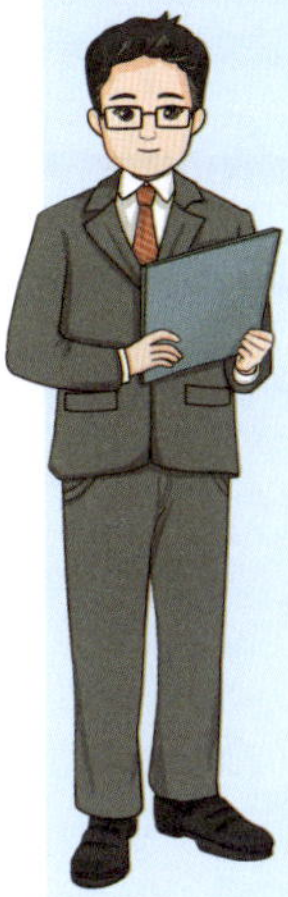

1. 筛查收益有限 胃肠镜检查主要用于早期发现胃肠道恶性肿瘤或息肉，但研究表明，高龄老年人在癌症筛查中的获益会随着年龄增长而下降，尤其是 80 岁以上的老年人。对于预期寿命较短的老年人，早期发现病变可能并不会显著改善预后，因此筛查意义减弱。

2. 检查风险较高 胃肠镜检查是一种侵入性操作，可能引发并发症，如穿孔、出血或麻醉相关风险。高龄老年人由于身体功能下降，对这些风险的耐受性较低。合并心血管疾病、呼吸功能不全或凝血功能异常的患者，接受胃肠镜检查可能风险较高。

3. 身体耐受能力较弱 高龄老年人在做胃肠镜检查前需要禁食和服用泻药，可能引发电解质紊乱或脱水，加重原有疾病。对于体质虚弱或伴有营养不良的老年人，胃肠镜检查可能带来额外负担。

4. 症状导向更重要 高龄老年人是否需要做胃肠镜检查，应根据具体症状决定。例如，有明显消化道症状（如消化道出血、严重贫血、持续腹痛）或高风险病史（如胃癌家族史）时，可考虑胃肠镜检查。无症状或一般性不适的高龄老年人，不建议常规进行胃肠镜检查。

关键词

高龄老年人 胃肠镜检查 检查适应性

健康加油站

哪些高龄老年人仍需考虑胃肠镜检查

1. 有消化道恶性肿瘤家族史或既往息肉史者 如果身体能耐受，仍可根据医生建议选择胃肠镜检查。

2. 出现消化道报警症状者 如便血、体重明显下降、长期腹泻或不明原因的贫血。

3. 健康状况较好者 对于身体功能良好、预期寿命较长的高龄老年人，若风险可控，也可酌情筛查。

（葛 宁）

23. 为什么**糖尿病患者**能够通过体检发现**并发症**

糖尿病是一种全身性代谢疾病，其长期高血糖状态会导致微血管、大血管及神经系统损伤，进而引发多种并发症。通过定期体检，糖尿病患者可以全面监测健康状况，早期发现潜在的并发症迹象，从而及时干预，延缓病情进展，降低严重并发症的发生风险。

专家说

糖尿病患者通过体检发现并发症的具体意义

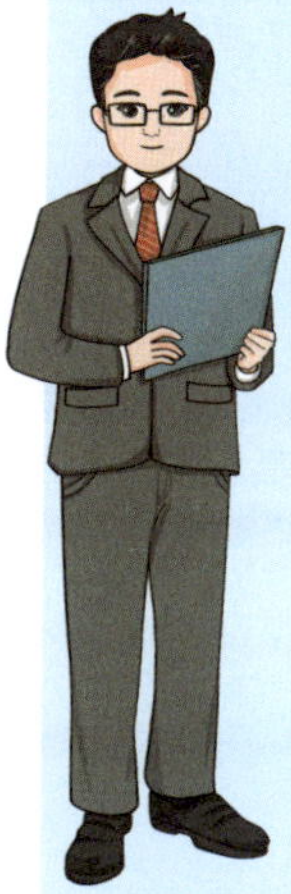

1. 早期发现微血管并发症 ①糖尿病肾病：通过尿微量白蛋白检测和肾功能检测（血肌酐、尿素氮等），可早期发现肾功能损伤，及时采取降蛋白尿和保护肾脏的措施。②糖尿病视网膜病变：眼底检查能发现视网膜出血、渗出或新生血管等早期病变，预防视力严重受损。

2. 筛查大血管并发症 ①心血管疾病：糖尿病患者易患动脉粥样硬化，通过血脂检查、颈动脉彩超和心电图筛查，可以评估冠心病、脑卒中等风险。②周围血管疾病：踝肱指数（ankle brachial index，ABI）检查可评估下肢血流情况，早期发现下肢动脉闭塞。

3. 监测神经病变 ①糖尿病周围神经病变：通过针刺觉、振动觉测试和神经电生理检查，医生可发现四肢麻木、刺痛等症状背后的神经损伤。②自主神经病变：可通过心率变异性和胃排空试验评估心血管和胃肠功能异常。

4. 检测代谢性异常 ①血糖和糖化血红蛋白检测：评估血糖控制水平，为调整治疗方案提供依据。②血脂和尿酸检测：高脂血症和高尿酸血症常伴随糖尿病，增加心血管并发症风险。

5. 发现慢性炎症或感染 糖尿病患者免疫功能下降，易发生感染，如尿路感染和足部溃疡。通过炎症标志物（如C反应蛋白）和足部检查，医生可及时发现潜在问题。

关键词

糖尿病 并发症 筛查

健康加油站

糖尿病患者体检时的重点项目

1. 基础代谢评估 如血糖、糖化血红蛋白、血脂、肝肾功能等。

2. 微血管并发症筛查 如尿微量白蛋白、眼底检查等。

3. 大血管并发症筛查 如心电图、颈动脉彩超、踝肱指数（ABI）等。

4. 神经病变筛查 如周围神经和自主神经功能测试。

5. 足部健康检查 评估足部皮肤、血流和神经功能，预防糖尿病足。

（葛　宁）

24. 为什么老年人定期做头部 CT 检查筛查老年期痴呆是错误的

头部 CT 检查是评估脑部结构变化的重要工具，但并非诊断老年期痴呆的首选方法。老年期痴呆的发生与脑功能异常密切相关，CT 只能显示明显的脑萎缩或结构性病变，对早期功能性改变的灵敏度较低。因此，将头部 CT 检查作为老年期痴呆的筛查手段，不仅难以发现早期病例，还可能造成心理负担，甚至忽略更科学的筛查手段。老年期痴呆的筛查需要综合评估功能、认知和行为变化，而非单一依赖影像学检查。

专家说

老年人不宜定期做头部 CT 筛查老年期痴呆的原因

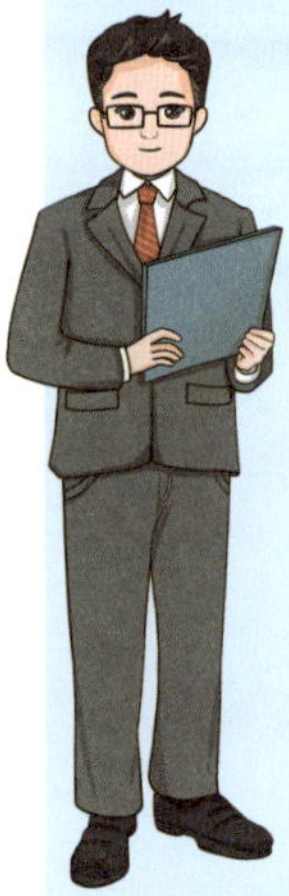

1. 诊断价值有限 老年期痴呆（如阿尔茨海默病）主要表现为神经元丢失和神经网络功能紊乱，这些病理改变在头部 CT 检查时不易被观察到。CT 对脑萎缩或大面积脑梗死的检测较为有效，但这些改变通常出现在疾病晚期，错失早期干预机会。

2. 不能区分痴呆类型 痴呆的病因多样，包括阿尔茨海默病、血管性痴呆和路易体痴呆等，仅依靠 CT 无法明确病因或区分类型。更高分辨率的 MRI 可以更准确地评估脑部微小病变（如微出血或白质病变）。

3. 误导性结果风险 对于健康老年人，头部 CT 可能显示轻度脑萎缩或其他非特异性改变，这并不一定与痴呆相关，但可能引起患者和家属不必要的担忧。对无症状老年人进行频繁检查，容易导致过度诊断或过度医疗。

4. 更有效的筛查方法被忽视 老年期痴呆的早期筛查更适合通过认知测试，如简易精神状态检查量表（MMSE）或蒙特利尔认知评估量表（MoCA），结合详细的病史和功能评估，而非单纯依赖影像学检查。实验室检查（如甲状腺功能、维生素 B_{12} 水平检测）可排除其他可逆性认知障碍原因。

关键词：头部 CT　老年期痴呆　筛查

健康加油站

如何科学筛查老年期痴呆

1. 认知测试 通过标准化的认知功能评估工具（如 MoCA）早期发现认知障碍。

2. 功能评估 关注日常生活能力（如记忆力、注意力、语言能力）是否出现退化。

3. 血液检测 排除可能导致认知功能下降的可逆性病因，如甲状腺功能减退或维生素 B_{12} 缺乏。

4. 影像学检查 仅在有明确临床指征（如快速进展的认知功能下降或怀疑其他脑部病变）时，选择头部 CT 或 MRI。

（葛 宁）

四

常见的老年人体检误区

25. 为什么因害怕查出疾病而**逃避体检**是不合理的

关键词

逃避体检　推迟体检

体检是早期发现疾病线索和健康隐患的诊疗行为，可以帮助老年人全面了解自己的身体状况，体检数据有助于医生评估老年人的身体状况，制订个体化的健康管理计划。有些老年人因害怕体检查出疾病而逃避或者推迟体检是正确的吗?

答案是否定的。体检可以发现老年人存在的慢性疾病，甚至潜在的肿瘤性疾病，逃避或推迟体检会遗漏疾病、导致疾病恶化，这是为什么呢?

专家说

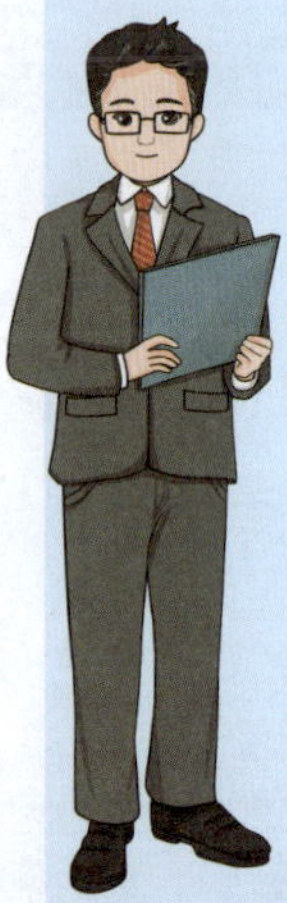

老年人可能多病共存，因而需要体检

老年人身体功能会出现不同程度的衰退，可能同时患有一种或几种慢性疾病，他们担心一旦体检查出患有某种严重疾病，自己的生活将会被彻底打乱，比如癌症；还有些老年人可能曾经目睹了身边的朋友或亲人被查出疾病后，四处求医问药，生活质量急剧下降，给家庭带来经济负担。这些担心和经历成了他们逃避或者推迟体检的心理暗示。他们觉得如果不体检，就可以暂时保持一种心理上的平静，不用去面对那些可能的疾病状态。

逃避体检不能解决问题

许多疾病在早期发现时是可以得到有效控制和治疗的，比如高血压、糖尿病、骨质疏松等慢性疾病。如果因为害怕而不去体检，错过了最佳的治疗时机，等到症状明显或出现并发症再去治疗，往往已经对身体造成了不可逆转的损害。这不仅会给老年人带来更大的痛苦，也会给家庭带来沉重的负担。

老年人应每年定期参加体检

推荐开展与心脑血管疾病、糖尿病、部分恶性肿瘤相关的风险筛查项目。

健康加油站

体检是发现潜在疾病的手段

老年病具有起病隐匿、症状不典型、进展快、易出现并发症等特点，体检是帮助老年人发现疾病最好的手段。医生应关注这一特殊的群体，让他们了解体检的重要性和积极意义，制订合理的体检项目、营造温馨的体检环境。

医务工作者应该走进社区讲解常见疾病的预防和治疗知识，消除老年人对疾病的误解和恐惧，让老年人勇敢地面对体检，走上守护健康之路。

（高永红）

26. 为什么体检时**隐瞒病史**会影响体检质量

关键词

病史　体检质量

对于老年人，不论体检时还是就诊时，医生都会询问病史。但有些老年人看病时尽情讲述，体检时默不作声。他们觉得“病是查出来的，又不是问出来的”“不告诉医生病史，正好看看体检查得准不准”。但是，这种想法是否正确呢？

答案是否定的。体检并非简单的数据收集，而是需要将各项检查指标置于个体的健康历史背景下进行综合分析。从慢性疾病到急性病症，从家族遗传到个人既往病情，都是制订体检套餐、解读结果、制订健康管理或疾病诊疗计划必不可少的信息。但要如何向医生讲述病史呢？

专家说

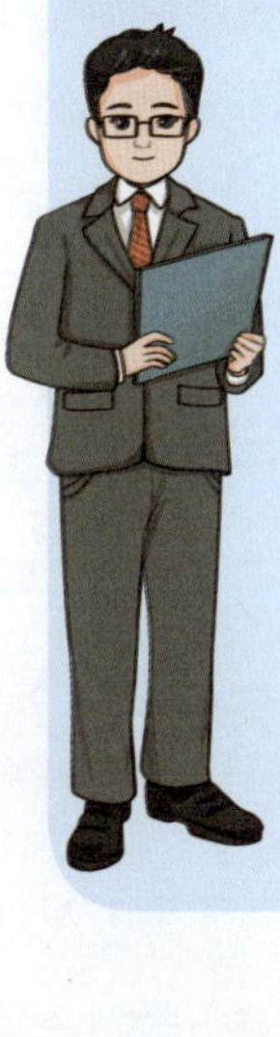

体检时以下病史是必须要提供的

1. 慢性疾病史　比如高血压、糖尿病、冠心病、慢性支气管炎、肺气肿、慢性肠胃病等都属于慢性疾病。体检者需要跟医生说明慢性疾病的诊断、服药及控制情况，便于体检的时候增加相对应的检查项目。比如糖尿病患者，体检除了查空腹血糖，还应该增加餐后2小时血糖和糖化血红蛋白。

2. 结节、良性病变、手术史　如乳腺结节、甲状腺结节、肺结节等，或肝囊肿、肾囊肿、子宫肌瘤、卵巢囊肿等良性病变。在体检时，需要增加对这些疾病的深度检查，以进一步考察疾病发展程度。

3. 家族遗传病史 有家族遗传病史的人患该类疾病的风险比普通人更高，体检时说明家族遗传病史，可以在体检中重点增加相关的体检内容，提升体检质量。

健康加油站

病史信息是定制体检项目的指南针

不同的病史决定了需要重点关注的检查领域和特殊检查项目。如果体检时隐瞒病史，会造成体检项目的缺项或者漏项，也给主检医生解读体检报告带来干扰，使得潜在的病情变化无法被察觉。

隐瞒病史影响体检的质量

隐瞒病史会影响体检信息收集和综合评价，不仅对患者自身的健康管理造成损害，也可能影响医疗资源的合理分配。为了确保体检能够真正发挥其作用，需要从加强患者教育、优化体检流程、改善信息沟通等多方面入手，提高患者对病史重要性的认识，减少病史隐瞒现象的发生。

（高永红）

27. 为什么肺部 CT 检查会使老年人遭受**辐射危害**的说法是错误的

关键词
肺部 CT　辐射

肺部 CT 具有很高的密度分辨率且具备无组织重叠显像等优点，在肺部疾病的诊断中极大地提高了占位性病变检出的灵敏度和特异度；肺部 CT 还能发现如肺结核、肺炎、肺不张、肺部感染等多种肺部疾病，是帮助医生诊断肺部疾病的一种方法。所以，肺部 CT 是老年人体检过程中非常重要的一个检查项目。

因害怕肺部 CT 的辐射危害而拒绝该项检查是正确的吗？

答案是否定的。体检的时候拒绝肺部 CT 检查，会遗漏疾病，给身体造成危害，这是为什么呢？

专家说

肺部 CT 检查的优点

1. 排查肺部疾病　如果存在急、慢性咳嗽，咳痰症状，或伴有胸痛、胸闷、呼吸困难等症状，需先排查肺部感染，肺部 CT 可以观察是否存在肺部渗出、感染，以及其严重程度、可能的致病菌、累及肺组织情况等，为疾病诊治提供重要依据。肺部 CT 还可更加清晰地观察到有无占位性病变，对肺结核、肿

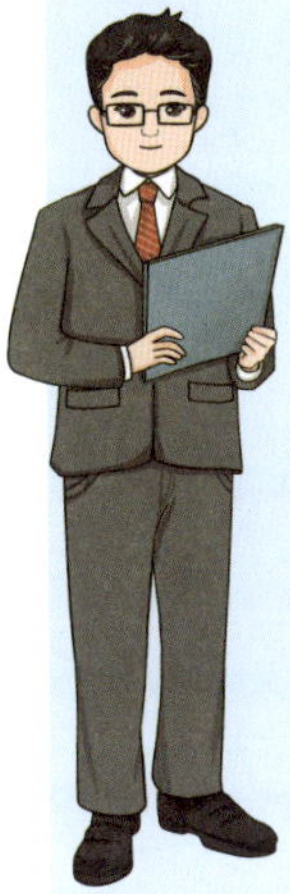

瘤以及支气管扩张或狭窄、胸腔积液等均有重要诊断意义。

2. 评估治疗效果 肺部感染性疾病进行抗感染等治疗后，症状改善同时常需通过影像学检查进行前后对比，评估疗效，并确定是否需要调整抗感染方案或更换抗生素等，可以提高用药效率，并且动态观察病情。肺癌手术治疗后以及放射治疗、化学治疗前后，也需通过肺部 CT 检查评估疗效，并且指导新一轮治疗方案。

肺部 CT 辐射有多大

1. 常规剂量 CT 肺部 CT 检查对身体的辐射量相对其他影像学检查方法（如 X 线、超声等）要高一些，但仍在安全范围内。一般情况下，肺部 CT 的辐射剂量为 5~10mSv（毫西弗），常见的剂量为 6~7mSv。人体每年接受安全的辐射剂量约为 20mSv，因此肺部 CT 的辐射剂量远低于这一安全阈值。

2. 低剂量 CT 如果只是常规做体检，可以选择肺部低剂量 CT。肺部低剂量 CT 的辐射剂量为常规剂量 CT 的 1/3~1/4，也就是 2~3mSv，能进一步减少辐射量。我国对放射相关工作人员标准中规定：每年 50mSv（约 8 次肺部 CT 平扫）以下是安全的。

健康加油站

肺部CT的辐射量虽然对人体有一定影响，但通常是可以接受的，且身体的组织细胞会定期更换，因此不必过于担心辐射的累积效应。为降低辐射风险，建议尽量减少CT检查的频率，并在医生的指导下进行必要的检查。如果短时间内需要多次进行CT检查，应咨询医生并权衡利弊。

1. 行肺部CT检查时，按照要求憋气，要配合，争取一次完成，缩短接受检查的时间，以减少辐射。

2. 复查肺结节时，最好固定同一医疗机构进行，或在能够提供电子版影像资料的机构进行，避免因胶片不清晰造成短时间多次非必要的CT检查。

3. 因为金属物品会对CT设备产生干扰，行CT检查时应摘除金属物品，同样可以缩短CT检查的时间。

（高永红）

28. 为什么心电图正常也不能排除**冠状动脉粥样硬化性心脏病**

关键词

心电图 冠心病

心电图是体检及临床中较常用的一个检查项目，是帮助医生诊断冠心病的一种方法，很多冠心病患者在心绞痛发作时有心电图心肌缺血的表现。但是心电图未见明显异常就可以排除冠心病吗？

答案是否定的。在临床实践中，有许多患者的心电图检查未见明显异常，但确诊出冠心病，甚至已经发生了心肌梗死等严重心血管事件。这是为什么呢？

专家说

虽然心电图是诊断冠心病的重要检查手段之一，但存在一定的局限性

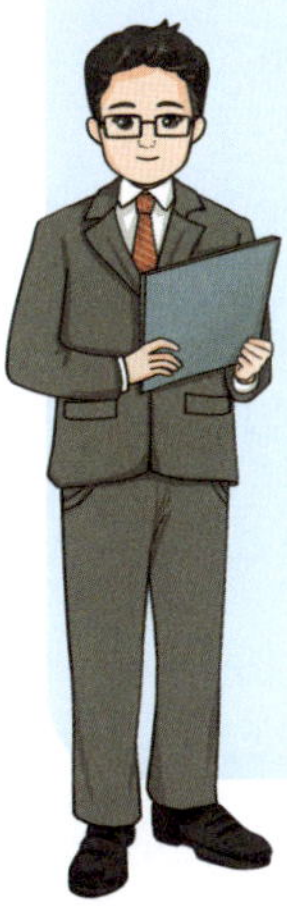

1. 心电图反映心脏电生理活动的瞬时状态　有些冠心病患者在未发作心绞痛时，心电图可能完全正常。这些冠心病患者虽然冠状动脉的最大储备能力已然下降，但是在静息状态下，冠状动脉血流量仍然可以维持正常，没有心肌缺血的表现，心电图表现可能完全正常。

2. 心电图对于早期冠心病诊断的灵敏度不高 只有当冠状动脉粥样硬化病变导致管腔狭窄到相当严重程度（约有 75% 管腔狭窄）时，常规心电图才会出现心肌缺血的改变。

3. 静息心电图与动态心电图 50% 以上典型心绞痛患者的静息心电图是“正常”的，往往需要通过运动或药物负荷试验来增加心脏负荷才能诱发明显的心肌缺血，使心电图出现缺血性改变，如动态心电图检查和心电图平板运动试验，就是非创伤性检查中最常用的两种辅助检查方法。

健康加油站

仅靠心电图不能排除冠心病

冠心病的表现复杂多样，除了典型的心绞痛症状，还可能有不典型症状甚至无症状心肌缺血。仅依靠心电图正常就排除冠心病是不准确的，还需要结合患者的具体症状和其他检查（如心脏超声、平板运动试验、动态心电图、冠状动脉造影或冠状动脉 CT 等）综合判断。

明确冠心病需要做两种检查

一是冠状动脉造影术，在住院期间手术台上进行；二是在门诊进行的冠状动脉 CTA，也就是常说的冠状动脉 CT 血管成像，可以检查心脏的三根重要血管是不是存在一支或多支狭窄的情况。若是明确存在冠状动脉狭窄的情况，那么不管心电图是否正常，即可诊断为冠心病。

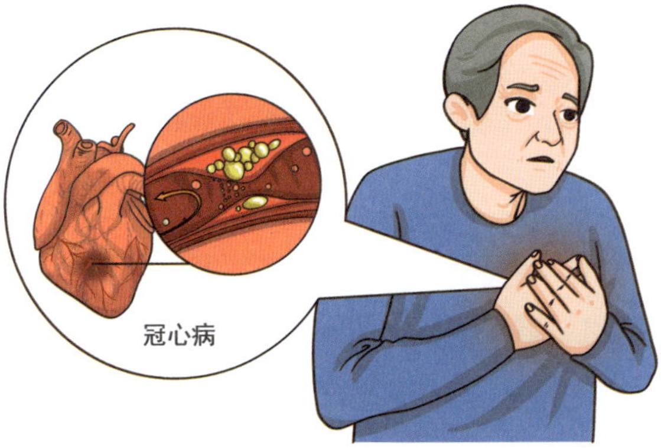

（高永红）

29. 为什么最贵的体检套餐就是**最好的体检项目**的说法是不全面的

随着社会经济发展及人口老龄化加剧，老年人对健康的重视程度不断增加，越来越多的老年人重视个性化体检。但是他们在选择体检套餐时，认为只要是最贵的体检套餐就是最好的，这个认识正确吗？答案是否定的。为什么最贵的体检套餐不一定是最好的呢？

关键词

体检套餐　PET-CT

专家说

常规体检套餐包括基本体检项目和专项体检项目

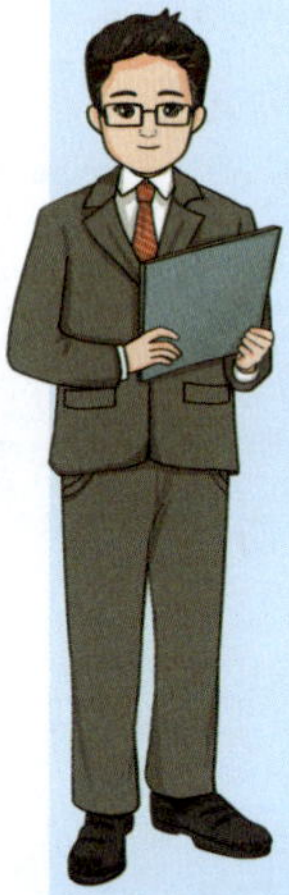

1. 基本体检项目　是建立个人健康管理档案的必需项目，是开展体检服务的基本检测项目，是形成健康体检报告的基础项目。

2. 专项体检项目　主要以我国高发慢性疾病筛查为主，如高血压、糖尿病、慢性呼吸系统疾病、心脑血管疾病、癌症等慢性非传染性疾病，并且可结合风险评估工具进行人群风险分层，能针对性地推荐适宜技术和适宜筛查频率。

3. 体检频次　老年人因器官衰老、生理功能减退而易患多种慢性疾病，应该增加体检项目和体检频次，有利于早期发现疾病并及早治疗，而不是选择最贵的体检套餐。

最贵的体检套餐包括 PET-CT 检查

1. PET-CT 检查　最贵的体检套餐是增加了 PET-CT 检查，主要用于癌症筛查，其主要工作原理是通过注射含有放射性同位素的葡萄糖，利用肿瘤细胞代谢旺盛的特性，通过正电子发射断层成像（PET）和计算机断层扫描（CT）的结合，精确定位和识别肿瘤细胞。

2. 用于肿瘤检查　PET-CT 检查并不是体检必需项目，只有当临床上高度怀疑肿瘤且常规检查不能明确诊断时，才选择完善该项检查。

健康加油站

体检套餐的设计

体检套餐的设计包括全面性、个性化、科学性、经济性、先进性等多个方面，为体检者提供全方位的健康检查和评估，旨在帮助个体发现潜在的健康问题并采取有效的预防和治疗措施。

体检不是保险

无论选择何种体检套餐，只有重视健康管理、保持良好的生活习惯，体检完以后根据结果做好复查或就医，才能真正起到“防未病、保健康”的作用。

PET-CT 检查不是万能的

有很多老年人认为 PET-CT 是全身扫描，只要检查报告是正常的，就高枕无忧了，因此忽略了基本体检项目和专项体检项目，容易遗漏疾病。

（高永红）

健康体检系列

30. 为什么“冠状动脉植入支架后不能做磁共振成像检查”的说法是错误的

关键词

冠状动脉支架 磁共振成像

磁共振成像（MRI）检查是体检及临床中较常用的一种检查项目，是帮助医生诊断各种疾病的一种方法。而我国冠心病有非常高的发病率，植入冠状动脉支架的人群也在不断增加。

冠状动脉植入支架的患者能否做 MRI 检查呢？答案是肯定的。

植入支架的患者无需担心 MRI 检查带来的风险，这是为什么呢？

专家说

磁共振成像检查原理

MRI 检查是由原子核的自旋运动引起的，非零自旋的原子核在外磁场作用下，吸收特定频率电磁波而发生能级跃迁的过程。由于 MRI 检查是利用强大的磁场和无线电波来进行医学检查的，当金属存在时会影响结果并可能损坏机器和人体的健康。

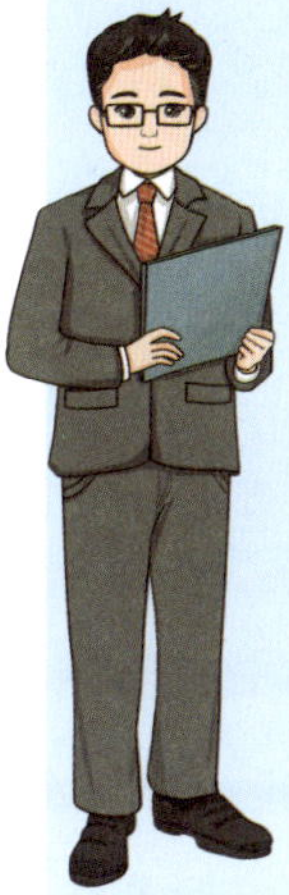

心脏支架的材质

目前使用的心脏支架都是由镍钛合金、钴铬合金及铂金等制成的，大多是弱磁性金属或没有磁性的金属。这些材料在理论上并不干扰 MRI 检查的磁场。

指南推荐

2017 年我国发布的《磁共振成像安全管理中国专家共识》指出几乎所有市面上的冠状动脉支架产品可在 3.0T（特拉斯，磁场单位）（含）以下的 MRI 设备上进行检查。2007 年之前的外周动脉支架可能存在弱磁性，但通常认为在手术 6 周后也可以行 MRI 检查。

说明书推荐

查阅临床应用的支架的说明书可以看出，大多数冠状动脉支架说明标注了 MRI 兼容性，目前使用的所有冠状动脉支架都是经过验证的非磁性的，可以安全地进行 3.0T 或 3.0T 以下的 MRI 检查。

健康加油站

冠状动脉植入支架后做磁共振成像检查的注意事项

1. 目前所使用的冠状动脉支架材料主要是钛、钛合金或镍钛合金，都是无磁性或者弱磁性的。手术成功以后，支架会紧密地支撑在血管内壁内侧，经过

6~8 周后血管组织生长修复变得更加牢固。做 MRI 检查时心脏支架不会移位，更不会被吸走。

2. MRI 检查时，冠状动脉支架可能产生的热量非常少，而且会被快速的血液循环迅速带走，不会引起心肌或血管的损伤。因此，植入冠状动脉支架的患者在目前常用的 3.0T 或以下场强的核磁共振机上进行检查是安全的。

3. 植入非磁性的冠状动脉支架在手术成功后 2 周就可对患者进行 MRI 检查，植入弱磁性的冠状动脉支架 6 周后可以进行 MRI 检查，但为了保守起见，建议 3 个月后做 MRI 检查，更加稳妥。

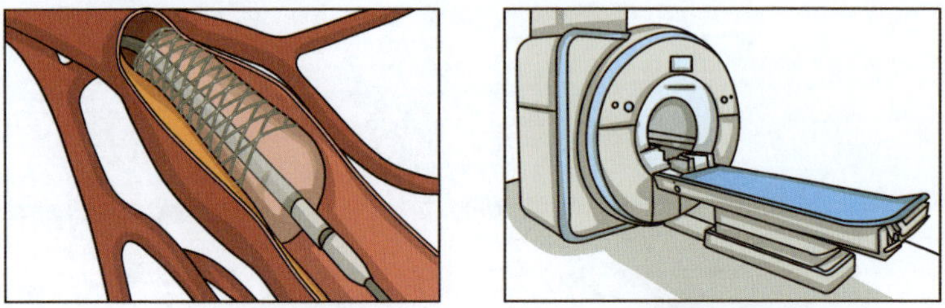

冠状动脉植入支架后能否进行MRI检查？？

（高永红）

第三章

老年人健康体检结果解读

一

查体结果异常的解读

1. 为什么

血压过高 / 过低都不好

关键词

高血压　低血压

血压是体检的常规项目，众所周知高血压对身体的危害很大，所以很多老年人担心自己得高血压，一看血压不高就放心了。然而血压过低也是不利于身体健康的。

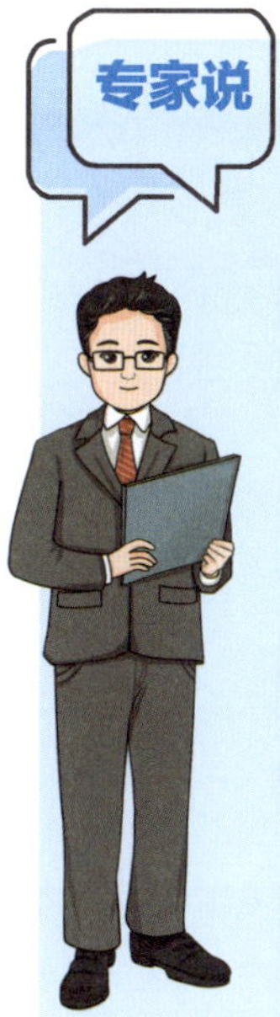

正常成年人收缩压为 90~139mmHg，舒张压通常处于 60~89mmHg 的范围。血压过高和过低对身体都不好。

高血压是一种常见的老年慢性疾病，会对身体多个系统造成严重危害，会引起高血压心脏病、脑血管疾病、高血压肾病、视网膜小动脉硬化和眼底病变等多个器官的并发症；是需要高度重视和长期控制的疾病，会导致视神经萎缩，造成永久性视力损害。

低血压也是有危害的。当血压突然降低时，大脑供血不足会头晕目眩，眼前发黑，严重时可导致晕厥。长期的低血压会使大脑持续处于缺血、缺氧状态，出现记忆力减退、注意力不集中、思维迟缓等认知功能下降的表现，还可能引起心慌、心律失常，增加冠心病等心脏疾病的风险。长期严重的低血压会导致肾功能不全。此外，低血压还会影响视力、引起疲劳乏力、导致身体抵抗力下降等多种问题。

健康加油站

老年人谨防血压大幅波动

老年人高血压有一些特点。因为血管的弹性变差，老年人容易出现单纯收缩期高血压。例如很多老年人测量血压时，收缩压达到了150mmHg甚至更高，但舒张压却在正常范围甚至低于正常下限。老年人的血压波动幅度大，且容易受情绪、体位变化、进食、季节等多种因素影响，比如突然从卧位变为立位时，血压可能出现较大幅度的下降，导致头晕等不适，即出现体位性低血压；在冬季，血压往往比夏季更容易升高，波动更为明显。老年人高血压的并发症多且严重，长期高血压容易引发心脑血管疾病、肾脏疾病等严重并发症，并且一旦发病，病情往往更严重，预后也相对较差。

所以，老年人更要注重定期监测血压、综合评估身体状况，并制订个体化的预防、治疗和管理方案，以防血压过高或过低。

（吕继辉）

2. 为什么有人脉搏与心率不一致

关键词

脉搏短绌　心律失常

通常情况下，我们的心脏跳一下，脉搏也会跳一下。但是张阿姨体检的时候医生发现用听诊器听到的每分钟心率为 88 次，而同一时间的脉搏数却只有 75 次。这是怎么回事呢？难道有的心跳自己溜掉了吗？

专家说

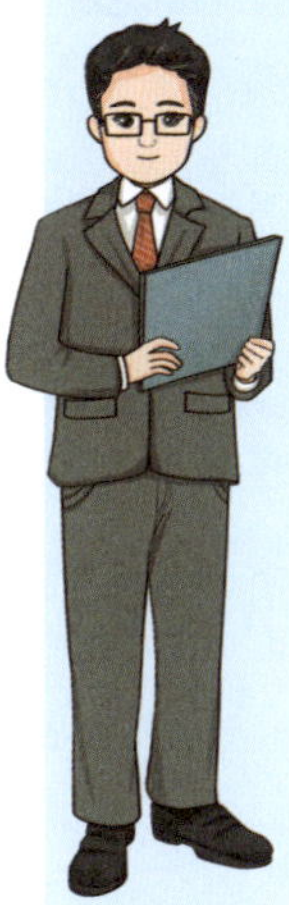

脉搏短绌的表现

正常情况下，脉搏和心率是一致的。但患有某些疾病时可以出现脉搏数少于心率的现象，医学上称之为脉搏短绌。脉搏短绌最常见的原因是心律失常，如房颤。房颤是最常见的导致脉搏数少于心率的原因。因为房颤的时候，心脏不是正常有效地收缩，虽然也在快速跳动，但由于部分心跳的力量过弱，不能产生有效的泵血，从而不能产生足够的压力波传导到外周动脉，导致脉搏摸不到，出现脉搏次数少于心率的情况。其他脉搏次数少于心率的情况还见于严重的心脏瓣膜病（如主动脉瓣狭窄）、某些心肌病（如扩张型心肌病）等，其原因为心脏虽然有正常的电活动和节律，但是不能有效地将血液泵出，使得外周脉搏不能真实地反映心率。出现脉搏短绌的情况需要到心血管内科就诊。

健康加油站

脉搏短绌的患者如何自我监测病情变化

脉搏短绌的患者应养成每天监测脉搏和心率的习惯，建议在早晨起床后休息 10~15 分钟再测量，或晚上睡觉前进行测量。将示指、中指和环指放在手腕桡侧（拇指一侧）动脉搏动处，感受脉搏跳动，计数 1 分钟的脉搏次数。同时，可以使用电子血压计或听诊器来听心脏跳动的声音并计数 1 分钟的心率。如果发现脉率和心率的差值逐渐增大，或者心跳、脉搏突然出现明显的加快或减慢，或者自己感觉心慌、头晕、眼前发黑、呼吸困难等，提示病情可能有变化，建议去医院就诊。

健康术语

脉搏短绌

是指在同一单位时间内，脉率少于心率的现象。通常需要两名医护人员同时进行操作。一名医护人员用听诊器听心率，计数 1 分钟内心脏跳动的次数；另一名医护人员同时测量脉搏，计数 1 分钟内脉搏跳动的次数。对比两者的数值，如果心率大于脉率，就可以判断为脉搏短绌。

（吕继辉）

3. 为什么要检查老年人的**走路姿势**

关键词：老年人步态异常

说到体检，大家会联想到躺在床上或坐在椅子上让医生检查身体。但老年人体检还要注意走路姿势，甚至需要起身、坐下、往返走几米。平时老年人自己和家人也应该注意步态有无变化。

专家说

老年人步态异常是很多健康问题的早期预警

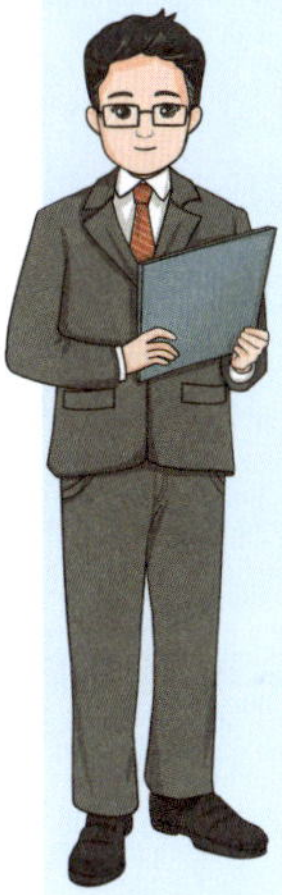

1. 神经系统疾病 患有脑梗死、脑出血的老年人可能会因为一侧身体无力而出现跛行、下肢向外划圈、上肢屈曲内收等姿势的特殊步态。患有帕金森病的老年人会出现抬脚困难，仿佛脚粘在地上，走路时身体前倾，踉跄的小碎步，手臂摆动减少，转圈时需要好几步才能拐弯。

2. 肌肉骨骼疾病 老年人的肌肉力量逐渐减弱，骨质也会发生变化。当出现肌肉萎缩无力时，走路姿势会发生改变。比如，老年人常见的大腿肌肉萎缩会导致膝关节稳定性下降，走路时可能会出现膝关节打弯、摇晃等现象。严重的骨质疏松可能导致椎体压缩性骨折和脊柱变形，出现弯腰驼背、身体歪斜的情况。

3. 循环系统疾病 当心功能不全时，心脏泵血功能下降，下肢的血液供应减少，有可能导致老年人走路时疲乏无力，出现行走距离缩短、步伐缓慢的情况。

4. 认知功能障碍 失智老年人对周围环境的感知能力和身体的控制能力差，他们可能会出现迷路、徘徊，或者行走路线不规则等情况，容易走失和跌倒。

所以，通过观察走路姿势，我们能够发现老年人多个系统的问题，如果自己或体检发现异常建议到医院就诊。

健康加油站

关注老年人步态异常

慌张步态：患者在行走时身体前倾、步伐小而快，且越走越快，好像很慌张的样子，同时手臂摆动减少或消失。常见于帕金森病。

黏滞步态：患者在行走时动作缓慢、拖沓，步伐的起始和终止都有延迟，就好像脚粘在地面上一样。常见于帕金森病。

偏瘫步态：因为一侧下肢无力，患者在尝试迈步时，身体会启动代偿机制。为了让力量不足的下肢能够向前移动，就会通过髋关节外展、外旋，结合膝关节伸直的动作，使下肢向外划一个半圆弧来带动脚部向前，从而形成偏瘫步态。常见于罹患脑血管疾病的偏瘫患者。

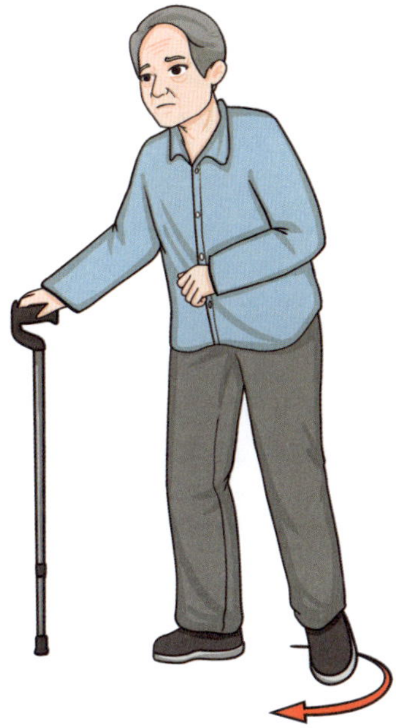

（吕继辉）

4. 为什么**眼压高**还要调整其他疾病的用药

不少老年人体检的时候发现眼压增高，除了按照医生的建议接受进一步检查和治疗，还需要注意共患的其他疾病、正在服用的其他药物是否对眼压有影响，以及药物之间有无相互作用。

健康术语

青光眼

正常眼压为10~21mmHg。如果眼压超出这个范围，并且伴有视神经和视野的损害，就可能是青光眼。也有部分患者出现青光眼的症状，如眼痛、视力下降和虹视现象［看光源（如灯泡）时，周围会出现彩色的光环］，眼压却在正常范围内，这被称为正常眼压性青光眼。

专家说

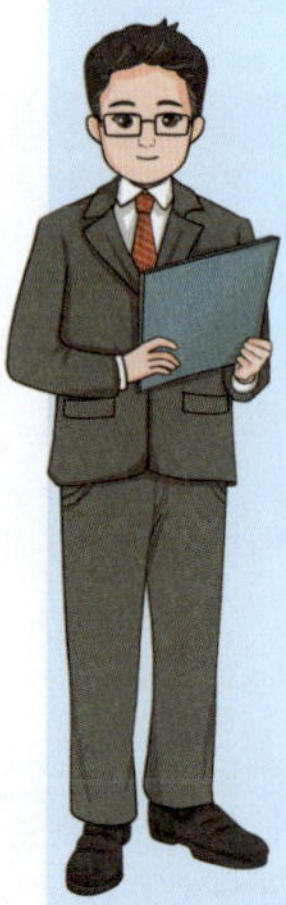

影响眼压的药物

1. 类固醇药物 如强的松、地塞米松。这类药物会增加房水的生成，同时减少房水的排出，导致眼压升高。

2. 抗胆碱能药 如治疗胃肠道痉挛的颠茄片，治疗膀胱过度活动症的某些药物，可能会使眼压升高。

3. 血管扩张药 部分患者使用治疗心血管疾病的血管扩张药（如硝酸甘油）后可能出现眼压升高。

如果老年人检查出眼压高或者本来就患有青光眼，使用上述药物可能会进一步使眼压升高，引发或加剧病情。所以，需要调整此类药物的使用，如降低剂量、缩短使用时间或者换用其他药品替代。

此外，抗高血压药和降血糖药都可能对眼压造成影响，在调节血压和血糖的同时，需要关注眼压的变化。有效地控制慢性疾病，考虑同期服用的多种药品对眼压的影响，可以避免诱发和加重眼压升高。

（吕继辉）

5. 为什么需要定期检查**外耳道耵聍**

关键词

耵聍栓塞　听力下降

王阿姨近来一侧耳朵听力下降，到医院一看，原来不是得了不可治愈的疾病，在医生掏出一堆“耳屎”后听力就恢复了。医生说这叫作“耵聍栓塞”，建议王阿姨以后定期进行耳部检查和清理外耳道耵聍。

专家说

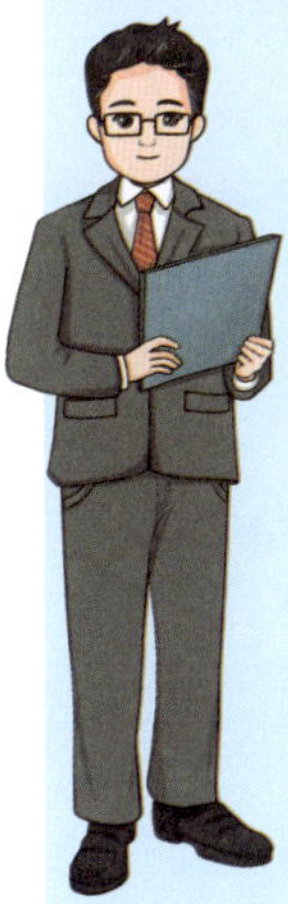

耵聍栓塞怎么办

老年人的耵聍比年轻时更加浓稠，容易黏附在外耳道壁上；外耳道炎等疾病导致瘢痕形成和耳道狭窄；还有些老年人使用助听器等听力辅助设备，长时间塞在外耳道内。上面这些情况都可能阻碍耵聍的正常排出，导致耵聍栓塞。老年人耵聍栓塞会出现听力下降、耳痛、耳鸣、眩晕等症状，带来不适，影响日常生活能力和社交，也会增加跌倒的风险。发现耵聍栓塞应该及时处理，医生可能会使用耵聍钩直接将耵聍慢慢钩出来；也可能用温水或生理盐水，通过特制的冲洗装置，将耵聍冲洗出来；还可能使用吸引装置将耵聍吸出来。具体采用哪种措施医生会根据实际情况判断。为了预防耵聍栓塞，建议老年人定期每 3~6 个月进行耳部检查，包括检查外耳道耵聍。及时发现和处理外耳道的耵聍堆积，避免形成耵聍栓塞。

健康术语

耵聍

是由外耳道皮肤的耵聍腺分泌的一种物质，它对外耳道有一定的保护作用。正常情况下，年轻人的耵聍比较松散，容易随着头部运动和咀嚼动作而排出外耳道。老年人更容易发生耵聍栓塞。

耵聍栓塞

是指外耳道内耵聍积聚过多，形成较硬的团块，阻塞外耳道。

（吕继辉）

6. 为什么两个肩膀不一样高

不少老年人两个肩膀一高一低，不仅走路姿势不好看，时间长了还会腰酸背痛。老年人的双肩高度不一致可能是由多种原因引起的。

专家说

老年人双肩不等高的原因有哪些

1. 长期不良姿势 比如习惯弯腰、驼背，或者习惯用一侧肩膀背包，长时间侧身看电视使身体重心偏移，会使一侧肩部肌肉过度紧张而提肩增高，另一侧相对松弛下垂，导致双肩高度出现差异。

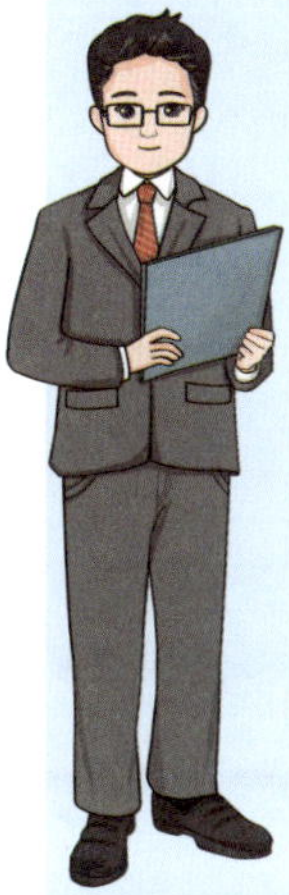

2. 脊柱问题 老年人脊椎发生退变或椎体骨折，身体重心偏移，使得脊柱向一侧弯曲，肩膀就会出现一高一低的现象。有些人在年轻时就有轻微的脊柱侧凸，随着年龄增长、骨骼肌肉退化，弯曲会更加明显，高低肩的情况越来越严重。

3. 肩关节周围炎和肩袖损伤 当一侧肩部发生肩关节周围炎时，周围肌肉会痉挛、粘连，肩关节活动受限。为了减轻疼痛，患者往往会不自觉地纵起肩膀，使得患肩抬高，最终导致双肩不等高。由于老年人肩部的肌腱、肌肉等软组织退变，在轻微外力作用下，如提重物、牵拉和投掷动作等，均可能诱发肩袖损伤。受伤后肩部的正常力学平衡被打破，为了代偿损伤带来的功能障碍，身体会自动调整姿势，导致肩膀高低不一。

关键词

脊柱侧凸 不良姿势

健康加油站

老年人双肩不等高怎么办

如果老年人自己或体检时发现双肩不一样高，应该及时到医院就诊，通常就诊的科室是骨科，也可以根据导诊人员的建议选择相应的科室。就诊后按照医嘱完善进一步的体格检查和影像学检查，如 X 线、CT、MRI 来明确病因，医生会根据病因给出治疗建议，采用药物治疗、纠正姿势、佩戴支具和康复训练，甚至手术治疗等方法，症状有望得到改善。

（吕继辉）

7. 为什么**老掉牙**不能忽视不管

关键词

牙齿缺失　口腔健康

人老了之后由于牙周组织退变、牙槽骨吸收、牙体组织磨耗与损坏，以及骨质疏松和糖尿病等全身因素的影响，牙齿会逐渐脱落。虽然老掉牙是一种自然倾向，但绝不能忽视不管，因为牙齿脱落会危害全身健康。

专家说

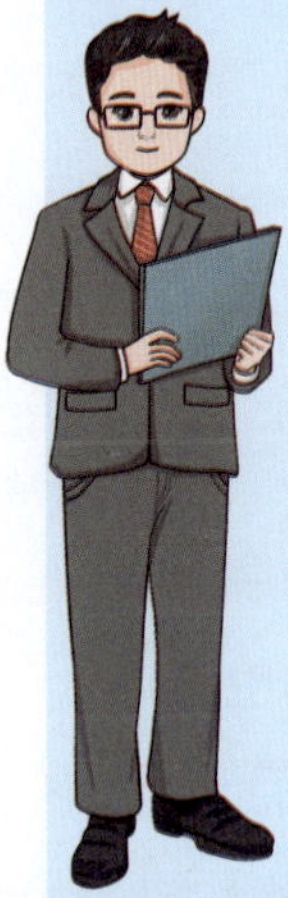

牙齿缺失的危害

牙齿缺失后，原本完整的牙列平衡被打破，相邻的牙齿因为失去了依靠和支撑，会逐渐向缺牙间隙倾斜。而对颌牙因为失去了咬合牙齿有可能不断伸长。这些变化会导致咬合关系紊乱，不仅影响正常的咀嚼效率，还会引发颞下颌关节疾病，出现颞下颌关节疼痛和弹响等症状。另外，缺牙后，口腔内的食物残渣更容易在缺牙部位堆积，为细菌滋生提供良好的环境，增加龋齿和牙周炎的风险。新的龋齿和牙周疾病又会进一步损坏周围的牙齿，形成恶性循环。

除了影响口腔健康，缺牙也会对全身健康造成间接影响。如果牙齿缺失较多，很多食物（如坚果、瘦肉和高纤维蔬菜等）无法充分咀嚼，影响消化和吸收，导致蛋白质、维生素、矿物质等营养成分长期摄入不足，从而引发营养不良、贫血等健康问题。口腔内的感染和炎症与心血管疾病密切相关。当牙齿缺失导致口腔卫生状况变差时，口腔内的细菌及其毒素可以进入血液循环，刺激血管导致血管内膜的炎症反应，增加动脉粥样硬化和心脑血管疾病的风险。

另外，牙齿缺失可能会影响老年人的外貌和社交活动。当多颗牙齿缺失后，面部和嘴唇会因为失去牙齿的支撑而向内凹陷，看起来比实际年龄更老，增加心理压力，产生自卑心理，失去社交主动性。

因此，对于老年人的牙齿缺失问题，应及时采取措施，如镶牙、种植牙等修复治疗，以维护口腔和全身的健康。

（吕继辉）

二

化验结果异常的解读

8. 怎样看待化验报告中的“↑”“↓”箭头和“+”“-”符号

关键词

化验报告　异常符号

随着人们对健康的重视程度不断提高，定期体检已成为许多人的日常保健习惯。在拿到体检报告时，很多人会注意到报告中出现的“↑”“↓”箭头和“+”“-”符号，这些标记究竟代表什么意思？让我们听听专家如何说。

专家说

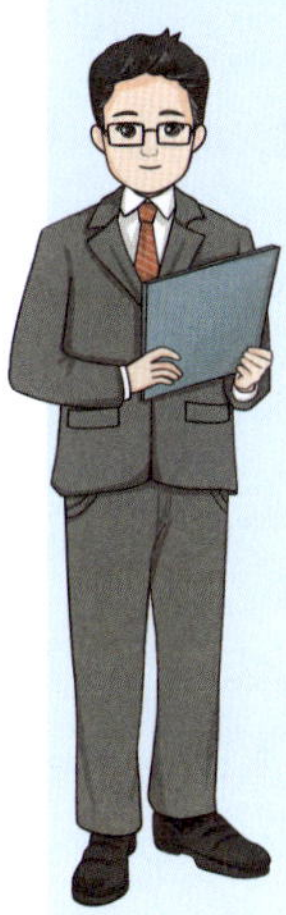

1.“↑” 表示检测结果高于正常参考范围，提示某种疾病或异常状态。例如，血糖水平升高提示糖尿病，肌酐水平升高提示肾功能不全。

2.“↓” 表示检测结果低于正常参考范围，提示某种疾病或异常状态。例如，血红蛋白水平降低提示贫血，白蛋白水平降低提示营养不良或肝脏疾病。

3.“+” 表示阳性结果，即检测到了某种物质或病原体，提示感染或其他疾病。例如，HBsAg 阳性提示乙型肝炎病毒感染，粪便潜血阳性提示可能存在消化系统出血。

4. “–” 表示阴性结果，即未检测到某种物质或病原体，通常是一个好的结果。例如，尿潜血阴性提示没有尿路出血，HBsAg 阴性提示没有乙型肝炎病毒感染。

总之，化验报告中的“↑”“↓”箭头和“+”“–”符号是重要的健康指标，能够帮助我们更好地了解自身的健康状况。通过科学合理的体检和专业的医疗指导，我们能够更好地管理和改善自身的健康状况，提高生活质量。

健康加油站

如何正确解读化验报告中的“↑”“↓”“+”“–”

1. 不要过度解读 单个指标的轻微异常并不一定意味着有严重疾病，需要结合其他检查结果和临床症状综合判断。

2. 咨询专业医生 面对不确定的检测结果，应及时向专业医生求助，获取个性化的医疗建议。

3. 定期复查 如果检测结果出现异常，建议定期复查，观察指标的变化趋势，以便及时调整治疗方案。

（李 沐）

9. 为什么转氨酶升高需要引起重视

关键词

转氨酶　肝脏健康

随着现代生活节奏的加快和生活方式的不断变化，越来越多的人在体检中发现转氨酶升高的问题。转氨酶是肝脏功能的重要指标之一，主要包括谷丙转氨酶（GPT）和谷草转氨酶（GOT），它们在肝细胞内含量较高。当肝脏受损时，这些酶会释放入血液，导致血液中的转氨酶水平升高。

健康术语

谷丙转氨酶

英文缩写是GPT，存在于身体各个细胞内，但主要存在于肝细胞中。当肝脏没有异常时，血液中只含有少量的GPT，但当肝细胞大量坏死时，GPT会大量释放到血液中，导致血液中GPT含量大幅增高。因此，GPT增高是急性肝细胞损害的敏感指标。

谷草转氨酶

英文缩写是GOT，主要存在于心肌细胞中，其次是肝脏、骨骼肌、肾脏等。在肝病和慢性肝炎的早期，GOT一般不会升高太多，当肝病变严重时，GOT的数值就会急剧上升。

专家说

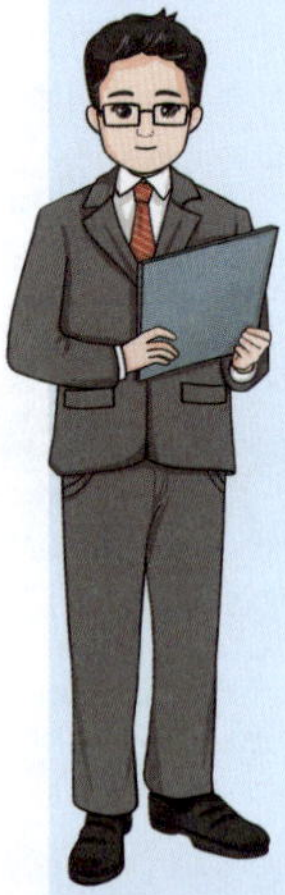

可以说，转氨酶是人体肝脏健康的晴雨表，它提醒我们可能存在肝脏损伤的风险。一旦转氨酶偏高，大家要引起足够的重视。

1. 转氨酶升高的原因 转氨酶升高可能由多种因素引起，如果检查前剧烈运动、熬夜、过度劳累、饮酒、进食过于油腻的食物等，就可能会引起转氨酶升高。此外，病毒性肝炎、肝硬化、脂肪性肝病、酒精性肝病以及肝性脑病等病理性因素也可能导致转氨酶升高。

2. 早期诊断的重要性 很多肝脏疾病早期没有明显症状，直到病情加重才会有黄疸或腹水等情况出现。所以，定期检查转氨酶水平，可以帮助我们在没有症状的时候就发现肝脏问题，及时治疗。

3. 预防与干预措施 对于已经发现转氨酶升高的个体，首先应该查明具体原因，并根据医生指导采取相应的治疗措施。生活方式的调整也至关重要，比如减少饮酒、控制体重、避免使用对肝脏有害的药物等。同时，加强体育锻炼，保持良好的生活习惯，也有助于改善肝脏健康状况。

健康加油站

转氨酶升高多少需要治疗

转氨酶的正常值为 0~40U/L，转氨酶数值越高，意味着肝细胞受损越严重。当转氨酶升高至超过正常值的 2 倍时，就需要治疗；当转氨酶升高至 200U/L 以上时，非常危急，需要马上治疗。通常来说，若患有酒精性肝病、脂肪性肝病，转氨酶数值一般会高出正常值 2~5 倍；肝炎发作时一般高出 5 倍；肝衰竭时会高出 10 倍。

（李　沫）

10. 为什么胆固醇超标需要警惕

胆固醇是一种脂质物质，对于人体而言既是必需的，同时又是一把双刃剑。适量的胆固醇对于细胞膜的形成、激素的合成及维生素 D 的产生都是必须的。但是，过量的胆固醇，尤其是低密度脂蛋白胆固醇（LDL-C，俗称“坏胆固醇”），则会在血管壁上形成斑块，导致动脉硬化，从而引起一系列的风险。

专家说

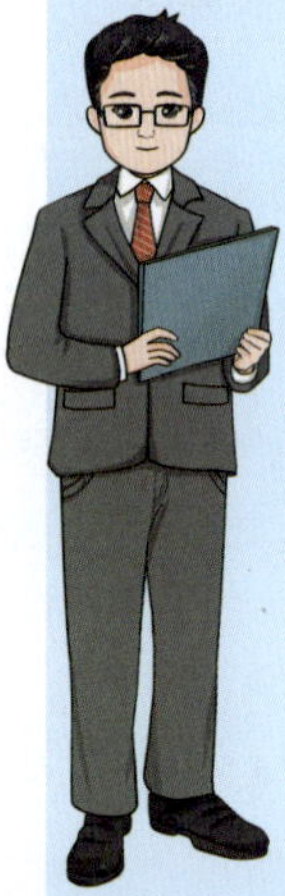

胆固醇超标是一个重要的健康预警信号，它提示我们需要采取行动来保护心脏和其他重要器官免受损害。

1. 胆固醇超标的危害 首先，会增加心血管疾病的风险。过多的胆固醇会在血管壁上沉积，形成粥样硬化斑块，使血管变窄，血流受阻，可能导致冠心病、心肌梗死、脑卒中等严重疾病。其次，胆固醇偏高还可能影响肝脏功能。长期的高胆固醇状态会加重肝脏的负担，甚至可能引发脂肪性肝病等肝脏疾病。

2. 胆固醇偏高的原因 一方面是不良的生活习惯所致，如高油、高糖饮食（经常吃油炸食品、动物内脏等），会摄入过多的胆固醇。缺乏运动则会导致身体代谢缓慢，无法及时将多余的胆固醇排出体外。此外，吸烟、过量饮酒也会对胆固醇水平产生不良影响。另一方面，遗传因素也不容忽视。有些人天生就具有较高的胆固醇水平，容易出现胆固醇偏高的情况。

因此，如果体检中发现胆固醇超标，建议及时调整生活方式，如改善饮食、增加运动、戒烟限酒等，并在必要时寻求医生的指导进行药物治疗，使我们可以更好地管理胆固醇水平，享受健康的生活。

健康加油站

如何管理胆固醇水平

1. 健康饮食 减少饱和脂肪酸和反式脂肪酸的摄入，多吃富含单不饱和脂肪酸和多不饱和脂肪酸的食物，如橄榄油、坚果、鱼类等。

2. 定期运动 每周至少 150 分钟的中等强度运动可以帮助提高体内的高密度脂蛋白胆固醇（HDL-C，即“好胆固醇”）水平。

3. 戒烟限酒 烟草中的化学物质可以降低 HDL-C 水平，而过量饮酒则会导致 LDL-C 水平升高。

4. 定期检查 成年人应至少每年进行一次胆固醇水平的检测，尤其是那些有心血管疾病家族史的人群，更应频繁检测。

健康术语

低胆固醇饮食

即每日摄入胆固醇不超过 300 毫克的饮食。一般建议高胆固醇血症、高脂血症、动脉粥样硬化等患者采用。

常见高胆固醇食物一览表				
类别	食物名称	胆固醇含量（mg/100g 可食部）	食物名称	胆固醇含量（mg/100g 可食部）
畜类	猪脑	2 571	猪肝（卤煮）	469
	猪肾	392	猪肺	290
	猪肚	290	猪舌	230
	牛脑	2 447	牛肺	306
	牛肝	297	牛肾	295
	羊脑	2 004	羊肝	349
	羊肺	319	羊肾	289
禽类	鸡肝	476	鸭肝	341
	鸭肫（公麻鸭）	295	鸭肫（母麻鸭）	291
	鹅肝	285	火鸡肝	294
	火鸡肫	342		
乳类及制品	奶油	209	黄油	296
	酥油	227		
蛋类	鸡蛋	648	鸡蛋黄	1 510
	鸭蛋	565	鸭蛋黄	1 576
	鹅蛋	704	鹅蛋黄	1 696
	鹌鹑蛋	515		
鱼虾蟹贝类	银鱼	361	丁香鱼（干）	379
	鱼片干	307	河虾	240
	明虾	273	塘水虾（草虾）	264
	琼海虾	406	虾米	525
	河蟹	267	蟹黄	252
	鲍鱼	242	蛏干	469
	河蚬	257	扇贝（干）	348
	贻贝（干）	493	墨鱼（干）	661
	鱿鱼（干）	871	鱿鱼（鲜）	268

注：数据来源于《中国食物成分表标准版（第6版）》；高胆固醇食物指胆固醇含量 >200mg/100g 可食部。

（李　沫）

11. 为什么**肿瘤标志物轻度异常**不必惊慌

关键词
肿瘤标志物 结果解读

肿瘤标志物是指在肿瘤发生和发展过程中，由肿瘤细胞自身合成、释放或者由机体对肿瘤反应性产生的生物活性物质。这些物质可以通过血液、尿液等体液检测出来，用于辅助诊断肿瘤、监测治疗效果和预测复发等。然而，当体检报告中出现肿瘤标志物轻度异常的结果时，不少人会感到恐慌，担心自己可能患有肿瘤。实际上，肿瘤标志物轻度异常并不一定意味着患上了肿瘤，以下几点可以帮助大家正确解读这一结果。

专家说

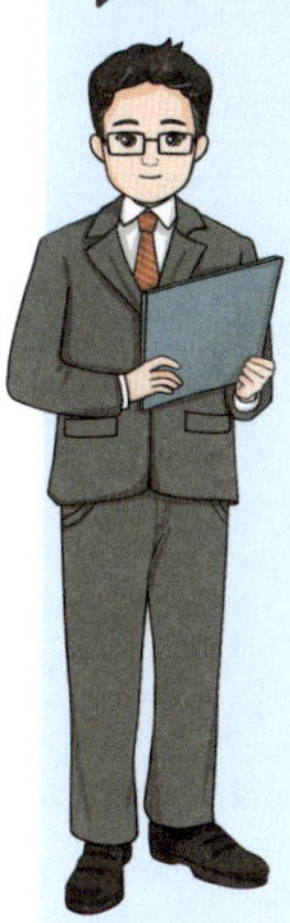

肿瘤标志物轻度异常通常有以下几种原因。

1. 非特异性升高 很多因素可以导致肿瘤标志物水平升高，如炎症、感染、肝病、肾病等非恶性疾病，甚至某些生理状态（如妊娠、月经周期）也会引起肿瘤标志物的轻度变化。

2. 个体差异 每个人的基础水平不同，轻微波动属于正常现象，并不一定代表病理状态。

3. 动态观察 肿瘤标志物的一次轻度异常不足以确诊为肿瘤，需要结合临床表现和其他检查结果，必要时进行复查或进一步检查。

因此，若体检中发现肿瘤标志物有轻微异常，虽需给予适当关注，但也不必过度忧虑。以科学理性的方式解读体检结果，并保持积极乐观的态度，将有助于我们更有效地守护个人健康。

健康加油站

如何应对肿瘤标志物轻度异常

1. 保持冷静 不要过度紧张，避免不必要的心理负担。

2. 咨询专业医生 将体检报告带给专业的医生，听取他们的意见和建议。

3. 调整生活方式 即使没有明确的疾病迹象，也应借此机会审视自己的生活习惯，比如戒烟限酒、均衡饮食、适量运动等。

4. 定期随访 根据医生的指导，定期进行相关项目的复查，监测指标的变化趋势。

常见肿瘤标志物的临床意义	
甲胎蛋白（AFP）	AFP 对原发性肝细胞癌具有重要的辅助诊断作用，但并无特异性。其他恶性肿瘤患者血清中 AFP 也会升高。妊娠期 AFP 异常升高常提示胎儿有脊柱裂、无脑儿等
癌胚抗原（CEA）	CEA 主要用于结肠癌、直肠癌、胃癌等患者的临床检测。结肠癌、直肠癌患者 CEA 测定的灵敏度高于其他肿瘤标志物，70%~90% 的病例 CEA 会升高
糖类抗原 50（CA50）	CA50 增高常见于各类上皮癌，其中胰腺癌阳性率为 80%~97%，胆囊癌阳性率高达 94.4%，其他依次为肝癌（80%）、胃肠道恶性肿瘤（77%）。CA50 检查结果与 CA19-9 很接近。非肿瘤性疾病如胰腺炎、结肠炎、肺炎等，CA50 水平会随炎症消除而下降

续表

常见肿瘤标志物的临床意义	
糖类抗原 125 (CA125)	卵巢癌时 CA125 检出率可达 70%~90%,浆液性囊腺癌和未分化的卵巢癌阳性率较高,黏液性卵巢癌阳性率较低。检测结果不能用作卵巢癌确诊,也无早期诊断价值,可用于疗效评估和判定有无复发及转移
糖类抗原 153 (CA153)	CA153 检测可用于乳腺癌患者治疗效果的监测和判定术后有无转移(有转移时 CA153 升高率可达 60%~80%,尤其是骨转移)。CA153 不能作为有无恶性肿瘤的绝对评价,也不宜用作乳腺癌的筛查,无早期诊断价值
糖类抗原 19-9 (CA19-9)	CA19-9 检出率以胰腺癌和胆管癌最高(达 85%~95%),结直肠的腺癌、黏液腺癌患者 CA19-9 水平也较高
糖类抗原 72-4 (CA72-4)	CA72-4 升高见于胃癌、卵巢癌、大肠癌、乳腺癌以及胰腺癌等肿瘤,但正常人胃肠道良性疾病也有一定的阳性率,与 CA125 联合检测对原发性及复发性卵巢癌诊断的特异度高达 95%。对胃癌(尤其是较为早期或恶性度较高的胃癌)诊断阳性率要高于其他血清学指标
细胞角蛋白 19 片段 (CYFRA21-1)	CYFRA21-1 对非小细胞肺癌的诊断具有重要价值,特异度达 87%
人附睾蛋白 4 (HE4)	HE4 作为辅助手段用来监控上皮性卵巢癌患者的疾病复发或恶化情况
总前列腺特异性抗原 (t-PSA)	t-PSA 升高见于前列腺癌、前列腺增生、炎症、泌尿系统疾病等
游离前列腺特异性抗原 (f-PSA)	f-PSA 升高见于前列腺癌,f-PSA/t-PSA 比值可帮助鉴别前列腺癌与前列腺增生,前列腺癌患者 f-PSA/t-PSA 比值明显低于前列腺增生患者
鳞状细胞癌抗原 (SCCA)	SCCA 主要用于监测宫颈、肺、食管、肛门、头颈部区域鳞状细胞癌患者的治疗效果和病程,并不是鳞状细胞癌的特异性肿瘤标志物,缺乏临床灵敏度和特异度
神经元特异性烯醇化酶 (NSE)	大多数小细胞癌患者血清 NSE 水平显著升高,且其水平与临床进程相平行。神经母细胞瘤患者 NSE 水平也明显升高
高尔基体蛋白 73 (GP73)	GP73 是肝癌早期诊断的一种新标志物,继甲胎蛋白之后另一个肝癌中期诊断指标

(李　沫)

12. 为什么说**肌酐**并不是越低越好

关键词

肌酐　个体化　综合评估

肌酐是肌肉代谢产生的一种废物，主要通过肾脏排出体外。因此，肌酐水平可以反映肾脏的滤过和排泄功能。正常情况下，成年人的血清肌酐浓度有一个相对稳定的范围，男性为 0.6~1.2mg/dL，女性为 0.5~1.1mg/dL。很多人误以为肌酐值越低越好，实际上这种观点并不完全正确。

专家说

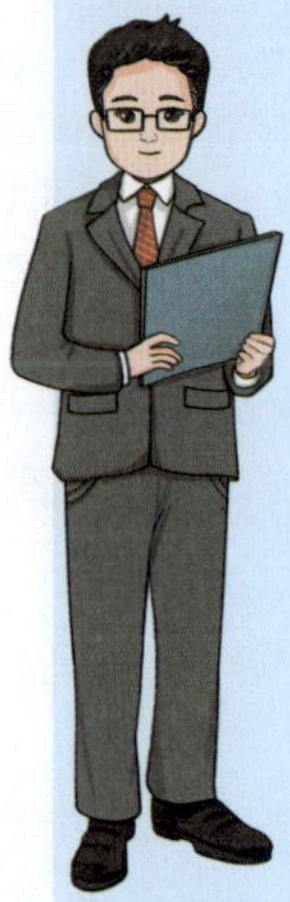

肌酐水平的高低需要放在具体情境下考虑，不能简单地认为“越低越好”。

1. 肌肉量的影响　肌酐的生成与肌肉量密切相关，肌肉量大的人通常肌酐水平较高。如果一个人长期营养不良或患有严重消耗性疾病（如癌症、艾滋病），其肌肉量减少，肌酐水平可能会低于正常范围。此外，老年人或体形消瘦者，由于其肌肉量相对较少，肌酐水平也可能偏低。

2. 肾功能的反映　虽然肌酐水平过高提示肾功能不全，但肌酐水平过低也可能暗示肾脏排泄功能过于活跃，或是肌肉合成能力下降。

3. 其他因素　某些药物、脱水状态、低蛋白饮食等因素也可能导致肌酐水平偏低。

健康加油站

如何正确解读肌酐检测结果

1. 个体化分析 每个人的体质和生活习惯不同，肌酐的正常范围也会有所差异。重要的是结合个人的具体情况来解读结果。

2. 综合评估 单凭肌酐一个指标难以全面评估肾功能，还需要结合尿常规、尿微量白蛋白、肾小球滤过率（GFR）等其他检查结果来进行综合判断。

3. 动态监测 老年人由于身体功能逐渐衰退，容易出现肌酐水平异常。如果肌酐水平出现异常，建议定期复查，并观察其变化趋势。持续的异常变化往往更有临床意义。

4. 咨询专业医生 面对不确定的检测结果，及时向专业医生求助，获取个性化的医疗建议。对于有慢性疾病史或特定健康状况的老年人，建议根据医生的建议制订个性化的体检计划，以确保检查的针对性和有效性。

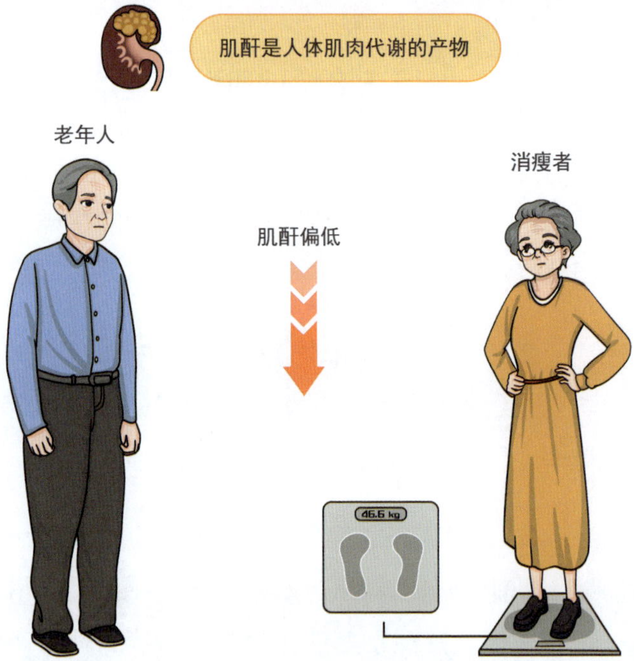

（李　沫）

13. 为什么乙型肝炎病毒检测会出现“大三阳”和“小三阳”

在众多体检项目中，乙型肝炎（简称“乙肝”）病毒检测是一项重要的筛查手段，尤其是对于有乙肝病毒感染风险的人群。乙肝病毒检测可以帮助早期发现感染，及时采取预防和治疗措施，防止病情恶化。在治疗过程中，定期检测乙肝病毒标志物可以评估治疗效果，调整治疗方案。

健康术语

e 抗原

是病毒复制的重要标志，它的存在和数量可以反映病毒的复制活跃程度和传染性，呈阳性表明病毒复制活跃，传染性强。

e 抗体

是人体免疫系统在受到 e 抗原刺激后产生的相应抗体，它的出现代表人体对 e 抗原产生了一定的免疫力，病毒复制受到抑制。

“大三阳”和“小三阳”的区别

乙肝五项	大三阳	小三阳
乙肝表面抗原（HBsAg）	+	+
乙肝表面抗体（HBsAb）	–	–
乙肝 e 抗原（HBeAg）	+	–
乙肝 e 抗体（HBeAb）	–	+
乙肝核心抗体（HBcAb）	+	+

关键词 乙型肝炎病毒检测 大三阳 小三阳

专家说

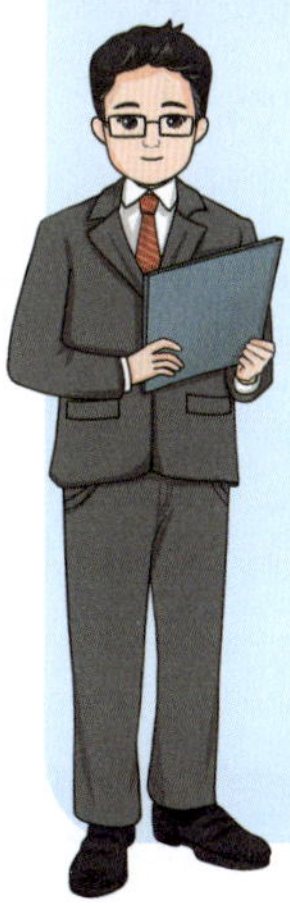

乙肝病毒检测主要是通过血液样本检测乙型肝炎病毒（HBV）的标志物，包括表面抗原（HBsAg）、表面抗体（HBsAb）、e 抗原（HBeAg）、e 抗体（HBeAb）和核心抗体（HBcAb）。这些标志物的不同组合可以反映感染的不同阶段和状态。

这里面包含两对完全的抗原、抗体系统，外加上一个单独的核心抗体，共 5 项指标，临床上习惯称之为乙肝“两对半”检查，所谓“大三阳”“小三阳”就是对乙肝“两对半”检查两种常见结果的俗称。那么，乙肝病毒检测中常见的“大三阳”和“小三阳”现象代表什么呢？

大三阳：指血液中同时存在HBsAg、HBeAg和HBcAb阳性。这种情况通常表示病毒复制活跃，传染性强，患者处于急性或慢性乙肝的活动期。

小三阳：指血液中同时存在HBsAg、HBeAb和HBcAb阳性。这种情况通常表示病毒复制减弱，传染性降低，患者可能处于慢性乙肝的稳定期或恢复期。“小三阳”通常由“大三阳”转变而来。

健康加油站

如何解读乙肝病毒检测结果

1. 表面抗原（HBsAg）阳性 表示感染了乙肝病毒，但不能确定是否处于活动期。

2. 表面抗体（HBsAb）阳性 表示对乙肝病毒有免疫力，可能是接种疫苗后的结果或自然感染后康复。

3. e抗原（HBeAg）阳性 表示病毒复制活跃，传染性强。

4. e抗体（HBeAb）阳性 表示病毒复制减弱，传染性降低。

5. 核心抗体（HBcAb）阳性 表示感染过乙肝病毒。

（李 沐）

14. 为什么说**前白蛋白**最能反映近期的营养状况

关键词

前白蛋白　营养状况

前白蛋白是一种由肝脏合成的蛋白质，主要功能是运输甲状腺素和维生素 A。它在血液中的半衰期非常短，仅为 2 天左右，这使得前白蛋白已经被越来越普遍地作为营养状态的监测金指标！

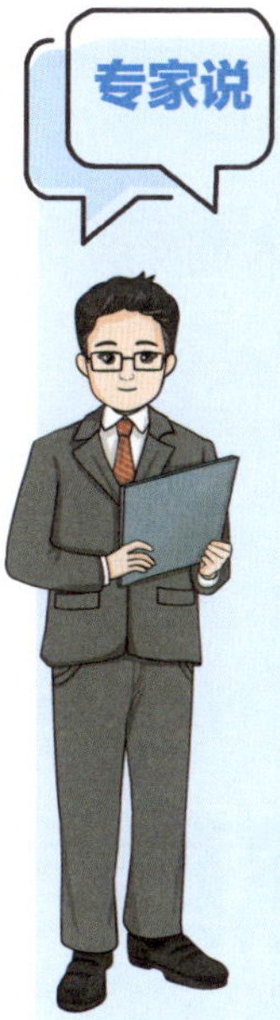

老年人由于消化吸收功能减弱，更容易出现营养不良，因此，前白蛋白检测是一项重要的体检项目，尤其适合老年人和患有慢性疾病的人群。前白蛋白在反映近期营养状况方面具有以下优势。

1. 快速更新　前白蛋白的半衰期短，因此其可以迅速反映最近几天内的营养摄入和代谢状态。

2. 敏感性高　前白蛋白对营养不良的反映比其他蛋白质（如白蛋白）更为敏感。在营养不良早期，前白蛋白水平就会显著下降。

3. 肝脏功能指标　前白蛋白的合成依赖于肝脏功能，因此其水平也能间接反映肝脏的健康状况。

4. 综合评估　前白蛋白不仅反映营养状况，还可以与其他指标（如白蛋白、转铁蛋白）结合使用，提供更全面的营养评估，为日常饮食和健康管理提供科学依据。

健康加油站

如何解读前白蛋白检测结果

1. 正常范围 成年人的前白蛋白正常范围通常为200~450mg/dL。

2. 营养不良 前白蛋白水平低于200mg/dL提示可能营养不良，100~<150mg/dL为轻度营养不良，50~<100mg/dL为中度营养不良，低于50mg/dL为严重营养不良。需要进一步评估饮食和健康状况。

3. 急性疾病 在急性疾病或应激状态下，前白蛋白水平可能会暂时下降，这是肝脏合成减少所致。

4. 慢性疾病 慢性肝病、慢性肾脏病等长期疾病可能导致前白蛋白持续低下，需要综合其他检查结果进行诊断。

（李 沫）

15. 为什么**同型半胱氨酸**升高与很多疾病有关

同型半胱氨酸是一种含硫氨基酸，是人体代谢过程中的中间产物。我们人体获取同型半胱氨酸的唯一途径是摄入含有甲硫氨酸的食物。因为肉类、乳酪及其他蛋白质类食物中甲硫氨酸含量特别丰富，所以我们差不多每天都能摄入甲硫氨酸。

正常生理情况下，同型半胱氨酸会在体内被转化为其他有用的物质，如甲硫氨酸和半胱氨酸。然而，当代谢过程出现问题时，同型半胱氨酸的水平可能会升高。

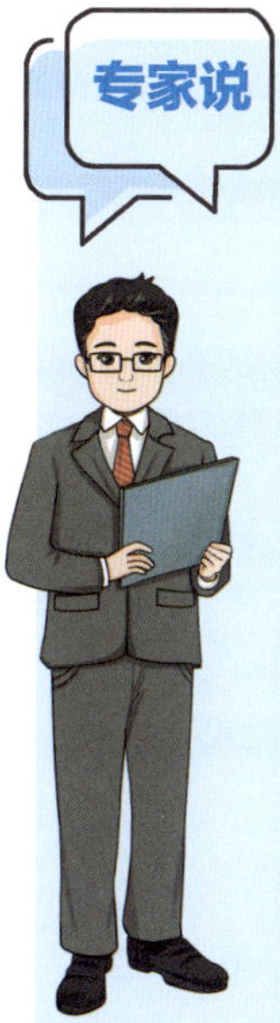

同型半胱氨酸升高的危害

1. 心血管疾病　高水平的同型半胱氨酸会损伤血管内皮细胞，促进动脉粥样硬化的发展，增加心脏病和脑卒中的风险。

2. 神经系统疾病　同型半胱氨酸水平升高与认知障碍、阿尔茨海默病等神经系统疾病有关。

3. 骨质疏松　研究表明，高同型半胱氨酸水平可能影响骨骼健康，增加骨折的风险。

4. 妊娠并发症　孕妇同型半胱氨酸水平升高与妊娠高血压、子痫前期等并发症有关。

5. 代谢性疾病　同型半胱氨酸水平异常还与糖尿病、肥胖等代谢性疾病有关。

同型半胱氨酸升高该怎么办

1. 注意饮食　饮食上建议少盐低脂，适当多吃绿叶蔬菜、动物肝脏、鸡蛋、水果等食物，同时，要少饮酒，少吃肥肉、豆制品、海产品等食物。

2. 药物治疗 可以在医生指导下，服用叶酸、维生素 B_6、维生素 B_{12} 等药物。补充这些维生素，就可以使得血液中的同型半胱氨酸水平下降。

3. 提高生活质量 适当运动，保证足够的休息，戒烟戒酒，避免劳累和受凉感冒，避免熬夜，保证充足的睡眠。

健康加油站

如何解读同型半胱氨酸检测结果

1. 正常范围 成年人的血浆同型半胱氨酸正常范围为 5~<15μmol/L。

2. 轻度升高 成年人的血浆同型半胱氨酸为 15~<30μmol/L，提示存在轻度代谢问题，需要进一步评估。

3. 中度升高 成年人的血浆同型半胱氨酸为 30~<100μmol/L，可能增加心血管疾病的风险，需要采取干预措施。

4. 重度升高 成年人的血浆同型半胱氨酸 ≥ 100μmol/L，提示严重的代谢紊乱，需要紧急医疗干预。

（李　沫）

三

影像学结果的解读

16. 为什么很多老年人体检时会发现**腔隙性脑梗死**

关键词　老年人　腔隙性脑梗死

腔隙性脑梗死是指大脑内一些小动脉的闭塞，导致小面积的脑组织坏死，形成小的梗死病灶。这些小梗死灶的直径通常≤15毫米，呈多发性，且小梗死灶仅稍大于血管管径，坏死组织被吸收后，可残留小囊腔。腔隙性脑梗死的症状有轻有重，有些人可无明显的临床症状，仅在体检做头部CT或MRI等检查时发现；有些人可因梗死部位和范围的不同出现一些临床症状，包括头晕、头痛、失语症、注意力不集中、运动异常等。

专家说

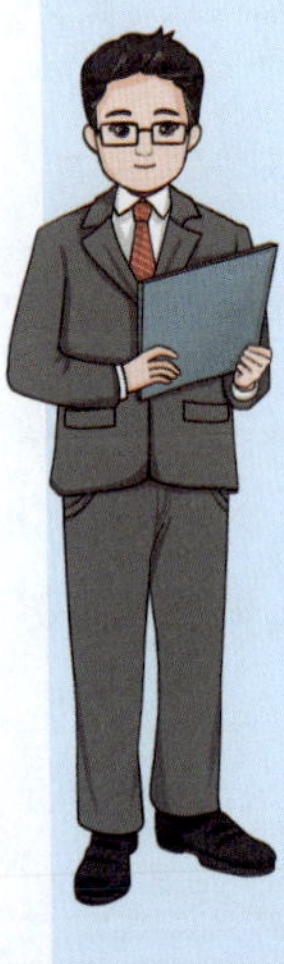

很多老年人体检会发现腔隙性脑梗死，这与很多因素是相关的。主要有以下几个方面。

1. 年龄和动脉硬化　随着年龄增长，血管的弹性会逐渐减弱，出现动脉硬化，容易受到外界压力和内部血流冲击的影响而发生狭窄或闭塞。

2. 高血压　长期的血压升高，会使小动脉的管壁增厚，管腔狭窄甚至闭塞，使得血流无法正常通过，形成梗死病灶。

3. 高脂血症与糖尿病　血脂中的低密度脂蛋白与胆固醇升高、糖尿病等因素，都可以加速动脉硬化的进程，使小动脉更容易堵塞。

4. 其他 如吸烟、饮酒等，可损害血管内皮细胞，增加腔隙性脑梗死的风险。

健康加油站

腔隙性脑梗死常见的发病部位有壳核、尾状核、内囊、丘脑及脑桥。出现腔隙性脑梗死者应注意调控血压，避免血压过高或过低；控制血糖、血脂，保持呼吸道畅通、吸氧、营养支持、戒烟限酒、适度运动等。根据病因尽早给予抗血小板聚集治疗或抗凝治疗，神经保护剂有助于保护脑细胞，减少缺血再灌注损伤，但目前临床效果尚存在争议；中药可以辅助治疗腔隙性脑梗死，如丹参、川芎等具有活血化瘀、改善微循环的作用。

（李思敏　杜毓锋）

17. 为什么超声检查经常会发现**颈动脉斑块**

超声检查发现颈动脉斑块的情况较为常见，这主要是由于多种因素导致的颈动脉血管内壁受损，形成脂质沉积和炎症反应。颈动脉是向大脑供血的重要通道，当颈动脉内形成斑块时，颈动脉会逐渐变得狭窄，影响脑部的血液供应。这种狭窄可能导致脑部供血不足，进而引发脑卒中。因此，颈动脉斑块被视为脑卒中的重要潜在威胁。定期进行颈动脉超声检查是监测颈动脉斑块变化的有效方法。

专家说

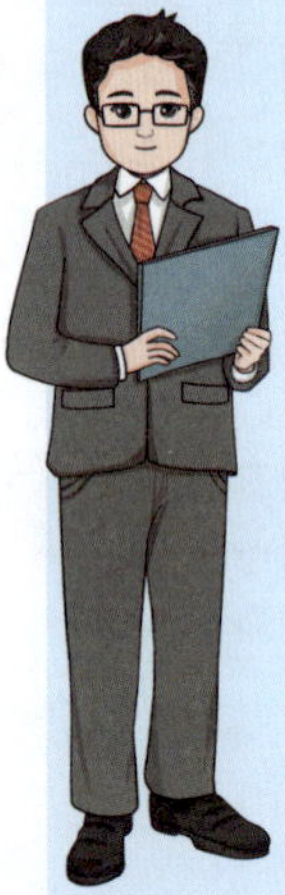

导致颈动脉斑块的原因

1. 高脂血症　特别是低密度脂蛋白胆固醇水平过高，会导致脂质沉积于血管内壁，最终形成斑块。

2. 年龄增长　随着年龄增长，机体各系统的功能逐渐衰退，容易出现血脂代谢紊乱的情况，诱发颈动脉斑块。

3. 高血压　血压持续升高可使血液中的胆固醇和其他脂质物质更容易进入颈动脉壁内膜下，发展为粥样硬化斑块。

4. 糖尿病　血糖水平长期偏高会引起微血管病变，加速动脉硬化的进程，诱发颈动脉斑块。

5. 吸烟　烟草中的有害成分能够损伤血管内皮细胞，促进血小板聚集和黏附，加速动脉粥样硬化的进展。

6. 肥胖　肥胖人群往往伴有血脂异常、高血压等代谢性疾病，这些因素均可能增加颈动脉斑块的形成风险。

7. 遗传因素　家族中若有早发性心血管疾病的病例，个体可能因为遗传易感性而更容易出现颈动脉斑块。

健康加油站

发现颈动脉斑块，如何治疗

1. 生活方式干预 合理饮食，限制盐和脂肪的摄入，加强锻炼，控制体重，戒烟限酒，合理安排工作和生活，规律作息，可以延缓疾病的进展。

2. 药物治疗 可以酌情使用降血脂药和抗血小板药。

3. 手术治疗 对于严重的颈动脉狭窄或不稳定的斑块，需要进行颈动脉内膜切除术。颈动脉狭窄程度较重但不适合手术切除的患者可以采用颈动脉支架植入术。

（李　丹　杜毓锋）

18. 为什么说肺部 CT 检查发现**小结节**不用恐慌

肺部 CT 小结节是指在肺部 CT 检查中发现的一种小的、局灶性、类圆形、影像学上表现为密度增高的阴影，其直径通常小于 3 厘米。这些结节可能是孤立的，也可能是多发的，它们可能由多种原因引起，如感染、陈旧性病灶、炎症等。根据结节的密度，可以分为实性结节、亚实性结节（包括部分实性结节和磨玻璃结节）等。随着医疗水平的提高，肺部 CT 检查的普及率越来越高，越来越多的人能够在早期发现肺部小结节。肺部 CT 小结节并不一定都是恶性的，大部分结节是良性的，只有少数可能是肺癌的早期表现。因此，肺部 CT 检查发现小结节时，不必过度恐慌，应在医生的指导下定期复查和治疗。

专家说

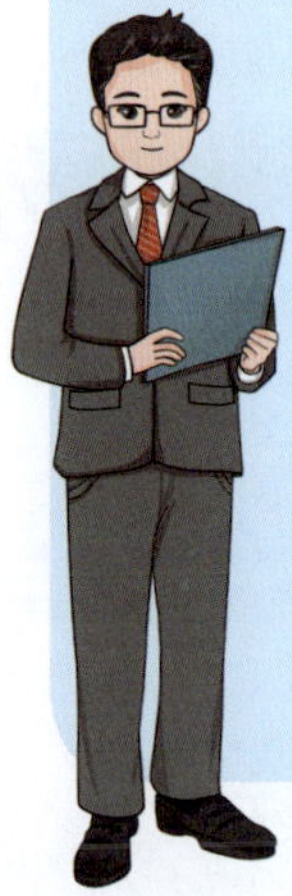

如何应对肺部 CT 小结节

在肺部 CT 检查中发现小结节不用恐慌，首先，小结节多为良性。肺部小结节可能由多种原因引起，如吸入粉尘、肺部炎症、自身免疫病、陈旧性病灶等。这些良性结节一般对身体健康没有严重影响，不需要过分担心。其次，即使是恶性的肺部小结节，也通常是早期肺癌的表现，可以通过手术根治，预后相对较好。

健康加油站

当肺部 CT 检查发现小结节时，需要采取的措施主要取决于结节的性质、大小以及患者的具体情况。对于肺部小结节，无论良性还是恶性，都需要进行动态随访观察。定期复查肺部 CT 可以监测结节的变化情况。如果结节长时间没有变化，或者变化缓慢且没有恶性征象，那么可以认为是良性的，不需要特殊处理。如果结节出现增大、形态变化或恶性征象，需要及时进行进一步检查和治疗。一般来说，小于8毫米的结节多为良性，但也需要根据具体情况进行判断。如果结节被确诊为恶性，且符合手术指征，应尽快进行手术切除。根据手术后的病理结果和患者的具体情况，可能不需要治疗，或者需要采取辅助治疗措施，如化学治疗、放射治疗、靶向治疗等。这些治疗有助于杀灭残留的癌细胞，降低复发和转移的风险。

（李　丹　杜毓锋）

关键词

肺气肿　肺大疱　戒烟

19. 为什么发现**肺气肿**和**肺大疱**要戒烟

肺气肿是指支气管远端的结构气腔增大，过度膨胀，同时伴有气道壁破坏的病理状态。肺大疱是由于各种原因导致肺泡腔内压力升高，肺泡壁破裂，互相融合，在肺组织内形成的含气囊腔。肺气肿可以导致肺大疱的形成，而某些类型的肺大疱也可能是肺气肿的表现之一。长期吸烟、空气污染等因素是肺气肿和肺大疱的共同危险因素。

专家说

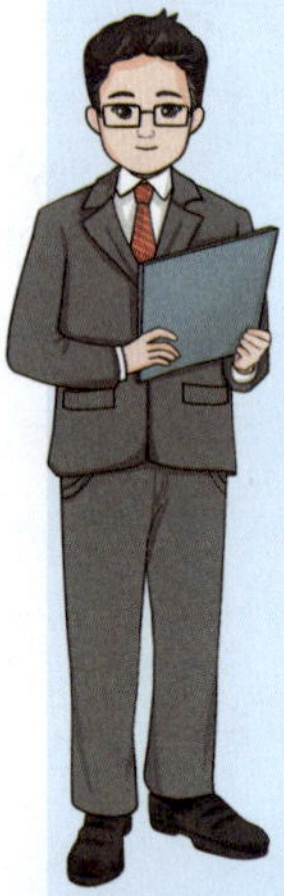

发现肺气肿和肺大疱后必须戒烟，这主要基于以下几个方面的原因。

吸烟对肺气肿的影响

1. 小气道功能障碍 吸烟会导致小气道功能障碍，这是因为小气道表面有纤毛细胞，纤毛细胞通过纤毛摆动将气道痰液排出体外，吸烟会影响纤毛功能，导致痰液沉积，为细菌提供培养环境，久而久之可能导致气道壁水肿甚至塌陷。

2. 肺组织弹性减退 肺气肿是肺部终末细支气管远端气腔出现的异常持久的扩张，并伴有肺泡和细支气管的破坏，导致肺组织弹性减退，肺容积增大。吸烟会加速这一过程，使病情恶化。

3. 影响治疗 吸烟还可能影响肺气肿的治疗效果，使得病情更加难以控制。

吸烟对肺大疱的影响

1. 肺泡壁破裂 肺大疱是由于肺部基础疾病未经及时治疗，肺泡腔内压力升高，导致肺泡壁破裂、互相融合，在肺组织内形成含气囊腔。吸烟会增加肺泡壁破裂的风险，从而加重肺大疱的病情。

2. 痰液增多与感染 长期的慢性炎症会导致咳痰增多和咳嗽，吸烟会加剧这一过程。在咳嗽和咳痰过程中，如果有感染，很容易导致肺大疱破裂，引起呼吸困难、胸痛、气短等严重症状。

健康加油站

吸烟是肺气肿的主要诱因之一，戒烟后，可以减少有害物质的吸入，从而延缓肺气肿病情的进展，患者的肺功能会有所改善，还能降低心血管疾病、癌症等多种严重并发症的发生率。患者也可能会感受到呼吸道症状的减轻，如咳嗽、咳痰等减轻。这是因为戒烟后，肺部纤毛重新开始工作，会排出肺部积聚的痰液和有害物质，从而减轻症状。戒烟对肺大疱的恢复有一定的帮助，但不能确保肺大疱完全消失。

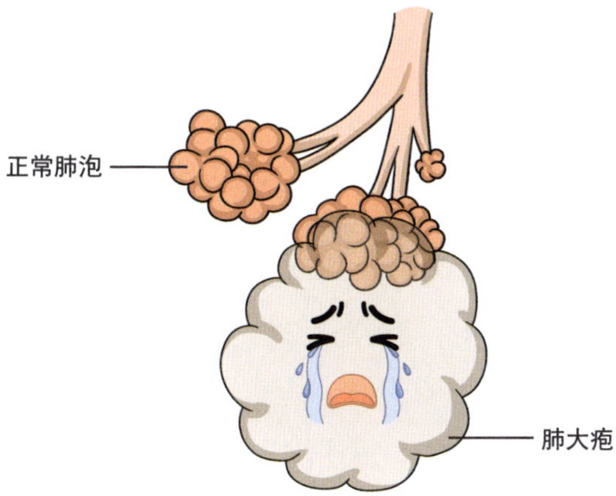

（李　丹　杜毓锋）

健康体检系列

20. 为什么说**胆石症**和**肾结石**不一样

关键词

胆石症　肾结石

随着人们生活水平的提高及影像学检查的发展，结石的发病率越来越高。影响结石形成的因素有很多，如年龄、性别、职业、种族、遗传、环境、饮食成分和结构、水分摄入量等。饮食中盐分与糖分摄入过多、纤维素摄入减少、饮水量不足、高温环境、活动减少等，均会使结石发生风险增加。

专家说

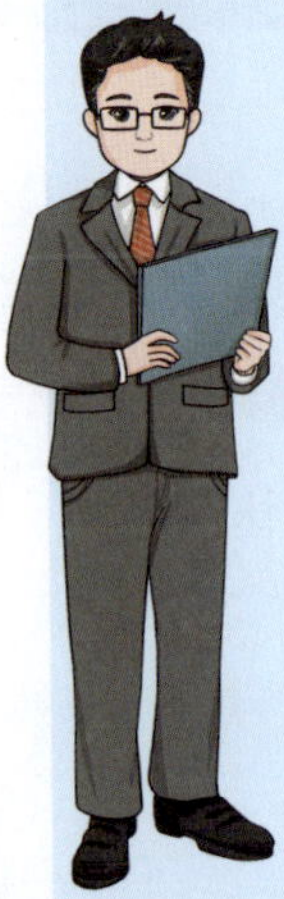

胆石症和肾结石虽然都被称为结石，但是两者有很大的区别。

1. 两者的发病部位不同　胆石症发生于胆囊或胆管内，属于肝、胆、胰系统的一部分；而肾结石存在于肾脏中，属于泌尿系统。

2. 两者形成的机制与成分不同　胆石症的形成通常与脂质代谢有关，因此结石含脂量较高，长期不吃早饭、高脂饮食、肥胖、运动少等都可促进胆石症的形成。肾结石的形成与多种因素相关，包括年龄、性别、种族、遗传、环境因素、饮食习惯等，结石中多含有过多的矿物质，如草酸盐、钙盐等。

3. 两者的临床表现不同 胆石症患者多在进食油腻食物后出现上腹部疼痛，有时会放射至后背，也可能引起上腹部憋胀、嗳气等症状，当结石嵌顿在胆囊颈部或者胆管时，还可能继发感染，导致急性胆囊炎发作。肾结石患者可能多数无明显症状，当结石卡在肾盂和输尿管之间时，可能会出现肾绞痛，伴有腰部剧烈疼痛，还可能出现恶心、呕吐等消化道症状，部分患者还可以出现血尿、尿路感染等症状。

4. 两者的治疗方法不同 对于胆石症而言，如果结石较小，无明显症状，可选择观察或药物治疗；如果结石较大或胆囊炎反复发作，需要手术切除。对于较小的肾结石，可口服排石药物，多饮水、多运动；对于较大的肾结石，可选择体外冲击波碎石或手术治疗。大多数肾结石属于草酸盐结石，容易复发，需低盐、低脂肪、低草酸、低嘌呤饮食，避免高盐分食物，控制动物内脏、海鲜等高嘌呤食物的摄入，增加纤维素摄入，同时要保证充足的饮水量，每日饮水量应在 2 000~3 000 毫升，要注意避免熬夜及过度劳累。

（李思敏　杜毓锋）

21. 为什么前列腺增生不一定出现**排尿困难**

关键词

前列腺增生 排尿困难

前列腺增生是老年男性的常见病、多发病。前列腺是男性生殖系统的一部分，位于膀胱下方，形似倒置的栗子，与膀胱相连的尿道从前列腺的中间穿过，当前列腺体积增大时，会压迫尿道，使尿道阻力增加，从而出现一系列症状。

专家说

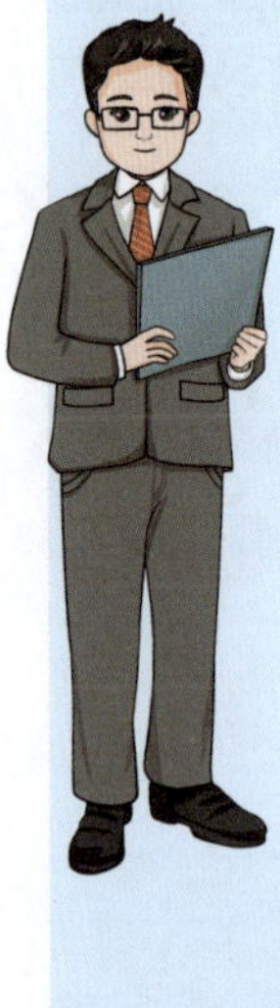

前列腺增生的症状

前列腺增生早期夜尿次数增加，后期白天也出现尿频。患者会突然有强烈尿意，难以忍耐。有的人会出现尿液无法控制地流出，排尿时间延长、射程缩短、尿线细而无力等。排尿时出现尿流中断，多次用力才能将尿液排出。排尿后有尿不尽感。少数患者可出现血尿、泌尿系统感染、膀胱结石。严重的前列腺增生可能导致双侧上尿路积水、肾功能损害，甚至引发尿毒症。

但不是所有的前列腺增生患者都排尿困难。首先，前列腺增生是一个缓慢进展的过程，早期由于膀胱逼尿肌用力地代偿工作，并无明显症状，而随着时间的延长，膀胱逼尿肌会逐渐松弛，无法再用力排出尿液，就会出现排尿困难；其次，前列腺包括左、右两侧叶及前、中、后叶，当一侧叶向外增生时，可能并不会压迫尿道引起临床症状，而当两侧叶同时向内增生压迫膀胱颈部时，就会出现排尿困难。

健康加油站

1. 改善生活方式 患者要保持适度的运动，规律生活，避免受凉、劳累、憋尿、大量饮酒等，避免长期久坐、长时间站立，摄入充足的蔬菜、水果和谷物，减少辛辣、油腻、高钙食物的摄入。

2. 药物治疗 常用药物包括 α 受体阻滞剂，如特拉唑嗪、盐酸坦索罗辛缓释胶囊等，可以帮助放松前列腺和膀胱颈的平滑肌，减轻症状；5α- 还原酶抑制剂，如非那雄胺、度他雄胺等，可以减少前列腺内双氢睾酮的生成，缩小前列腺体积，改善尿流。两种药物可联用，药物不能缓解症状时可考虑手术治疗。

（李思敏　杜毓锋）

22. 怎样看待影像报告里的**囊肿**和**包块**

关键词

囊肿 包块

囊肿是一种囊状的良性包块，有完整的囊壁，内部充满液体或其他非固态物质，可以发生在身体的各个部位，形成原因包括先天发育异常、感染、外伤等。

包块是一种体表或体内的肿块，可以是良性的，也可以是恶性的。包块的形成原因包括炎症、肿瘤、结核病等。有的包块有疼痛、红肿，而有的无症状。

专家说

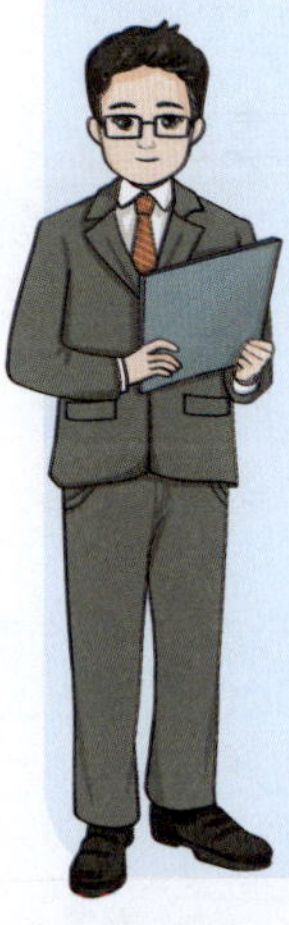

如何看待影像报告里的囊肿和包块

关注囊肿或包块的位置和大小，是否对周围组织造成压迫或影响功能。形态规则和边界清晰的囊肿或包块更可能是良性的。无回声或均匀低回声的囊肿通常表示内部为液体，性质较好；而高回声或混合回声的包块可能需要进一步关注。血流丰富的包块可能需要进一步排查是否为恶性。血常规、生化指标等可以提供更多线索，对于可疑的包块，进行病理检查是确定其性质的金标准。

解读影像报告里的囊肿和包块需要综合考虑多个因素，包括位置、大小、形态、边界、内部回声与密度、血流信号等。同时，结合其他检查结果和专业医生的意见也是非常重要的。在面对这些结果时，请保持冷静和积极的心态，相信医生的专业判断和治疗建议。

健康加油站

1. 较小的、无症状的囊肿可以选择定期观察，感染引起的囊肿需要抗生素治疗。较大的、有症状的囊肿，可进行穿刺引流。如果囊肿较大、有恶性变倾向、反复感染或引起严重并发症，则需要手术治疗。

2. 发现包块后应首先进行影像学检查（如 B 超、CT、MRI 等）和必要的实验室检查（如血常规、肿瘤标志物等），以初步判断包块的性质。如果包块性质不明确，或怀疑有恶性可能，可穿刺活检。对于确诊为恶性的包块，或高度怀疑为恶性的包块，且患者身体状况允许，应尽快进行手术治疗。

3. 囊肿和包块患者应注意保持良好的生活习惯，包括合理饮食、适量运动、避免过度劳累等。戒烟限酒，避免吸入有害气体和粉尘。无论囊肿还是包块，都需要定期进行复查以监测其变化。复查的时间间隔和方式应根据医生的建议进行。

（李　丹　杜毓锋）

23. 为什么说体检发现**甲状腺结节**不一定是癌症

关键词

甲状腺结节　甲状腺癌

甲状腺是人体最大的内分泌器官，形似“蝴蝶”，位于颈部前下方。随着目前超声检查的普及，越来越多的人通过甲状腺彩超发现了“甲状腺结节”。一提到结节，就让人很害怕，很多人会问，我是不是长肿瘤了？需不需要手术或者吃药？

专家说

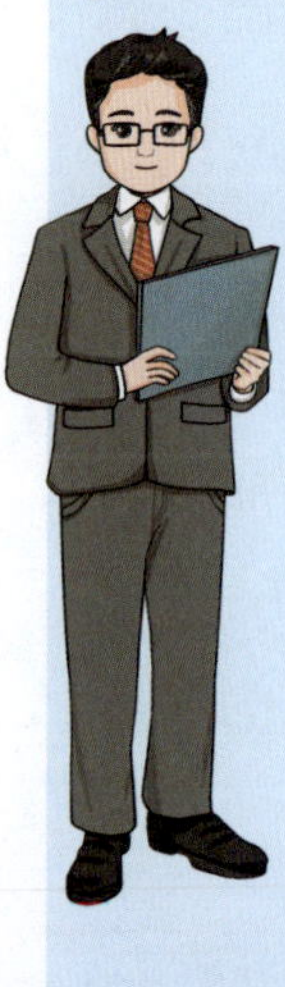

甲状腺结节是指甲状腺细胞在局部异常生长所引起的散在病变。通过高分辨率超声检查，甲状腺结节的检出率高达 20%~76%，但只有 5%~15% 的结节为恶性，即甲状腺癌。头颈部放射线照射史、全身放射治疗史、甲状腺癌家族史、男性、结节生长迅速、伴持续性声音嘶哑、发音困难或吞咽困难、呼吸困难、结节形状不规则、与周围组织粘连固定、伴颈部淋巴结病理性肿大等，均为高危因素。

恶性甲状腺结节在超声下通常有如下表现。

1. 实性低回声结节。

2. 结节内血供丰富。

3. 结节形态和边缘不规则、晕圈缺如。

4. 微小钙化、针尖样弥散分布或簇状分布的钙化。

5. 同时伴有颈部淋巴结超声影像异常，如淋巴结呈圆形、边界不规则或模糊、内部回声不均匀、内部出现钙化、皮髓质分界不清、淋巴结门消失或囊性变等。

确诊是否为恶性结节需要做穿刺活检术，对于直径 >1 厘米的甲状腺结节，或者直径 <1 厘米但高度怀疑为恶性结节者，可以行细针吸取细胞学检查（fine-needle aspiration cytology，FNAC）。

健康加油站

如果超声检查发现甲状腺结节，还需完善甲状腺功能、降钙素、放射性核素甲状腺显像等检查。

1. 对于直径 >1 厘米且伴有血清 TSH 降低的甲状腺结节，应行甲状腺 ^{131}I 或 99mTc 核素显像，判断结节是否有自主摄取功能（“热结节”）。

2. “热结节”绝大部分为良性，多数良性甲状腺结节仅需定期随访，无需特殊治疗。如果随访过程中发现结节明显生长（指结节体积增大 50% 以上），或出现声音嘶哑、呼吸困难、吞咽困难、颈部淋巴结肿大等，可进一步完善甲状腺穿刺活检，明确结节性质。

3. 少数情况下可选择手术治疗、TSH 抑制治疗、热消融、^{131}I 治疗，或者其他治疗手段。

（李思敏　杜毓锋）

四

体检异常
就诊科室推荐

24. 为什么**视力不好**不一定是眼睛的问题

关键词

视力下降　非眼因问题　就诊科室

视力下降，我们首先想到的往往是眼睛出了问题。然而，视力不好有时并不单纯是眼睛的问题，它可能是身体其他部位健康问题的信号，这种问题通常被称为“非眼因问题”。

专家说

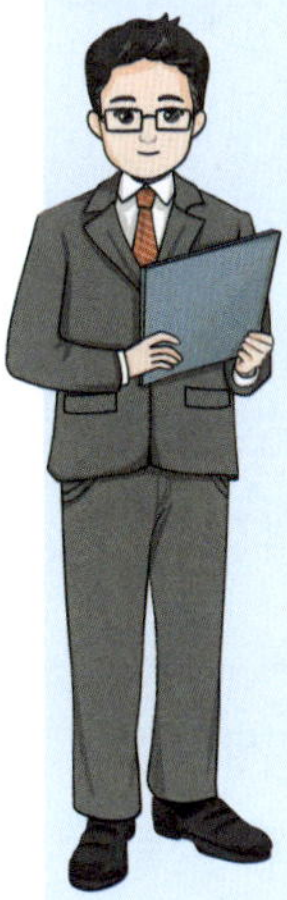

引起老年人视力下降的非眼因问题

1. 心脑血管疾病　是老年人视力下降的常见非眼因问题。心脑血管疾病可能导致眼部供血不足，进而影响视力。例如，颈动脉狭窄、高血压等可能引起视物模糊或暂时性失明。

2. 糖尿病　糖尿病患者的血糖控制不佳时，可能导致视网膜病变，影响视力。这种情况在老年人中尤为常见。

3. 甲状腺功能异常　甲状腺功能亢进或减退都可能影响眼肌功能，导致视力问题。甲状腺疾病在老年人中并不罕见。

4. 神经系统疾病　如多发性硬化、脑瘤等疾病可能压迫视神经，引起视力下降。这些疾病需要到神经内科进行专业诊断和治疗。

5. 全身性疾病 一些全身性疾病亦可导致视力下降，如高血压可能导致眼底血管病变，出现视物模糊等症状；高脂血症可能导致眼底黄斑变性，影响中心视力；免疫系统疾病，如系统性红斑狼疮可能侵犯眼睛，引起视力下降。

6. 其他因素 除了上述要注意的非眼因问题，长期持续用眼、饮食习惯不良、缺乏运动，均可影响视力，建议平日减少持续用眼、均衡饮食、适当运动。

健康加油站

老年人视力下降时，该怎样选择就诊科室

老年人发现视力下降时，除了到眼科就诊，建议有家族遗传病史、个人既往史、长期不良生活习惯者有针对性地选择就诊科室：如有心脑血管疾病家族史者，建议定期到心内科、神经内科就诊，定期监测血压和颈动脉超声，预防心脑血管疾病对视力的影响；糖尿病血糖控制不佳者，建议定期到内分泌科就诊，监测血糖及眼底，及时治疗糖尿病视网膜病变；视力下降突然加重者，建议到神经内科就诊，排除神经系统疾病引起的视神经压迫，这种情况可能需要紧急处理。

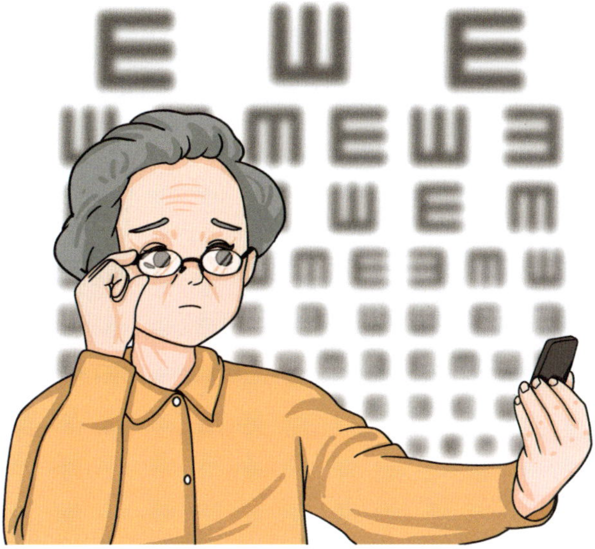

（胡月青）

25. 为什么老年人听力下降应该尽早干预

随着年龄增长，老年人听力下降成为一个普遍现象。然而，许多老年人及其家属对此并不重视，认为“人老耳背”是正常现象。事实上，听力下降不仅影响老年人的生活质量，还可能带来一系列健康问题。那么，为什么老年人听力下降应该尽早干预呢？

关键词：听力下降 健康问题 尽早干预

专家说

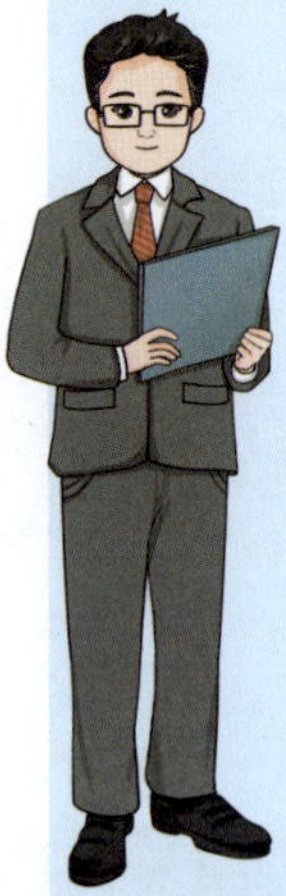

老年人听力下降可能带来的健康问题

1. 听力下降影响社交和心理健康　听力下降会导致老年人出现交流障碍，进而引发孤独感、焦虑、抑郁等精神心理问题。长期缺乏有效沟通，老年人容易产生社交孤立，甚至可能导致阿尔茨海默病等认知障碍。

2. 听力下降增加安全风险　听力下降会使老年人对周围环境的声音反应迟钝，容易在马路上发生意外。此外，听力下降还可能导致老年人对他人话语理解不准确，产生误会，引发家庭矛盾。

3. 听力下降影响身体健康　多项研究显示，听力下降与心血管疾病、糖尿病等慢性疾病密切相关。尽早干预听力下降，有助于降低这些疾病的风险。

健康加油站

老年人发现听力下降后该怎么办

1. 及时就医，明确诊断　老年人一旦发现听力下降，应立即就医。选择耳鼻喉科或听力中心就诊，通过专业医生的检查和听力测试，确定听力损失的程度和类型，为后续的治疗和康复打下坚实基础。

2. 选择合适的干预方式　根据医生的专业建议，老年人可以选择药物治疗或手术治疗来改善听力。若需要辅助听力的设备，如助听器或人工耳蜗，应在专业人士的指导下精心挑选，确保设备适合个人需求，达到最佳辅助效果。

3. 建立良好的生活习惯和家庭氛围 老年人应定期进行听力检查，避免长时间置身于嘈杂的噪声环境，同时维持健康的生活方式，比如戒烟限酒、保持均衡饮食。同时，家庭成员也应积极关注老年人的听力问题，提供充分的关心与支持，并在日常交流中使用清晰、简洁的语言，辅以适当的手势，以减少沟通障碍，共同营造一个温馨、和谐的家庭氛围。

（胡月青）

26. 为什么**认知测试**有问题应该去看专科门诊

随着社会老龄化的加剧，认知障碍逐渐成为人们关注的焦点。认知测试是评估一个人认知功能的重要手段，而当认知测试结果显示异常时，及时前往专科门诊就医尤为重要。

专家说

为什么认知测试有问题应该去看专科门诊

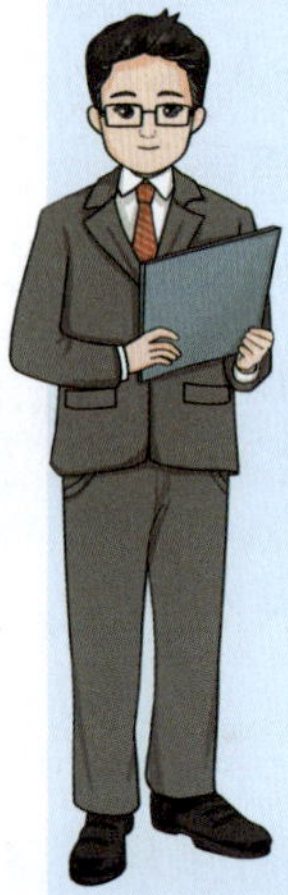

1. 认知测试异常可能是疾病信号 认知测试用来评估注意力、记忆力、语言能力、执行功能等多个方面的认知功能。当测试结果显示异常时，可能是认知障碍或相关疾病的早期信号，如阿尔茨海默病、血管性认知障碍等。

2. 及时就诊有助于早期干预 早期发现和干预认知问题对于延缓病程、提高生活质量至关重要。专科门诊的医生具有专业的诊断技术和治疗经验，可以针对患者的具体情况制订个性化的治疗方案。

3. 误诊和漏诊的风险 非专科医生可能对认知测试结果的解读不够准确，导致误诊或漏诊，而专科门诊有完善的诊断流程和设备，能够更准确地评估患者的认知状况。

健康加油站

认知测试有问题该怎么办

1. 认识认知测试 认知测试通常包括一系列标准化的测试，如蒙特利尔认知评估量表（MoCA）、简易精神状态检查量表（MMSE）等。了解这些测试的目的和过程，有助于更好地配合医生进行评估。

2. 关注认知测试结果 如果您或家人的认知测试结果显示异常，不要忽视这个问题。及时记录测试结果，并带上相关资料前往专科门诊就诊。

3. 选择合适的专科门诊 在选择专科门诊时，可以考虑医院的口碑、医生的专业水平等因素。神经内科、记忆门诊、精神心理科等门诊都是处理认知问题的合适选择。

4. 配合医生进行治疗 就诊时，应详细向医生描述自己的症状和感受，配合医生进行检查和治疗。同时，保持积极的心态，遵循医生的建议进行康复训练。

总之，当认知测试结果显示有问题时，及时前往专科门诊就诊至关重要。专业的诊断和治疗，可以帮助患者尽早干预认知问题，提高生活质量。让我们关注认知健康，为自己和家人的健康保驾护航。

（胡月青）

27. 为什么**尿酸高**不一定是肾的问题

尿酸高是现代社会中常见的健康问题之一，很多人一旦发现自己的尿酸水平超标，就立刻联想到肾脏出了问题。然而，尿酸高真的不一定是肾的问题，它可能由多种因素引起，包括肾脏排泄尿酸的能力下降、嘌呤代谢紊乱、饮食因素、酒精摄入和遗传因素等。

因此，当体检结果显示尿酸高时，我们需要更全面地了解其背后的原因。

专家说

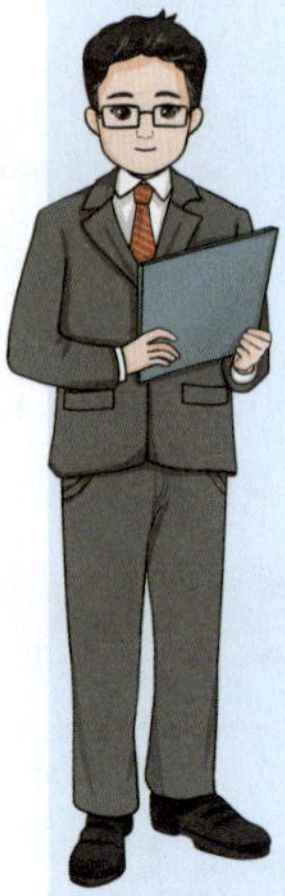

为什么尿酸高不一定是肾的问题

1. 尿酸高的原因多样 尿酸高可能是由于肾脏排泄尿酸的能力下降，但这并不是唯一的原因。尿酸是人体内嘌呤代谢的终产物，过多的尿酸可以来源于嘌呤代谢紊乱、饮食中嘌呤摄入过多、酒精摄入、遗传因素等。

2. 肾脏以外的因素 除了肾脏排泄功能，肝脏的尿酸生成、肠道菌群的变化等因素也可能影响尿酸水平。因此，尿酸高并不总是意味着肾脏出了问题。

3. 生活方式的影响 不良的生活习惯，如高嘌呤饮食、饮酒、肥胖等，也会导致尿酸水平升高。改善生活方式是控制和降低尿酸水平的重要手段。

健康加油站

尿酸高该如何就诊

1. 咨询内分泌科医生 体检发现尿酸高时，应及时咨询内分泌科医生，进行详细的病史询问和体格检查。医生可能会建议进行血液检查、肾功能检查等，以评估尿酸水平、肾功能等相关指标。

2. 遵循医生建议 根据医生的建议，进行相应的治疗和生活方式调整。医生可能会建议减少高嘌呤食物的摄入，限制饮酒，增加水果和蔬菜的摄入，保持适当的体重，定期进行体育锻炼等。

3. 定期复查 尿酸高患者应定期进行血液和尿液检查，监测尿酸水平和肾功能，及时了解病情变化，并根据医生的建议调整治疗方案。

4. 配合其他科室治疗 如果尿酸高伴随痛风、肾结石等，可能需要与风湿免疫科、泌尿外科等其他科室联合进行治疗。

（胡月青）

28. 为什么说血糖过高或过低都应该去看内分泌科

血糖水平是人体健康的重要指标之一，血糖过高或过低是内分泌系统出现问题的信号，可能导致严重的健康问题。内分泌科作为专门诊治内分泌及代谢性疾病的科室，对于血糖异常的处理具有专业优势。

关键词

血糖过高　血糖过低

专家说

为什么说血糖过高或过低都应该去看内分泌科

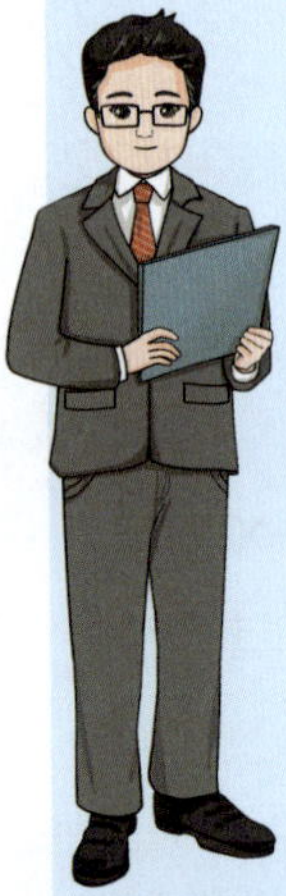

1. 血糖异常与内分泌系统密切相关　内分泌系统负责调节体内激素水平，而激素水平的失衡直接影响血糖的稳定。胰岛素是由胰腺分泌的一种激素，对血糖的调节起着至关重要的作用。因此，血糖异常往往与内分泌系统的问题密切相关。

2. 专业的诊断和治疗　内分泌科医生具有专业的诊断和治疗技能，能够对血糖异常进行全面评估，确定病因，并制订个体化的治疗方案。无论血糖过高还是过低，内分泌科都能提供专业的医疗服务。

3. 预防和控制并发症　血糖异常如果不及时治疗，可能会导致糖尿病及其并发症（如心血管疾病、肾病、视网膜病变等）。内分泌科医生不仅关注血糖水平的控制，还注重预防和控制并发症，保护患者的整体健康。

健康加油站

如何识别并应对血糖异常

1. 了解血糖过高或过低的表现　了解血糖异常的常见症状，如高血糖可能表现为口渴、多尿、体重下降等，低血糖则可能表现为心慌、出汗、颤抖、意识模糊等。一旦出现这些症状，应及时就医。

2. 定期监测血糖 对于糖尿病患者或有血糖异常风险的人群，建议定期监测血糖，及时发现血糖波动，避免严重后果。

3. 生活方式的调整 无论血糖过高还是过低，都需要调整生活方式。建议保持均衡的饮食，适量运动，避免过度饮食或剧烈运动，保持良好的睡眠质量。

4. 遵医嘱治疗 根据内分泌科医生的建议，合理使用药物，如胰岛素或其他降血糖药。同时，定期复诊，评估治疗效果，及时调整治疗方案。

（胡月青）

29. 为什么**骨量减少**单看骨科还不够

骨量减少是老年人常见的健康问题，它增加了骨折的风险，影响了生活质量。许多人在出现骨量减少的情况时会第一时间想到去骨科就诊，然而，单看骨科可能并不足以解决所有问题。

骨量减少涉及全身多个系统的功能状态，需要内分泌科、营养科等多个学科的共同参与，才能更全面、更有效地管理骨量减少，保护骨骼健康。

通过全面评估、调整生活方式和多学科合作治疗，老年人可以有效地降低骨量减少带来的健康风险。

专家说

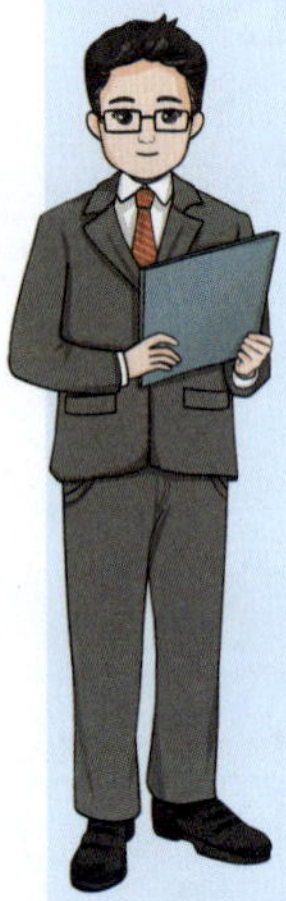

为什么骨量减少单看骨科还不够

1. 骨量减少的多元因素 骨量减少不仅仅是骨骼问题，它可能是全身代谢和内分泌系统问题的表现。钙和维生素 D 的代谢、性激素水平，以及饮食习惯等，都可能影响骨量。

2. 内分泌科的角色 内分泌科在骨量减少的诊断和治疗中扮演着重要角色。内分泌系统疾病，如甲状腺功能亢进、性腺功能减退症等，都可能导致骨量减少。

3. 多学科合作的重要性 骨量减少的治疗需要多学科合作。骨科负责骨骼的结构和创伤修复，而内分泌科、营养科等科室则负责调整全身代谢状态，共同促进骨骼健康。

关键词

骨量减少 骨科 多学科合作

健康加油站

发现骨量减少该怎么办

1. 全面评估 骨量减少的患者应进行全面评估，包括血液检测、骨密度检测等，以确定骨量减少的原因。这有助于制订针对性的治疗方案。

2. 调整生活方式 保持健康的生活方式对预防和管理骨量减少至关重要。建议增加富含钙和维生素 D 的食物摄入，适度运动，避免吸烟和过量饮酒。

3. 内分泌科与骨科的联合治疗 在治疗过程中，内分泌科和骨科的联合治疗可以取得更好的效果。内分泌科医生可以帮助调整体内的激素水平，而骨科医生则专注于骨骼本身的治疗。

4. 定期跟踪 骨量减少的患者应定期跟踪检查，监测骨密度和整体健康状况，及时调整治疗方案，以防止病情进一步恶化。

（胡月青）

30. 为什么体检报告总是建议去**看专科门诊**

在日常生活中，很多人有定期进行体检的经历。然而，体检报告出来后，我们往往会在结论部分看到“建议门诊进一步检查”或“请到相关科室就诊”的字眼。这是为什么呢?

查体报告建议去门诊看专科是为了确保对异常指标进行准确、全面的诊断和治疗。通过专业医生的诊断和指导，我们可以更好地管理健康问题，保障身体健康。在日常生活中，我们应重视体检报告的提示，及时到专科门诊进行检查，以便及时发现并处理健康问题。

关键词：体检　门诊　专科

专家说

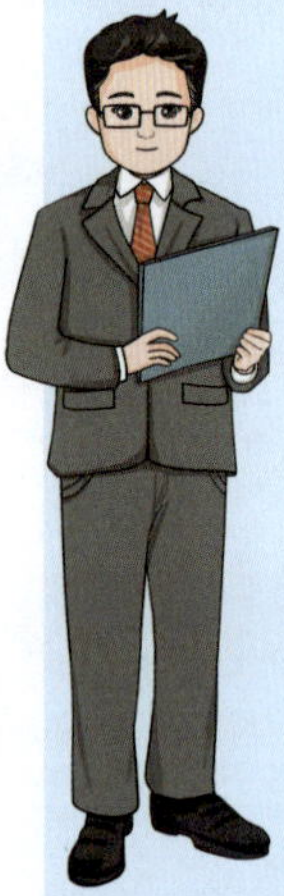

为什么体检报告总是建议去看专科门诊

1. 体检的局限性　体检的主要目的是对身体健康状况进行初步筛查，由于体检项目的局限性，有些问题可能无法在体检中及时发现或明确诊断。因此，当体检报告中出现异常指标时，我们需要去门诊进行更详细的检查和诊断。

2. 专科门诊的专业性　专科门诊具备更专业的医疗设备和经验丰富的医生，能够对特定疾病进行深入研究和诊断。当体检发现异常时，去专科门诊就诊可以更准确地判断病因，制订合适的治疗方案。

3. 避免误诊和漏诊　体检报告中的异常指标有时可能不具有明确的临床意义，需要结合病史、症状和进一步检查来综合判断。专科门诊可以提供更全面的诊断，避免误诊和漏诊。

健康加油站

拿到体检报告该怎么办

1. 理解体检报告　拿到体检报告后，不要过于恐慌或忽视。应认真阅读报告，了解异常指标的提示意义，并根据医生的建议到相应的门诊进行检查。

2. 选择合适的专科门诊 根据体检报告中的异常项目，选择相应的专科门诊进行就诊。例如，若肝功能异常，可选择消化内科门诊；若尿酸升高，可选择内分泌科门诊。

3. 准备完整的资料 就诊时，携带完整的体检报告和相关检查结果，以便医生进行全面评估和诊断。

4. 定期随访 就诊后，按照医生的建议进行定期随访和检查，及时了解病情变化，调整治疗方案。

（胡月青）

第四章

老年人健康体检的注意事项

体检前
需要了解的问题

1. 老年人体检前需要如何**预约**

关键词

预约人 预约方法 多样化预约

面对多种多样的体检预约方式，老年人该如何选择？

不同的体检单位预约方式不尽相同，主要有以下几种预约方式：现场预约、电话预约、官方网站或手机应用程序线上预约、居委会登记预约。老年人受体力不济，视、听力下降，记忆力减退、不能熟练使用电子智能产品等因素影响，极有可能无法成功预约体检。

多样化预约方式的诞生，必然是为了使预约体检便利化和普及化，老年人如何选择并利用好这些预约方式是关键。

专家说

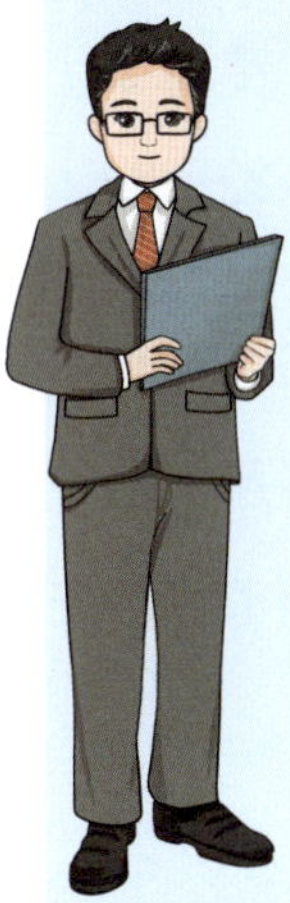

老年人预约体检的关键步骤

1. 选择合适的体检单位和体检项目 体检前要明确体检单位和体检项目，目前医院体检中心和专门体检机构都可以进行健康体检。老年人可根据个人情况选择体检单位和体检项目。

2. 了解预约的方式方法 ①现场预约：直接前往体检单位，向工作人员咨询体检项目和预约流程，并当场进行预约。②电话预约：通过拨打医院体检中心的预约电话，告知工作人员拟体检人的基本信息（如姓名、年龄、联系方式等）、期望的体检日期和体检项目。③线上预约：登录体检单位的官方网站，按照提示填写老年人的个人信息、选择体检套餐或具体的体检项目；部分体检单位推出了官方的手机应用程序，提供体检预约服务，下载并安装该应用程序后，注册账号并登录，按照操作指引进行体检预约。

3. 预约人不一定是体检人 老年人因体力、智力等各种限制无法实现自己预约体检，或为了进一步提高预约高效度和成功率，要主动寻求帮助，可以请亲人朋友尤其是身边的年轻人在方便之余帮忙预约体检，避免因为不会或不能完成预约而放弃健康体检。

健康加油站

老年人如何实现按需预约体检

多样化的预约方式可以帮助老年人实现按需预约体检。老年人在选定合适的体检单位后，首先要快速了解自己选定的体检单位有哪些预约体检的方式，然后初步自我评估可通过哪种方式完成预约，推荐老年人掌握并使用电话预约的方式，积极接触新事物，学习线上预约。牢记预约人不是拟体检人，一旦发现自己预约体检有困难，及时向亲人朋友表明体检意愿，在亲人朋友帮助下完成体检预约。预约时一般需要提供拟体检人的姓名、年龄、拟选择的体检项目（套餐）、联系方式等信息，注意保存好预约信息或凭证。

（齐海梅　常　杰）

2. 老年人体检前需要准备哪些个人和医疗资料

关键词

身份证明　医疗资料

老年人体检时带着身份证、医保卡是不是就足够了呢？

健康体检的主要目的是“防未病，评旧疾”，全面把握健康状况并制订专业的健康管理策略。因此，老年人体检前仅准备好身份证、医保卡这些包含个人基本信息的资料还远远不够，同时准备好个人医疗资料亦十分重要，有助于医生更全面、准确地了解老人的基本健康状况。

老年人往往合并多种基础疾病，既往医疗资料繁多，将重点病史资料提供给医生才能起到事半功倍的体检效果。

专家说

体检前准备资料时既要全面又要重点突出

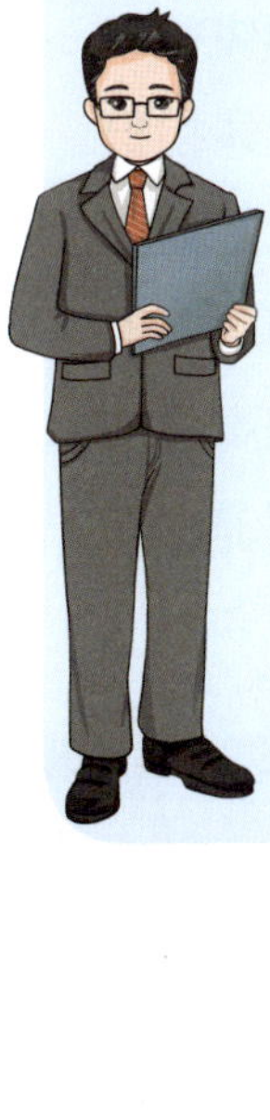

1. 携带身份证明　老年人体检前请准备身份证和医保卡，通常在体检登记环节要出示身份证来核对体检人信息；部分医保定点体检机构或医院可按规定享受相应的医保报销政策，如果老年人参加了医保，使用医保卡可以方便在体检过程中进行费用结算。

2. 准备医疗资料　老年人体检前需要准备的常见医疗资料主要包括以下几种，如门诊病历本、住院诊断证明、住院小结、手术记录、病理报告单、实验室检查报告单、慢性疾病用药清单及近 1~2 年的体检报告。

3. 提供重要病史 老年人往往基础疾病较多，在提供病史资料时容易遗漏且很难做到逐个疾病详细叙述。体检前可以按照机体不同系统同时参照老年人慢性疾病患病率较高的疾病谱（高血压、冠心病、慢性阻塞性肺疾病、糖尿病、血脂异常、消化不良、脑血管疾病、骨质疏松等）来梳理患病情况，并逐一记录在笔记本上，在陈述病史时将尚未治愈的急性病、不稳定的慢性疾病、肿瘤性疾病、家族性疾病、重大手术外伤经历及严重过敏情况作为重点病史提供给体检单位。

健康加油站

怎样才能准备好个人医疗资料

通常携带近期的门诊病历本和住院诊断证明就可以基本涵盖患病情况，不需要携带所有的实验室检查报告单或影像学胶片，如果有既往提示需要密切观察的异常项目或病变，在预约体检时建议询问体检单位是否需要携带原始报告单或胶片，但在解读体检报告时强烈推荐携带。提供病史资料时，要详细陈述重要疾病的诊断和治疗过程、既往和目前用药情况等信息，这对于完善体检项目、降低体检风险、提高体检后健康评估准确度及调整后续健康管理策略都非常有帮助。

（齐海梅　常　杰）

3. 老年人体检前多久需要**注意饮食、禁食水**

关键词

非空腹　空腹　禁食水

老年人体检前是不是越早注意饮食越好？

诸多体检项目均提示体检前需注意饮食，不同体检项目对体检人生理状态的要求也不尽相同，主要有非空腹、空腹、禁食水三种。老年人由于机体脆性增加，饮食习惯的改变可能会带来很多不良后果，过早或过晚调整饮食都有可能影响体检结果的准确性。因此，老年人体检前的饮食调整做到“因检而异”非常重要。

专家说

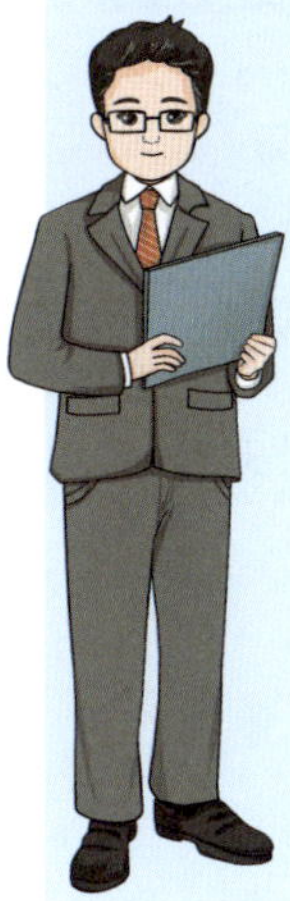

老年人体检前应做好“因检而异”的饮食调整

1. 一般体检项目　如血糖、血脂、甲状腺功能等抽血化验和腹部影像学检查，推荐老年人提前 3 天左右开始尽量进食清淡、少产气的食物，检查前 8~12 小时禁食水（即空腹状态），以确保所获取的数据能准确反映人体真实的生理状态。

2. 特殊检查项目　如胃肠镜检查，推荐胃肠功能良好的老年人提前 1~2 天、胃肠功能弱的老年人提前 1 周开始进食少渣、易消化的食物，检查前 6~8 小时禁食水，另外遵照医生要求按时服用肠道准备药物，以便达到理想的胃肠镜观察和治疗效果。

3. 其他常见体检项目 如心电图、胸部CT、甲状腺彩超、血管超声等，饮食方面均无特殊要求，保持平时的饮食习惯即可。

健康加油站

非空腹、空腹、禁食水的概念和标准是什么

1. 非空腹 一般是指在距离要求空腹进行的体检项目时间不足8小时前进食了含有热量的食物或者饮料，此时的状态即为非空腹。

2. 空腹 一般是指人体在一段时间内未进食任何含有热量的食物或饮料的状态，空腹标准是禁食水8~12小时，其间由于各种原因少量饮水（一般不超过200毫升）也可以视为空腹。通常空腹目的是让身体处于相对稳定的代谢状态，避免食物消化吸收过程对检查结果产生影响。

3. 禁食水 是指既不进食固体食物，也不饮用任何液体（包括水、饮料等）的要求。通常是为了满足医疗检查、手术或治疗等操作的需要，以确保相关操作的准确性、安全性或有效性。

（齐海梅　常　杰）

4. 老年人体检前需要调整或停止服用哪些药物

关键词
药物种类　减停原则

老年人体检前需要减停慢性疾病用药吗？把握什么原则？

老年人是患慢性疾病（尤其是患多种慢性疾病）的主要人群，相应的日常口服药物种类繁多，可以笼统地分为西药和中药两大类，按功效主要有抗高血压、降血糖、调脂、抑酸、护胃、利尿、抗凝和抗聚等药物类别。为了保证体检能够安全顺利进行，而且结果准确可靠，老年人体检前把握“减停药物莫随意”的原则，做好日常用药减停非常重要。

专家说

老年人体检前需要调整的常见药物

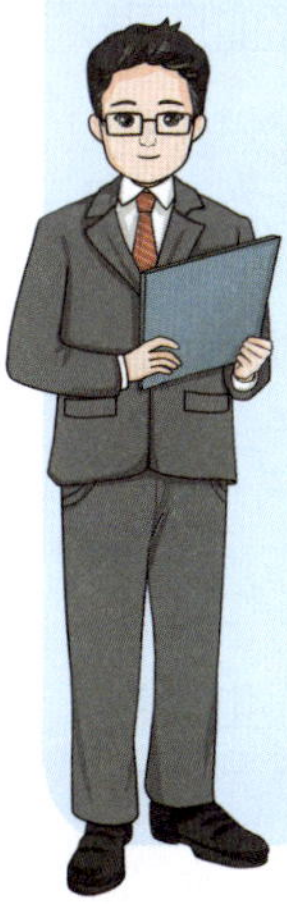

1. 降血糖药　老年人体检前往往需要减停降血糖药（包括口服用药和注射胰岛素）。比如，服用格列本脲等磺酰脲类降血糖药及使用胰岛素的老年人，体检前要在医生指导下适当减少药量或暂停使用，以避免体检时发生低血糖或影响对真实空腹血糖情况的判断；行增强 CT 或 MRI 检查时，为避免影响检查效果，需要停用二甲双胍，并在医生指导下使用替代药物，避免血糖大幅波动。

2. 抗凝抗聚类药物 一般体检项目，体检前不建议停用抗凝抗聚类药物，避免突然停药增加血栓形成的风险，危及生命健康。但在进行一些有创检查（如穿刺活检、胃肠镜检查且可能取活检等）时，往往需要调整用药，建议提前告知医生正在服用此类药物的具体情况，并遵医嘱减停药物。

3. 含色素的药物 部分中成药及其他含大量色素的药物可能会影响尿液的颜色和成分分析，如果体检项目涉及尿液检查，推荐停用。

4. 影响甲状腺功能的药物 如果要进行甲状腺功能检查，且正在服用一些可能影响甲状腺功能检查结果的药物，也应提前告知医生正在服用该药的情况，由医生根据具体情况判断是否需要调整用药，比如胺碘酮。

健康加油站

为什么要遵循“减停药物莫随意”的原则

老年人体检前对于日常用药的处理千万不能马虎，有些药物随意减停后可能会惹上大麻烦。推荐老年高血压患者体检前不要减停日常服用的抗高血压药，避免突然停药导致血压波动较大，增加心脑血管意外的风险。常用的调脂药，体检前也不需要特意停药，不停药可以更真实地反映出药物治疗后的血脂情况，便于医生评估治疗效果。

老年人在体检前莫随意调整或停用日常用药，建议先咨询医生再调整用药，以确保体检结果的准确性和老年人的健康安全。

健康云课堂

老年人体检前减停药物需要注意什么

（齐海梅　常　杰）

关键词

睡眠　情绪　运动量

5. 老年人体检前需要如何调整睡眠、情绪和运动量

老年人体检前需要调整个人状态吗？怎样做才合适？每个人都一样吗？

很多人体检前由于对自身身体健康状况的不确定或不自信，容易出现失眠、烦躁、抑郁等情况，甚至尝试通过增加或减少饮食、运动量等方式来制造“假健康”。这种个人状态对体检结果是有不良影响的，老年人尤其要重视体检前个人状态的调整。由于每个人的生活和行为习惯都有差异，故调整个人状态要注意个体化推荐。

专家说

老年人体检前要重视调整个人状态

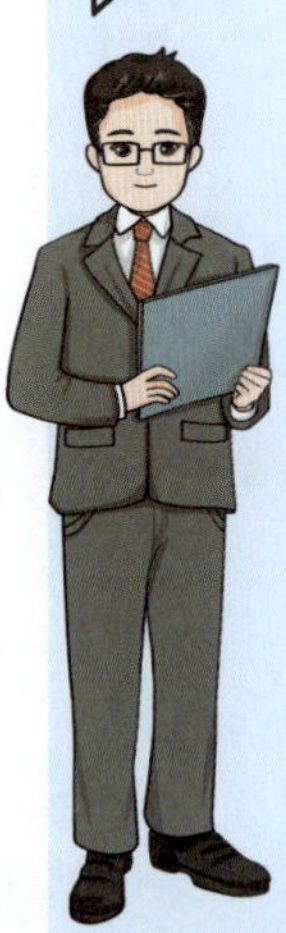

1. 睡眠 老年人体检前 1 周左右要尽量保持规律的作息时间，保证充足的睡眠时长。一般来说，每天的睡眠时间为 7~8 小时是比较理想的，避免突然改变睡眠习惯或熬夜而对身体产生不良影响。比如，熬夜可能会导致精神不振、血压升高、心率加快及内分泌失调，体检时容易体力、精力不济，而且体检结果不能真实反映老年人的健康状况，影响医生对疾病的判断和评估。

2. 情绪 老年人体检前尽量保持平和、放松的心态，避免紧张、焦虑情绪的产生。情绪对身体的影响也是很大的，比如，情绪波动可能会使血压上升、心跳加速及激素水平改变，同样也会影响体检结果的准确性。

3. 运动量 老年人体检前的运动量也是需要适当调整的。一般来说，要适度减少运动量，特别是要避免剧烈运动。剧烈运动可能会使身体处于一种应激状态，导致一些生理指标发生变化。比如，剧烈运动会使肌酸激酶、乳酸等指标升高，不仅可能会有肌肉酸痛等不适感，而且影响体检结果和医生判断。

健康加油站

体检前怎样做才能达到良好的个人状态

推荐老年人体检前可以试着听听音乐、看看书，做一些自己喜欢的、能让自己放松的事情，争取把心态调整到平和状态，对体检没有害怕、不安和焦躁。依平时的作息习惯，按时睡觉，按时起床，如果出现失眠，无需紧张，可在医生指导下适量服用助眠药物，以保证充足的睡眠时间，以自我感觉起床后身心轻松、白天精力充沛为佳。跑步、跳广场舞等对老年人来说属于相对剧烈的运动，在体检前 1 周左右可以改为散步、打太极拳等比较舒缓的运动，运动后轻微出汗且无疲乏感及其他身体不适，为适宜的运动量。

（齐海梅　常　杰）

6. 老年人体检前是否需要**排尿、排便**

体检前是否需要排尿、排便？如何把握？

随着年龄增长，消化系统、泌尿生殖系统疾病在老年人群中发病率升高，老年人体检项目中除了尿常规、大便常规＋潜血这些一般体检项目，常需要增加胃肠镜、泌尿系统超声、妇科超声等检查。

体检前要根据自己的体检项目来确定是否需要排尿、排便。提前了解不同检查项目的注意事项并掌握正确的留取标本的方法非常重要。

关键词：排尿　排便　合理排序

专家说

对排尿、排便有要求的常见体检项目

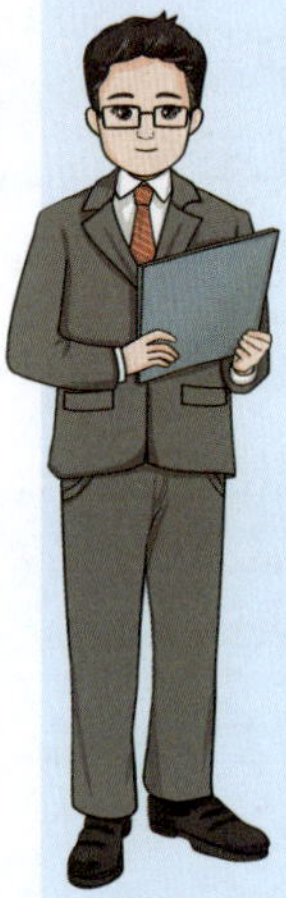

1. 排尿方面　尿常规，推荐留取新鲜中段晨尿标本来进行检测，为避免标本受到污染影响化验结果，建议体检当日到达体检单位后排尿留标本。泌尿系统超声，比如检查肾、膀胱等器官，一般需要憋尿，检查前 1~2 小时要尽量减少排尿，让膀胱充盈起来，便于清晰观察膀胱的形态、结构以及肾与膀胱之间的关系等。妇科检查项目，比如妇科超声、阴道检查等，通常建议在检查前半小时至 1 小时就把膀胱排空，以避免膀胱充盈对检查造成干扰。

2. 排便方面　大便常规 + 潜血，需要留取新鲜的粪便进行检测，因久置导致水分流失或者被污染的粪便，会影响化验结果的准确性，建议体检当日到达体检单位后排便留标本。直肠指检，建议排便后进行，以减少直肠指检假阳性结果，避免直肠指检过程中出现便失禁的状况。胃肠镜检查，需要按照医生的要求在检查前一天或者当天早上进行充分的肠道准备，便于胃肠镜观察。

健康加油站

如何安排有二便要求的体检项目顺序

推荐先进行那些需要留取样本的项目，比如尿常规和大便常规 + 潜血，这样可以在身体状态相对自然的情况下留取到较为新鲜、具有代表性的样本。排尿、排便后进行直肠指检。留取完尿、便标本及直肠指检后，根据后续项目的需要，先进行需要空腹、排空膀胱的检查项目，检查结束后饮水，再进行需要憋尿的检查项目。对于像胃肠镜检查这种需要特殊肠道准备的项目，一般要安排在其他项目之前或者之后单独进行，避免因为肠道准备过程中排便等情况对其他项目造成干扰。

（齐海梅　常　杰）

二

体检中可能遇到的问题

7. 老年人体检当天穿什么样的**衣服**便于检查

关键词：衣服　配饰　合理穿搭

日常服饰多种多样，体检时该如何选择？是不是衣着越少越好？

体检时服饰的选择，不是简单的穿多还是穿少，不仅要考虑到老年人的身体特点，还要结合体检的实际需求。有些体检项目需要暴露身体的某些部位，有些体检项目需要体位配合，老年人身体没那么灵活，穿脱衣物多有不便，故体检时尽量选择宽松舒适、穿脱方便、轻便简洁的衣服。另外，配饰会影响检查过程的安全性或结果的准确性，应避免佩戴饰品。

专家说

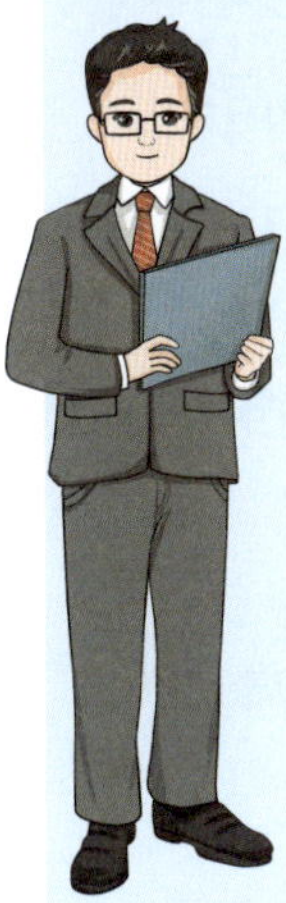

老年人体检时要穿合适的衣服

1. 宽松舒适的衣服　老年人体检时要尽可能保持日常穿衣习惯，同时要符合体检项目的需求。比如，体检项目中有心电图、超声心动图、胸部X线或CT等检查时，穿宽松舒适的衣服，不会因为衣服太紧而费很大的力气进行穿脱或影响翻身、起身等动作，也能让肢体在检查时有足够的活动空间。

2. 易解易扣的款式　体检过程中，如果衣服是那种有很多复杂的扣子、拉链，或者是套头的且领口很小的款式，就会给暴露检查部位带来麻烦，浪费时间不说，还可能让老年人在检查过程中感到不舒服或者紧张。比如，做心电图要解开上衣露出胸部，做腹部超声要把上衣撩起来露出腹部等，能够快速方便地解开和扣上，轻松暴露需要检查的部位很重要。

3. 轻便简洁的贴身衣服 体检时贴身衣服要选择轻便简洁的款式，避免穿那种厚重、装饰过多或者过于复杂的衣服。比如，装饰过多的衣服可能会有一些金属配饰、珠子等，在做一些检查时（比如 MRI 检查）可能会造成干扰，影响检查结果。

健康加油站

老年人体检时如何“由内而外”合理穿搭

推荐老年人选择衣服时首先避免有金属、珠子等复杂、多装饰的款式，夏季体检时可穿运动内衣、纯棉宽松的 T 恤、休闲运动裤或松紧腰长 / 短裤；春、秋、冬季体检时穿纯棉背心、宽松衬衫、开衫毛衣、松紧腰长裤或运动套装，依天气情况搭配厚薄适中的薄外套、厚外套、棉服或羽绒服。体检时尽可能摘掉平时佩戴的某些饰品，比如项链（材质包括金属、珍珠、玉制品、蜜蜡等）、含金属成分的手链、腰带、胸针等。

（齐海梅　常　杰）

8. 老年人体检中有哪些检查需要**特殊体位配合**

关键词

特殊体位　体位配合

体检项目中的很多检查有体位要求，一定要体位配合吗？做不到怎么办？

体检过程中有很多项目均需要体位配合，了解检查体位才能做好体位配合，老年人由于行动不便，充分了解需要体位配合的检查并掌握如何配合尤其重要。检查体位是指在进行各类医学检查时，患者被要求摆放的特定身体姿势和位置状态。常见的检查体位有仰卧位、俯卧位、侧卧位、截石位、膝胸卧位、坐位等。

专家说

体检时常见的需要体位配合的检查

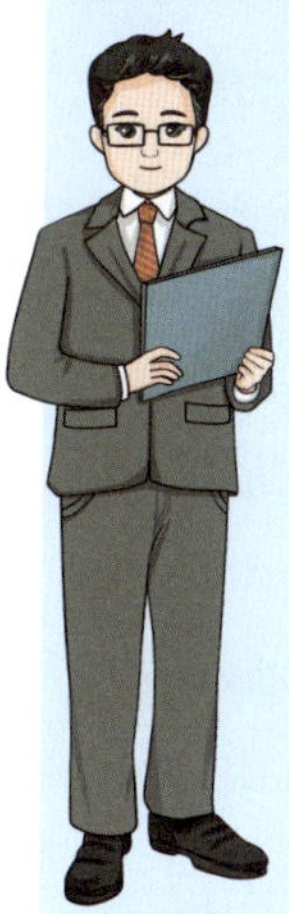

1. 心电图、超声检查　做心电图的时候，老年人要保持平卧位，并且尽可能放松肢体，这样心电图机才能够准确地记录心脏的电活动情况。超声检查一般要求老年人采取仰卧位，便于超声探头在各个脏器部位进行探查。检查过程中，根据具体的需要，可能还会要求老年人变换体位，比如稍微向左或向右侧卧，这是为了能够更好地观察某些脏器的不同侧面或者角度，使得超声图像更加清晰，以便准确地判断脏器的形态、结构等情况。

2. 胃肠镜检查 做胃肠镜检查的时候，老年人一般要采取左侧卧位、双腿屈曲，使胃肠道处于一个相对自然且便于操作的状态，有利于内镜顺利地通过食管、胃、肠道等部位进行检查。同时，也能让老年人在检查过程中感觉相对舒适。

3. 妇科检查（女性） 妇科检查项目需要采取截石位。这样的体位能够充分地暴露会阴部和阴道等部位，方便医生进行妇科检查，比如阴道扩张器检查、双合诊检查等，以便准确地了解妇科器官的健康状况。

4. 直肠指检 在进行直肠指检的时候，老年人可以根据自身的情况以及医生的建议，选择左侧卧位、膝胸卧位或者弯腰前俯位。这些体位都能够使肛门和直肠充分地暴露出来，便于医生将手指插入直肠进行检查，以了解直肠内是否存在病变等情况。

健康加油站

老年人遇到需要体位配合的检查该怎么办

做好检查体位配合的目的主要有以下几点：一是充分暴露检查部位，利于医生准确查看组织结构、病变等情况；二是为医生实施检查操作提供便利条件，确保操作能顺利、准确地完成；三是可以避免患者在检查过程中因体位不当出现意外，同时保障检查操作本身不对患者造成不必要的伤害。由此可见，体位配合非常重要，但老年人经常会遇到不能体位配合的检查，此时不要慌张，可以通过提前与医生沟通、尝试调整可代替的检查项目、借助辅助工具以及家人陪伴等多种方式来实现体检过程顺利、结果准确全面。

（齐海梅　常　杰）

关键词

放射　防护　风险

9. 老年人体检时如何做好有**放射**或其他风险的检查

老年人体检项目中有存在风险的检查，可以做吗？需要怎么防护？

老年人由于疾病较多，体检时需要做的检查项目往往更多，做有放射或其他风险检查的概率更高，需要正确认识和对待。面对有放射或其他风险的检查时，要提前与医生充分沟通，说明身体状况及既往史等情况，体检过程中配合医生的指示（如穿铅衣等）进行检查，体检后遵医嘱进行后续防治。

专家说

常见的老年人体检项目中可能存在放射或其他风险的情况及应对措施

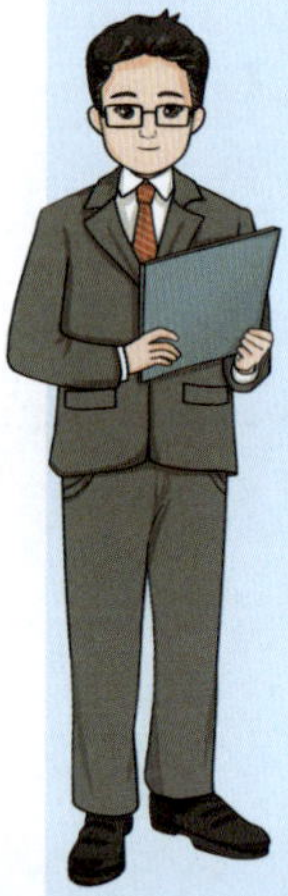

1. 放射类　胸部X线和CT检查均是比较常见的通过X射线获取脏器影像的放射类检查，都有辐射（CT检查的辐射剂量比胸部X线检查高），多次扫描会使辐射累积，增加健康风险。若非必要，避免短期内多次进行放射类检查。检查时按要求穿戴防护铅衣、铅围脖、铅帽等，重点防护甲状腺、性腺等敏感部位，尽可能减少辐射暴露。检查后可适当增加营养摄入，多吃富含抗氧化物质的食物（如新鲜蔬菜、水果等），有助于减少辐射可能带来的潜在影响。核医学检查（如骨显像）使用放射性核素成像，存在放射风险。检查时穿戴好防护用品，检查后按规定在特定区域等待一段时间，避免与他人密切接触，直至体内放射性核素水平降低至安全范围。检查后多喝水，增加排尿次数，有助于放射性核素尽快排出体外。

2. 造影类　此类检查多为非常规体检项目，如冠状动脉造影、静脉肾盂造影、消化道造影等。冠状动脉造影和静脉肾盂造影在检查过程中均需要静脉注入对比剂进行观察，面临着对比剂过敏以及影响肾功能的风险。检查前告知医生是否有对比剂过敏史或其他药物过敏史，进行肾功能评估，谨慎评估是否进行该检查，并采取相应的保护肾功能措施（如调整对比剂用量、使用对肾脏影响较小的对比剂等）。检查后密切观察身体反应，如有不适及时告知医生；按医生要求多喝水，促进对比剂排出，减轻肾脏负担。消化道造影需要口服或灌入对比剂观察消化道情况，存在对比剂过敏风险和对比剂在消化道内残留过多的风险。检查前向医生说明是否有对比剂过敏史，按照医生指导准确服用或灌入对比剂，检查后可适当进食一些有助于促进胃肠蠕动的食物（如香蕉、酸奶等），减少对比剂残留。

3. 内镜类 常见的内镜检查，如胃肠镜，在老年人体检项目中较常见，虽无放射风险，但存在一定操作风险，如插入内镜时可能损伤胃肠道黏膜，引起出血、穿孔等并发症。检查前严格按照医生要求进行肠道准备，以利于检查。检查后按医生要求禁食、禁水一段时间，待肠道功能恢复后再逐渐恢复饮食。

健康加油站

老年人体检时面对存在风险的检查应如何选择

老年人体检时面对存在风险的检查项目，要提前和医生进行沟通，共同对病情进行评估，仔细权衡检查所带来的益处和潜在的风险，并了解是否有其他风险更低的替代检查方法，认真听取医生的意见，慎重决策，不要跟风、自行盲目决定。经多方面综合考虑后做出最合适的选择，既能够准确诊断病情，又能最大限度地降低风险，保障自身健康。

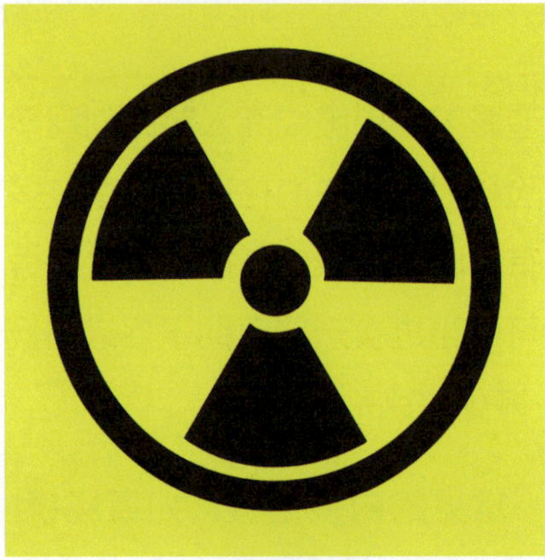

危险辐射

（齐海梅　常　杰）

关键词：预评估　不适症状　安全体检

10. 老年人体检时**感到不适**怎么办

体检过程中可能出现身体不适，怎样预知可能的不适？一旦发生该怎么办？

老年人由于基础疾病较多，体检过程中出现不舒服的症状是比较常见的，提前进行预评估并制订应对预案，采取正确的应对措施，可以有效缓解不适症状。

老年人体检过程中常见的不适症状多发生在采血、空腹检查、内镜检查、放射类检查及需要特殊体位配合的检查过程中，比如紧张、焦虑、头晕、心慌、手抖、恶心、呕吐等。医护人员会根据具体情况进行相应处理，但老年人自己和家属也应该了解这些可能出现的情况，结合自身曾经发生过的状况，评估可能会发生的不适，提前制订应对预案，以便在出现问题时能安全、高效地解决。

专家说

老年人体检时常见不适症状的处理措施

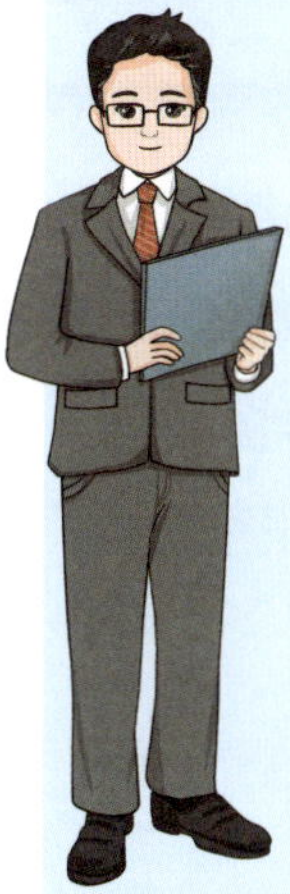

1. 疼痛 采血时针头刺入血管会有局部疼痛感，是正常现象，按照医护人员的指导对穿刺部位进行正确按压，避免局部形成血肿而加重疼痛。长时间维持特殊体位配合检查时，可能会出现肢体麻木及酸痛的情况，及时与医生沟通，按医生指导适当调整体位可缓解不适。

2. 饥饿难耐 因检查项目需要，空腹时间过长时，饥饿难耐是最直接的感受。可以优先、尽快完成有空腹要求的相关检查项目，之后适量进食一些易消化的食物，但要注意避免进食过多、过快，以免引起胃肠不适。

3. 头晕、心慌、大汗 此类症状常见于发生低血糖、低血压反应时，比如采血会导致身体短时间内失去一定量的血液而出现低血压，长时间空腹可能出现低血糖。一旦发生上述状况，应尽快找个安全的地方坐下或躺下休息，避免摔倒，喝一些温水补充身体流失的水分，立即摄入含糖食物或饮料提升血糖。若症状持续不缓解，及时告知医护人员，以便采取进一步的措施，如进行生命体征监测等。

4. 紧张、焦虑、呼吸异常 对体检过分紧张或本身就存在心肺功能不全等健康问题的老年人，体检过程中容易出现紧张、焦虑及呼吸异常。若出现上述情况，家属可以在旁边给予心理安抚，并立即告知医护人员，由专业人员判断是否需要调整检查时间、项目、顺序或体位。同时，自己也可以尝试通过转移注意力、放松身体、调整呼吸等方式来缓解情绪及呼吸异常的症状，比如身体坐直、深吸气、慢呼气等。如果有条件，可以吸氧，改善呼吸状况。

5. 恶心、呕吐、腹痛、腹胀 此类症状常发生在内镜检查过程中。当出现上述不适时，要尽量放松身体，特别是放松腹部肌肉，与医护人员及时沟通，按照医护人员的指导进行缓慢而有规律的呼吸，配合医护人员的操作，检查结束后，要按照医护人员的要求进行休息和观察。

健康加油站

老年人怎样做才能安全完成体检

老年人自己或在家人协助下，要提前对即将进行的体检项目进行全面了解，包括每个项目的具体内容、注意事项、操作流程和可能存在的不适情况。

1. 体检前 规律作息、合理饮食、如实告知医生既往史，这样能让自己不至于因未知而过度紧张，也可避免产生其他不适感，亦有助于医生有针对性地安排个体化体检项目。

2. 体检中 要保持放松状态，按照医护人员的指导摆放检查体位并遵循检查流程进行体检。如有不适及时与医生沟通，并遵医嘱进行后续处理。如此便能最大程度避免体检时出现不适症状，即便出现不适症状也能及时、从容地应对，确保体检过程安全进行。

（齐海梅 常 杰）

关键词

异常血压 血压波动

11. 老年人体检时如何面对**血压波动**

很多情况会引起血压波动，怎样的血压波动是异常的？如何处理？

不同的身体状态下，血压会有所不同。随着年龄增长，老年人由于血管壁的弹性减弱，血管脆性增加，不仅更容易患高血压或低血压，而且易受各种因素影响出现血压较大幅度的波动，识别不正常的血压波动并及时处理很关键。

专家说

老年人体检时出现异常血压和异常血压波动的常见处理措施

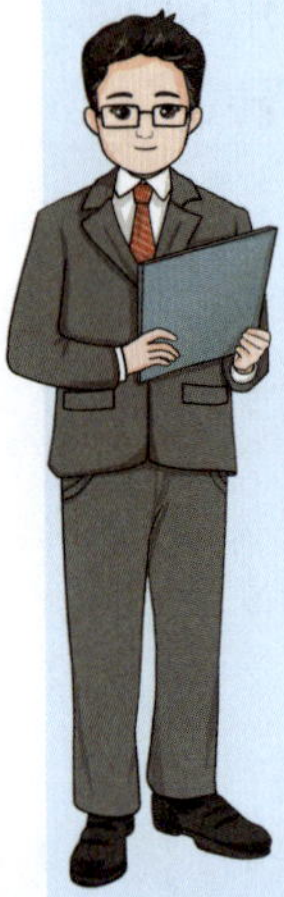

1. 休息放松 老年人体检时发现血压波动，可以找一个安静、舒适的地方坐下或躺下休息（一般建议休息 10~15 分钟），让身体有足够的时间恢复平静状态。同时，家属或医护人员可以放一些舒缓的音乐、和老年人聊一些轻松的话题、指导老年人做深呼吸练习等，来让其放松身心。

2. 告知医护人员 老年人或其家属要将血压波动的具体情况（如血压波动的幅度、出现波动的时间、当时的身体状态）、基础疾病情况（如是否患有高血压、心脏病等）及可能影响血压波动的相关因素（比如体检前饮食、睡眠情况好不好，是否按时服用抗高血压药）如实告知医护人员。

3. 复测血压 休息一段时间后，医护人员校正测量设备，在确保测量设备准确的情况下，为老年人选择一个安静、温度适宜的环境，指导老年人采取正确的测量姿势，运用正确的测量方法进行血压复测。

4. 遵医嘱处理 医护人员根据老年人提供的信息以及复测血压的结果，可能会判断是否需要进行进一步检查，以确定血压波动的真正原因，老年人要积极配合这些检查，以便尽快明确病因。在医护人员给出明确的治疗建议后，要严格遵医嘱进行治疗调整。

健康加油站

老年人怎样识别异常血压和异常血压波动

一般来说，人体在安静、清醒、未服用抗高血压药且处于基础代谢状态下测量得到的血压值是基础血压。成年人正常基础血压：收缩压（高压）为90~139mmHg，舒张压（低压）为60~89mmHg，并且一天当中呈现出“两峰一谷”的规律。早上起床后06：00—08：00，血压会逐渐升高，达到第一个高峰；下午04：00—06：00，会出现第二个高峰；而在夜间睡眠期间，血压会明显下降，处于低谷状态。这种正常的血压波动幅度相对较小，收缩压（高压）的波动范围为10~20mmHg，舒张压（低压）的波动范围为5~10mmHg。每个人的基础血压都不同，在心理、生活方式及疾病等因素影响下，基础收缩压和/或舒张压超过正常水平即为血压异常，波动幅度超出正常波动范围即为异常波动。老年人掌握识别血压异常或异常波动，可及时发现多种潜在疾病及相关风险。

（齐海梅　常　杰）

12. 老年人体检时如何面对**血糖波动**

关键词
血糖波动 高血糖 低血糖

血糖因测量时机不同而有所差异，何为血糖异常？如何处理？

体检时，一些检查项目会要求空腹，由此引起饮食和服药习惯改变，血糖也会随之产生波动。只有正确识别异常血糖状态，才能更好地面对血糖波动。

老年人，尤其糖尿病患者，体检时出现血糖波动是较为常见的情况，常见的需要紧急处理的情况是因血糖波动而导致低血糖状态或高血糖状态，伴有不适症状，并有可能进一步导致更严重后果。

专家说

老年人体检时常见血糖异常状态的诱因、不适症状及处理措施

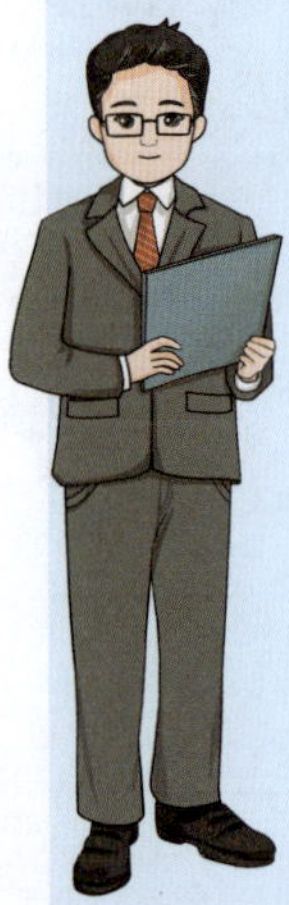

1. 高血糖 长期使用降血糖药治疗的老年糖尿病患者，体检时因检查需要而改变药物使用方式、减少药物使用剂量或停止使用药物时，可能会出现血糖异常升高，表现为恶心、呕吐、腹痛、烦渴、呼吸深快（呼出的气体常带有烂苹果气味）、乏力、疲倦、头晕、头痛等不适症状，严重时可出现意识模糊、嗜睡、昏迷等。老年人结合自身基础疾病，一旦出现上述不适症状，启动紧急处置流程。首先保持冷静，就近坐下或躺下休息，立即呼叫医护人员，告知既往史情况、目前不适症状、体检前及体检当日饮食和用药情况，

遵医嘱接受后续检查、治疗和观察。

2. 低血糖 老年人体检时因过度紧张、进食量减少或空腹而容易出现血糖异常减低，尤其老年糖尿病患者，在体检时因检查需要而改变饮食的情况下，未合理地调整降血糖药的使用，则更容易出现低血糖，表现为心慌、手抖、出汗（多为冷汗）、饥饿感强烈、面色苍白、头晕、头痛、视物模糊、言语不清、行为异常、精神错乱等，严重时可导致意识丧失、昏迷，甚至危及生命。一旦发生低血糖状况，紧急处置流程同上述高血糖。

健康加油站

老年人怎样识别血糖异常

一般来说，老年人随机血糖正常情况下应小于 11.1mmol/L，空腹血糖的正常范围通常为 3.9~6.1mmol/L，餐后 2 小时血糖的正常范围通常为 7.8~11.1mmol/L。随着年龄增长，身体功能（包括胰岛功能等）会有所变化，对于一些身体相对健康且无糖尿病史的老年人，偶有血糖略高于正常上限，但糖化血红蛋白等其他相关指标正常，也可视为相对正常的血糖，不过通常需要密切关注并进一步观察血糖变化情况。如果多次检测随机血糖或餐后 2 小时血糖达到或超过 11.1mmol/L，同时伴有多饮、多食、多尿、体重减轻等典型糖尿病症状，则高度怀疑患有糖尿病，需要进一步完善检查以明确诊断。

（齐海梅　常　杰）

13. 老年人体检时如何能**高效**顺利地**完成**各项检查

关键词 提前准备 配合检查

体检耗时耗力，老年人能实现高效体检吗？如何实现？

老年人提前了解体检套餐涵盖的项目及相应要求，剔除一些不必要的检查项目，合理安排体检的各个环节，充分利用现有的有利条件和便捷服务，是可以实现高效体检的。

专家说

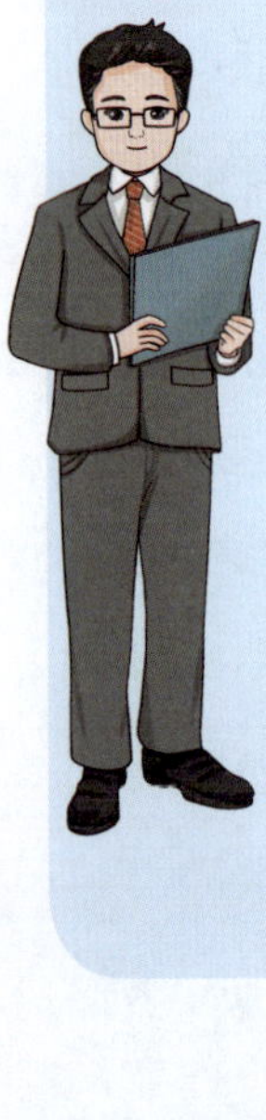

老年人实现高效顺利体检的具体方法

1. 做好体检准备工作 提前向体检机构了解体检项目及要求，有针对性地制订合理的体检套餐项目，减少不必要的体力和财力浪费。体检前几天保持清淡饮食，保证充足的睡眠，保证体检时精力充沛。准备好身份证、医保卡及医疗资料等，避免遗漏而导致体检时来回奔波。

2. 体检时有专人陪同 最好有家属或朋友陪同前往体检，尤其是年龄较大、身体较为虚弱或者行动不便的老年人。陪同人员可以帮忙排队、拿取检查报告等，还能在检查过程中给予老年人心理上的支持，缓解其紧张情绪，让整个体检过程更加有序、高效。

3. 合理规划检查顺序 到达体检机构后，先查看各检查项目所在科室的位置，结合体检项目的特点和老年人的身体状况，合理规划检查顺序。一般先做需要空腹的体检项目，如抽血、腹部超声等，做完这些后可以让老年人吃点儿东西补充能量，再去做其他体检项目，如心电图、胸部X线检查等，这样既能保证检查的准确性，又能避免老年人因长时间空腹而体力不支。

4. 与医护人员沟通配合 提醒老年人积极配合医护人员的指导和要求，在做检查时保持放松的状态，比如做心电图时不要紧张、乱动，做超声检查时按照医护人员的指示摆放体位等，确保检查能够顺利进行。如果老年人对检查有疑问或者感到不适，陪同人员要及时与医护人员沟通反映，以便医护人员采取相应的措施。

健康加油站

为什么老年人要注重高效体检

高效体检不是单纯地追求检查过程快速，更重要的是通过科学、合理的方法进行健康检查，以最大限度地提高检测的准确性与效果，同时减少不必要的检查和费用。高效体检可以尽早识别健康风险因素，其中包括生理、心理及社会支持等多个方面，进而实现疾病早发现、早评估、早管理、早干预、早获益，核心目标是尽可能早地发现健康问题，实施个性化医疗措施和制订个体化健康管理策略，帮助老年人更好地维护和提升健康水平，提高老年人整体生活质量。因此，老年人在进行健康检查时，需要特别关注每个环节的细致安排和科学规划，以实现高效、全面地体检。

（齐海梅　常　杰）

三

体检后
应该完成的事宜

14. 老年人体检后领取体检报告需要注意什么

关键词

体检结果　体检报告

一般情况下，体检结果在体检后 2~3 天可以查询到，但健康体检报告根据各家体检中心自身情况，在体检结束后 1~2 周可以取得。故而，在体检结束后，可以向体检机构的咨询台询问具体领取体检报告的时间，确认预留的联系电话是否准确，以及领取体检报告所需要的凭证或证件。

专家说

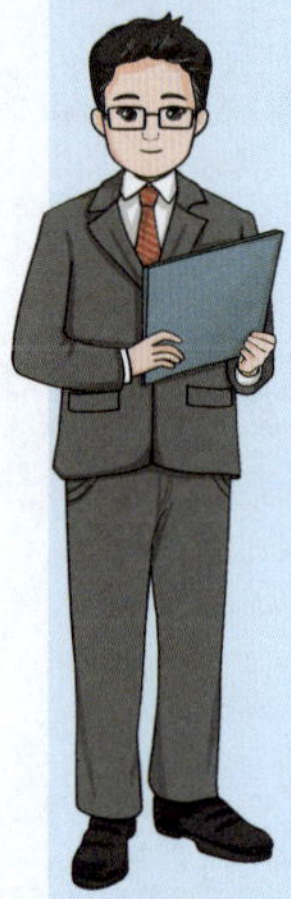

收到领取体检报告的信息后，可携带相应的凭证或证件（比如居民身份证）到体检机构领取体检报告。如果老年人不能亲自领取体检报告，需委托他人领取，请事先与体检机构确认委托领取人的相关信息，避免自身健康信息泄露。

领取体检报告后，请先确认体检报告的一般信息（如姓名、性别、年龄、身份证号或体检号等）正确，避免因姓名相同而领取到非体检人自身的报告。然后，核对领取到的报告是否完整。一般体检报告包括采集病史的记录、化验及检查结果的报告、体检项目结果的解读以及健康管理建议等，确认领取到的报告完整、无错漏。

（王涤非　申明惠）

15. 老年人体检后找谁解读体检结果

关键词
解读报告　老年医学科

很多老年人领取到体检报告后，对报告中的内容无法准确理解，或是无法有效、准确地抓取相对重要的体检结果或建议，从而未能及时到相应的专科门诊就诊，引起疾病治疗的延迟或漏诊，甚至“小病”发展成“大病”、疾病“早期”发展成“中晚期”，这样也就失去了体检的意义。还有一些老年人，对于体检报告中不具有明显临床意义的异常结果，无法正确解读，甚至产生过度的担忧、恐惧，从而对心境及日常生活产生影响。因此，体检结束后，请专业的临床医生帮助解读报告变得尤为重要。

专家说

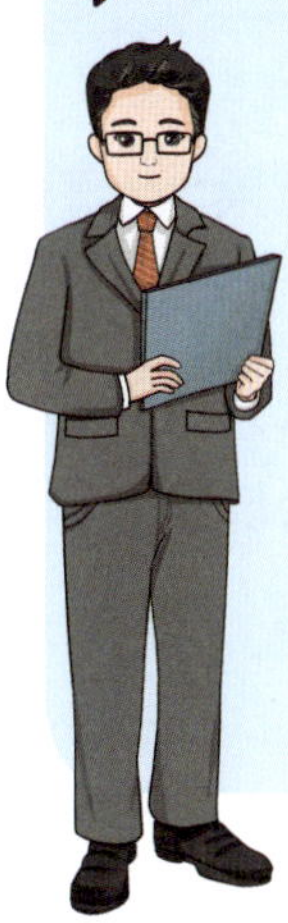

老年人健康状况的复杂性

随着年龄增长，老年人往往已经确诊各种慢性疾病，比如高血压、糖尿病、心脏病、脑梗死等，并且或多或少地正在服用各种药物治疗。因此，老年人的健康状态往往具有多种慢性基础疾病共存、可能存在多种慢性疾病并发症、多重用药、肝肾功能不全等特点。体检报告中常会发现异常结果，建议及时咨询医生进行专业的解读和指导。

适合解读老年人体检报告的科室

老年人在取得体检报告后，建议到老年医学科门诊，向医生咨询报告中异常结果的处理意见；如果患有慢性疾病，并有固定的专科医生，也可先向专科医生咨询，对既往慢性疾病及相关并发症的治疗进行调整后，再咨询老年医学科医生或其他异常结果建议中涉及的专科医生。

（王涤非　申明惠）

16. 老年人体检后如何保持良好的心态

老年人因多种脏器功能衰退，体检可能出现多种异常结果；出于对自身健康状态的担忧、对疾病的恐惧等原因，体检后心态会发生一些变化，容易出现焦虑、抑郁、疑病、睡眠障碍加重等情况，从而影响日常生活。因此，老年人体检后保持良好的心态对于身心健康尤为重要。

专家说

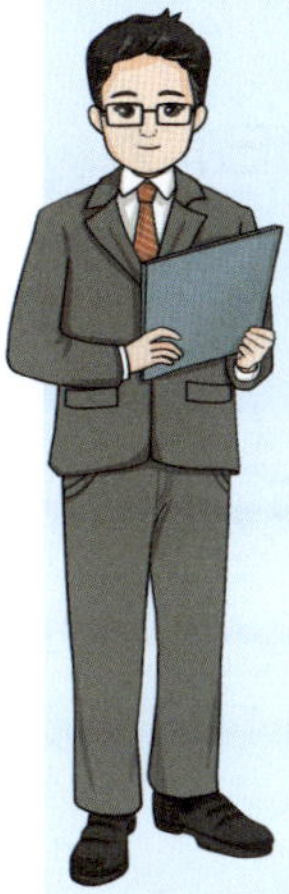

对于老年人体检后良好心态的维持，可以从以下几个方面进行自我调整。

1. 理性对待体检结果，学会接受和适应 老年人应理解体检是为了早期发现潜在的健康问题，以便及时采取措施。对于体检结果，无论正常与否，都应保持冷静，避免过度担忧或忽视。学会接受自己的身体状况，并适应可能的变化。如果发现某些健康问题，不要过度担忧，而是积极寻求解决方案，并调整生活方式以适应新的健康状况。

2. 保持社交活动，积极沟通与交流 与邻居、朋友或社区组织保持联系，参加社交活动，可以帮助老年人保持积极的心态，减少孤独感。与家人、朋友或医生保持开放、诚实的沟通，分享体检结果和感受；积极听取医生的建议，了解如何改善健康状态，并寻求必要的支持。如果发现自己无法调整心态或者对体检结果产生了严重的焦虑或抑郁情绪，应及时向心理医生寻求帮助。

3. 保持健康的生活方式 根据体检结果，调整饮食、运动和睡眠习惯，维持良好的健康状态。均衡饮食，摄入足够的营养，避免过度摄入糖分、盐分和不健康的脂肪。定期运动，比如散步、打太极拳等，可以有效提高身体功能和免疫力。

4. 培养兴趣爱好 老年人应积极参与自己感兴趣的活动，如园艺、绘画，既可以丰富生活，也可以转移注意力，减少对体检结果的过度关注。

5. 保持积极心态 培养乐观、积极的心态，相信自己有能力应对任何健康问题。关注自己的优点和成就，保持自尊心和自信心。

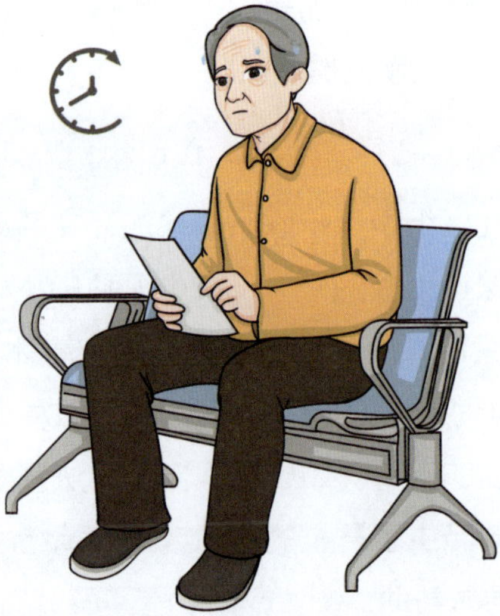

健康术语

疑病

指患者担心或相信患有一种或多种严重躯体疾病，反复就医，尽管经反复医学检查显示阴性，且医生给予没有相应疾病的医学解释，也不能打消患者的疑虑，常伴有焦虑或抑郁。

（王涤非　申明惠）

17. 老年人体检后如何恢复或者调整**慢性疾病用药**

关键词

抗高血压药 降血糖药 抗血小板药 抗凝药物

大多数老年人服用一种或多种药物维持慢性疾病的治疗，如果在体检中因部分检查项目的特殊要求而暂停服用，在体检后需要恢复用药，维持治疗。

专家说

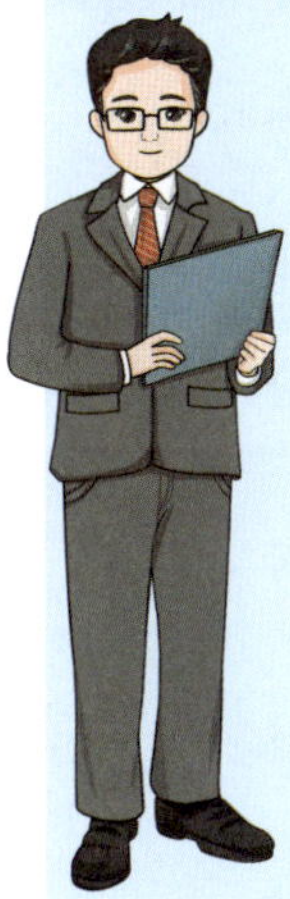

大多数药物在体检后即可恢复使用，但以下几种药物，在体检后恢复使用的时间有不同要求。

1. 抗高血压药 体检时的大部分检查项目，对抗高血压药没有特殊要求，在体检结束后即可恢复使用。但如果进行了肠镜检查，因检查前洗肠，可能造成脱水、低钾血症的风险，如果血压偏低（血压低于140/90mmHg），可延迟服用抗高血压药，待血压回升后开始服用；对于利尿类（如呋塞米、氢氯噻嗪）抗高血压药，建议延缓使用，待恢复正常饮食后开始服用。

2. 降血糖药 体检时因空腹而停用的降血糖药，在体检结束后恢复正常饮食时即可开始使用。

如果体检项目中含有需要应用对比剂的增强 CT 检查，二甲双胍需要在检查前 48 小时停用，在检查结束后 48 小时恢复使用。

胰岛素类以及促进胰岛素分泌的降血糖药（如格列本脲、格列齐特、格列吡嗪、格列美脲等），需要根据饮食情况以及血糖水平，适当减少剂量，避免引发低血糖反应。

3. 抗血小板药和抗凝药物 抗血小板聚集药物（如阿司匹林、硫酸氢氯吡格雷、西洛他唑、替格瑞洛等）和抗凝药物（如华法林、利伐沙班、艾多沙班、达比加群酯等）在进行创伤性操作（如经内镜取病理组织、息肉或腺瘤的切除、电凝等）时，有引起出血的风险，因此需要提前停药，并在操作结束后延迟使用。

常用抗凝药物停药时机及恢复用药时机

药物名称	检查前停用时间	检查后恢复时间
阿司匹林	①未行 PCI 术者：术前 7~10 天	术后出血风险降低后
	② PCI 术后：尽量缩短停药时间（4~10 天）	术后出血风险降低后
硫酸氢氯吡格雷 替格瑞洛	术前 5 天	术后出血风险降低后
华法林	术前 5 天	术后 12~24 小时
利伐沙班 艾多沙班	①低出血风险：术前 24 小时	术后 24 小时
	②高出血风险：术前 48 小时	术后 48~72 小时
达比加群酯	①低出血风险：术前 24~48 小时	术后 24 小时
	②高出血风险：术前 48~96 小时	术后 48~72 小时
低分子肝素	①低出血风险：术前 24 小时	术后 24 小时
	②高出血风险：术前 24 小时	术后 48~72 小时

注：PCI 为经皮冠状动脉介入治疗。

（王涤非　申明惠）

18. 老年人体检后如何调整**日常饮食**及**生活习惯**

关键词

体检后饮食　体检后生活习惯

老年人体检后应根据体检结果调整日常饮食及生活习惯，包括饮食结构多样化、控制盐 / 糖摄入、补充优质蛋白、增加运动、规律作息、保持乐观心态等，有助于保持或改善老年人的健康状态，提高生活质量。

专家说

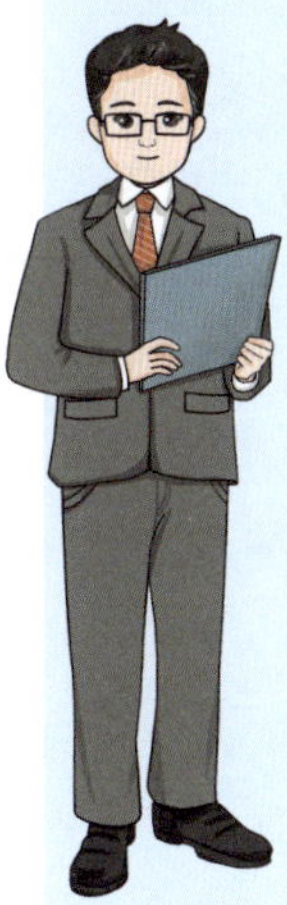

体检后，可根据以下建议调整日常饮食及生活习惯。

1. 调整日常饮食　老年人的饮食应尽量多样化，包括大米、小米、各种谷物、蔬菜、水果、肉类、海鲜、坚果、豆类等，以确保摄入各种必需营养素，增强身体免疫力；食物偏向碎、软口感，有助于消化和吸收；烹饪方式可采用蒸、煮、炖等，使食物细软，减轻消化系统的负担。

控制盐的摄入，每日食盐摄入量不超过 5 克，有利于血压的控制；避免摄入过多的糖，以免引发或加重糖尿病；保证充足的饮水量，戒烟限酒。

增加优质蛋白摄入，如鱼肉、鸡胸肉、豆腐等，以满足肌肉和免疫系统对蛋白质的需求；如果存在血清白蛋白降低，可额外补充乳清蛋白粉，改善营养不良状态。

多吃富含钙质的食物，如牛奶、芝麻、虾皮等，以保障骨骼及牙齿对钙的需求；如果体检结果提示低钙血症、维生素 D 不足或缺乏、骨量减少或骨质疏松，还需要额外补充钙剂及维生素 D，延缓骨质流失，避免发生骨折。

2. 调整生活习惯 根据体检结果，如果老年人身体状况允许，应增加运动量，可选择散步、慢跑、太极拳等运动，每周至少进行 150 分钟中等强度有氧运动以及抗阻运动，增强体质，提高免疫力。

保持规律的作息时间和充足的睡眠，每晚睡眠 7~8 小时，避免熬夜及过度劳累。如果存在明显的睡眠障碍，可向心理医生寻求帮助。

保持乐观的心态，积极参与社交活动，与家人、朋友保持联系，有助于保持心理健康，延缓认知衰退，缓解精神压力，减轻焦虑及抑郁。

（王涤非　申明惠）

四

体检后
复检事宜

19. 老年人体检后多久需要**再次体检**

关键词

体检频次　体检间隔时间

随着年龄增长，罹患疾病的风险及种类均增加，老年人的体检频次与普通人群亦有所不同，主要取决于个体的健康状况、年龄、体检项目、家族史以及生活方式等因素。

专家说

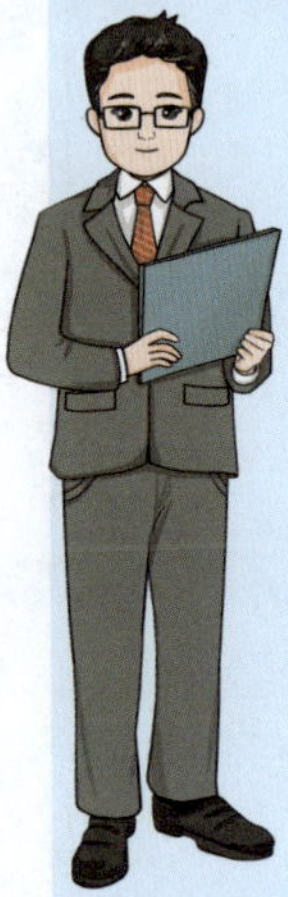

1. 老年人的常规体检频次　老年人由于身体功能逐渐衰退，建议每半年至一年进行一次体检，有助于及时发现潜在的健康问题，并采取相应的干预措施。

2. 患有慢性疾病（如高血压、糖尿病等）老年人的体检频次　对于这一部分老年人，需要根据病情控制情况每 3~6 个月进行一次相关指标的复查；对于有家族遗传病、家族成员聚集性发病的老年人，比如肿瘤、心血管疾病等，适当缩短体检间隔，并增加针对性的检查项目。

3. 其他情况　长期吸烟、酗酒、熬夜、精神压力大等不良生活方式可能增加某些疾病的患病风险，也需要更频繁的体检来监测健康状况，比如半年一次，或更短的间隔。

因此，建议老年人定期与医生沟通，了解自己的健康状况，并根据医生的建议制订个性化的体检计划。

（王涤非　申明惠）

关键词

定期随访　随访计划

20. 老年人体检后如何做好**定期随访**

老年人体检后定期随访是健康管理的重要环节，有助于及时发现潜在的健康问题，提供早期干预，防止疾病恶化。

专家说

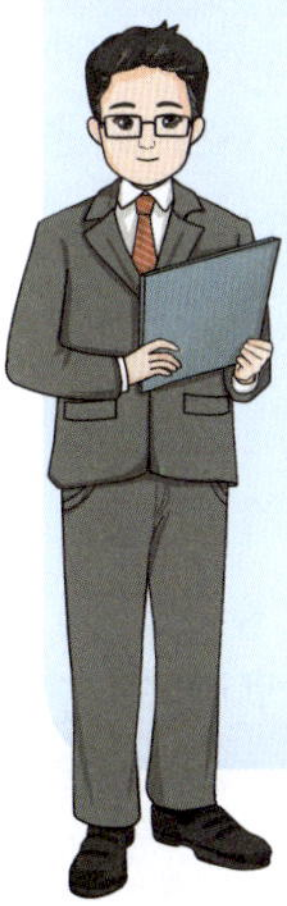

老年人在体检完成后，根据个人的既往史、生活习惯、体检结果，整理并建立健康档案，总结存在的健康问题，以及相应的医生建议。这些健康问题，是之后随访的主要内容。

1. 随访的周期及内容　根据具体问题及医生的建议，制订随访的个性化周期，通常为 3~6 个月。随访的内容一般包括老年人的健康状况（是否有不适，用药情况、生活习惯的变化等）、必要时的身体检查（如血压、血糖、心肺功能等)，以及随访中发现的健康问题，提供个性化的健康指导（比如增加运动、改善饮食结构等)。

最后，对随访得到的数据进行汇总分析，评估健康干预的效果，改进或优化干预方案，并应用到后续的随访中。

2. 随访的方式 随访一般是通过电话随访、上门随访或面对面随访的方式进行的。电话随访一般适用于了解老年人的基本健康状况及用药情况，而上门随访、面对面随访则适用于对老年人进行详细的身体检查和健康指导。

健康术语

健康档案

是记录个人健康信息的系统文件，通过与老年人本人或家属交流，收集关键信息，整理成电子或纸质档案，并确保信息的准确性及完整性。关键信息包括基本信息（如性别、年龄、联系方式、家庭住址等)、既往史（如疾病名称、诊断时间、治疗过程、手术记录及用药情况)、家族史（如遗传病、慢性疾病或其他与健康相关问题)、每次体检结果、生活习惯（如饮食习惯、运动频率、睡眠、烟酒嗜好等)、疫苗接种史、药物过敏史、心理状况。随着老年人健康状况的变化，健康档案还需定期更新，以确保信息的时效性。老年人健康档案是健康管理的重要工具，有助于医生更全面地了解老年人的健康状况，为其提供个性化的医疗服务。

（王涤非　申明惠）

21. 老年人体检后如何做好**高血压**的自我检测及**复诊管理**

关键词

血压监测　高血压管理

高血压是老年人的常见慢性疾病之一，也是我国患病人数最多的慢性疾病，是导致我国居民心血管疾病发病和死亡的首要且可改变的危险因素。血压测量是健康体检的基本项目，也是筛查心血管疾病风险、发现高血压的重要途径。

专家说

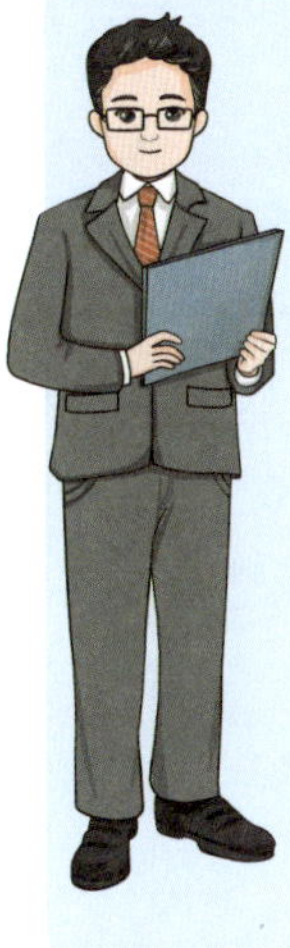

体检中发现血压升高者（测量均值≥ 140/90mmHg），建议进一步做动态血压监测或开展家庭血压监测。

高血压的自我检测

1. 家庭血压测量　建议每天早晨或晚上测量血压，每次测量应在坐位休息 5 分钟后，测量 2 次或 3 次，间隔 1 分钟，取平均值，建议连续测量 5~7 天。早晨血压测量应于起床后 1 小时内、早餐前、剧烈运动前进行；晚上血压测量应于晚饭后、上床睡觉前进行。测量血压前均应排空膀胱。血压监测期间应记录起床时间、上床睡觉时间、三餐时间等。

2. 智能可穿戴设备血压测量 随着互联网及人工智能的发展，一些可实时记录、共享血压数据的智能血压测量设备问世。利用经过验证的智能可穿戴血压测量设备，有助于提高高血压检出率，进行早期干预。对于已确诊的高血压患者，通过规律使用智能可穿戴血压测量设备，可了解日常血压波动情况，提高生活方式干预和药物治疗的依从性。

高血压的复诊管理

体检中收缩压≥ 140mmHg 和 / 或舒张压≥ 90mmHg 者，建议进一步到高血压专科 / 心血管内科就诊，进行病因筛查、靶器官损害和并发症的评估、风险评估，并开展检后血压管理。

对于高血压易患人群，建议每 3~6 个月随访 1 次；对于血压已达标的高血压患者，建议每 3 个月随访 1 次；对于血压未达标的高血压患者，建议每 2~4 周随访 1 次，直到血压达标。

健康加油站

不同血压测量方法的高血压诊断标准

血压测量方法	收缩压 / mmHg		舒张压 / mmHg
诊室血压	≥ 140	和 / 或	≥ 90
动态血压(24 小时平均值)	≥ 130	和 / 或	≥ 80
动态血压(日间平均值)	≥ 135	和 / 或	≥ 85
动态血压(夜间平均值)	≥ 120	和 / 或	≥ 70
家庭血压	≥ 135	和 / 或	≥ 85

（王涤非　申明惠）

22. 老年人体检后如何做好**血糖**、**血脂**、**尿酸**的复查及管理

关键词

血糖异常　血脂异常　尿酸异常

对血糖、血脂、尿酸的复查与监测是老年人体检的主要目的之一，在体检后进行血糖、血脂及尿酸的复查和管理是预防和控制相关慢性疾病的重要环节。

专家说

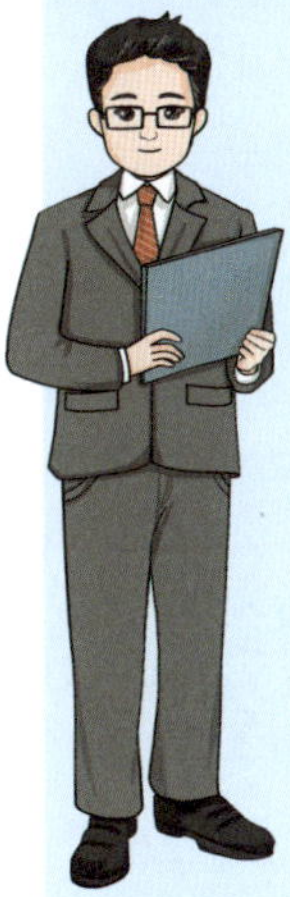

血糖的复查和管理

1. 生活方式干预　①老年人应选择低热量、低脂肪、低盐、低糖的食物（如玉米、荞麦等粗粮），避免进食高糖、高脂的食物（如甜点、肥肉等）。②适当进行散步、打太极拳等舒缓的运动，有助于降低血糖水平。

2. 定期监测　①健康老年人可以每月监测 1 次空腹血糖。②糖尿病患者应至少每日监测 1 次血糖（包括空腹血糖、餐前血糖、餐后血糖、睡前血糖），并进行记录；每 3 个月抽血复查空腹血糖和糖化血红蛋白，以评估 3 个月内血糖的平均水平是否控制达标。③应用降血糖药治疗的患者，如果更改药物种类及剂量，需增加自我血糖监测频次，观察药物调整后的治疗效果，直至血糖平稳。

血脂的复查和管理

1. 生活方式干预 ①避免摄入动物内脏、肥肉等高脂肪食物；避免大量摄入富含油脂的坚果，如葵花子、花生等。②戒烟。③限制酒精摄入。④适当增加运动，有助于降低血脂水平。

2. 定期监测 ①根据自身情况进行血脂危险分层评估，明确血脂控制的目标。②如果血脂控制良好（包括规律应用降血脂药的患者），应每 3~6 个月复查血脂水平，包括甘油三酯、总胆固醇、低密度脂蛋白胆固醇和高密度脂蛋白胆固醇等指标，保持血脂达标。③如果血脂控制不达标，调整降血脂药治疗后 1 个月复查血脂、肝功能等指标，之后 3 个月再次复查，血脂控制达标后可每 3~6 个月复查。

尿酸的复查和管理

1. 生活方式干预 ①避免进食高嘌呤食物，如动物内脏、海鲜等，增加蔬菜、水果等低嘌呤食物的摄入。②肥胖患者（BMI>28kg/m^2）需减重。③增加饮水，如果没有限制饮水的疾病要求，每日饮水量应不少于 1 500 毫升，以促进尿酸从尿液中排出。

2. 定期监测 ①尿酸正常的老年人，可每 1~3 个月复查 1 次。②尿酸升高的老年人，在进行饮食及生活方式调整后 1~2 周需复查尿酸及尿 pH 值水平。③如果尿酸仍未下降至正常水平，建议到专科门诊就诊，应用降尿酸药物治疗，用药 1 周后需复查肾功能、尿酸及尿 pH 值。尿酸控制平稳后，可每 1~3 个月复查 1 次。

健康加油站

常见高嘌呤食物

1. 动物内脏 猪肝、猪腰、鸡肝、鸡心、牛肝、鸭肝、猪脑、羊脑、猪肺等。

2. 水产类 螃蟹、虾、鱿鱼、牡蛎、干贝、鳗鱼、鲤鱼、草鱼、带鱼、鲈鱼、草虾、鲫鱼、青鱼等。

3. 豆类及豆制品 黄豆、扁豆、豌豆、黑豆、绿豆、豆芽、豆腐、豆浆等。

4. 部分蔬菜 蘑菇、香菇、金针菇、海鲜菇、木耳、芦笋、紫菜等。

5. 肉汤 浓肉汤、火锅汤、鸡汤、羊杂汤、排骨汤等。

6. 酒类 啤酒和烈酒。

（王涤非 申明惠）

23. 老年人体检查出**肺结节**后如何做好**复查**及随诊

关键词：肺结节　复查　随诊

体检时常可在肺部影像学检查（CT 或胸部 X 线检查）中发现单个或多个肺结节（直径≤ 30 毫米），形态各异，大小不等。这些具有不同特征的结节，有些提示“恶性”，有些提示“良性”，对应的复查及随诊要求也有所区别。

专家说

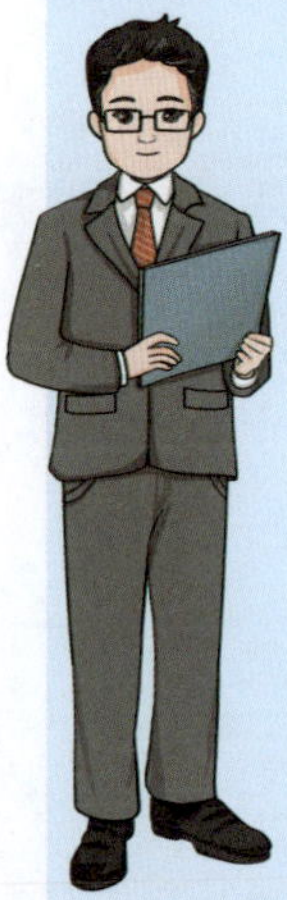

肺结节可以分为实性结节和亚实性结节，其中亚实性结节包括纯磨玻璃结节、部分实性结节。

孤立性实性结节的复查及随诊

1. 孤立性实性结节直径≤ 8 毫米且无肺癌危险因素者　①结节直径≤ 4 毫米者，应常规年度检查；② 4 毫米＜结节直径≤ 6 毫米者，应在 6~12 个月随访，如果没有变化，则在 18~24 个月再次随访，其后转为常规年度随访；③ 6 毫米＜结节直径≤ 8 毫米者，应在最初的 3~6 个月随访，随后在 9~12 个月随访，其后每 6 个月随访，如果 2 年后没有变化，转为常规年度检查。

2. 8 毫米 < 孤立性实性结节直径在≤ 30 毫米者 推荐专科就诊，临床医生根据肺结节恶性概率提出肺结节管理策略的风险和益处，并考虑患者意愿而决定。

孤立性亚实性结节的复查及随诊

1. 孤立性纯磨玻璃结节直径≤ 5 毫米者 建议首次 6 个月复查胸部薄层 CT，随后行年度胸部薄层 CT 随访。

2. 孤立性纯磨玻璃结节直径 >5 毫米者 建议首次 3 个月复查胸部薄层 CT，随后 6 个月行胸部薄层 CT 随访；如无变化，则年度常规随访；如果直径 >10 毫米，需考虑非手术活检和 / 或手术切除。

3. 孤立性部分实性结节直径≤ 8 毫米者 建议在 3 个月、6 个月、12 个月和 24 个月进行影像随访，如无变化，随后可转为常规年度随访；如随访期间结节增大或实性成分增多，通常提示为恶性，需考虑手术切除。

4. 孤立性部分实性结节直径 >8 毫米者 建议 3 个月复查胸部 CT，适当考虑经验性抗生素治疗。如果结节持续存在，随后建议使用 PET、非手术活检和 / 或手术切除进一步评估；如果结节直径 >15 毫米者，可直接考虑进一步行 PET-CT 评估、非手术活检和 / 或手术切除。

多发性结节的复查及随访

建议对每个结节进行独立评估，并推荐结合人工智能（AI）技术及由医生与 AI 协作的人机多学科团队（MDT）进行综合诊断。对于某些特定情况，可能需要辅以循环染色体异常细胞（CAC）检测或正电子发射断层扫描结合计算机断层成像（PET-CT）进一步评估。

对于多发性纯磨玻璃结节，如果有 1 个及以上病变直径 >5 毫米，但 <10 毫米，又没有特别突出的病灶，推荐首次检查后 3 个月再行 CT 随访；如无变化，其后至少 3 年内每年进行一次胸部 CT 随访，并应长期随访，但间隔期可以适当放宽。

健康加油站

肺癌危险因素

1. 吸烟指数≥ 400 支 · 年（或 20 包 · 年）。

2. 环境或高危职业暴露史（如石棉、铍、铀、氡等接触者）。

3. 合并慢阻肺、弥漫性肺间质纤维化或曾患肺结核者。

4. 曾患恶性肿瘤或有肺癌家族史者，尤其一级亲属家族史。

（王涤非　申明惠）

24. 老年人体检查出胃肠息肉后切除就万事大吉了吗

关键词

胃肠息肉　切除

老年人胃肠息肉切除术后，将面临以下两方面的问题：①术后饮食及运动恢复；②术后复诊、复查。

专家说

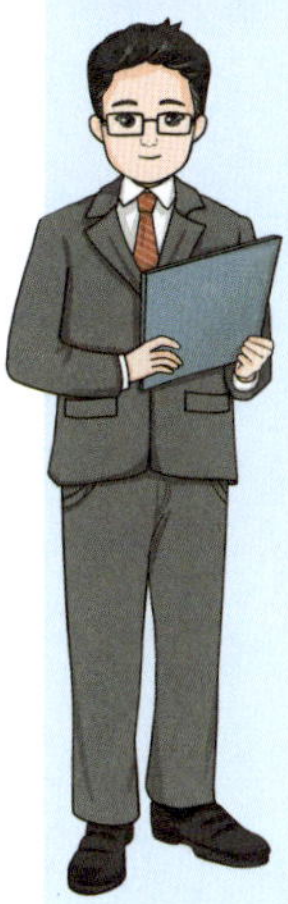

术后饮食及运动恢复

如果胃肠息肉较小，手术操作比较简单，切除术后 2 小时内需要禁食，之后可进食流质或半流质食物，比如米汤、稀饭、牛奶、烂面条等；逐渐过渡到正常饮食，避免辛辣、刺激、生冷食物，以免加重胃肠负担。术后 3 天内需避免剧烈运动，之后逐渐恢复术前的运动。

如果息肉较大，手术操作相对复杂，比如进行内镜黏膜切除术（EMR）或内镜黏膜下剥离术（ESD）等，需要术后禁食 24~48 小时，并进行静脉补液治疗；之后逐渐进流质饮食、半流质饮食、软烂易消化饮食，在 1 周左右的时间内逐渐过渡到正常饮食。通常在术后 1 周内需避免剧烈运动，之后逐渐恢复日常活动及运动。

术后复查

1. 对于单发且直径小于 0.5 厘米的息肉，若肠道黏膜光滑、无明显多发性溃疡，经内镜下完整切除后，建议 3~5 年复查。

2. 对于多发、直径在 0.5~1.0 厘米的息肉，或息肉表现为宽基底，肠道黏膜伴有广泛充血、糜烂的情况，建议每年复查。

3. 对于直径大于 1 厘米且已经发生癌变的息肉，建议每半年复查一次，观察肠道黏膜的变化，评估是否有复发的可能。

（王涤非　申明惠）

25. 老年人体检查出**脂肪性肝病**后需要复查和治疗吗

脂肪性肝病通常指代谢相关脂肪性肝病，又称“脂肪肝”，是一种进展缓慢的疾病，是老年人超声检查中常见的异常结果，与肥胖、2 型糖尿病、血脂异常等代谢性疾病相关，共同参与并促进动脉粥样硬化性心血管疾病、慢性肾脏病、肝硬化、肝细胞癌等的发生和发展，需要长期关注相关检查及化验指标的进展。

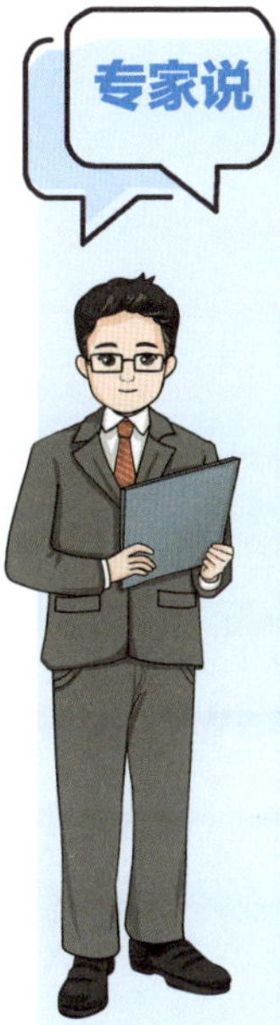

脂肪性肝病需要复查的项目及时间

1. 需要经常关注体重、腰围、BMI、血压变化、饮食及运动情况。

2. 每 3~6 个月复查肝功能、肾功能、血脂、血糖。

3. 每 6~12 个月复查血常规、颈动脉超声、肝脏超声及影像学检查。

4. 每年至少进行一次肝纤维化四项（FIB-4）评分检测或肝脏瞬时弹性成像检查，监测肝纤维化进展和预测肝脏相关事件。

脂肪性肝病的治疗

1. 一般治疗 包括调整饮食，以清淡饮食为主，饮食结构多样化，定时、定量进食，粗细搭配，适量摄入优质蛋白；避免食用油腻、辛辣刺激性食物；避免不规则进食、喝软饮料、吸烟、饮酒。适当增加运动，控制体重，避免过度劳累，避免加重肝脏负担。

2. 药物治疗 ①肥胖患者如果通过改善生活方式难以达到 1 年减重 5% 的目标，可以在专科医生的指导下应用奥利司他、利拉鲁肽、司美格鲁肽等药物减重。②合并 2 型糖尿病、高血压及血脂异常的老年人，需要通过药物治疗控制血糖、血压及血脂水平达标。③合并肝功能明显异常的老年人，需应用相应的肝损伤治疗药物，改善肝功能。

关键词

脂肪性肝病 复查 治疗

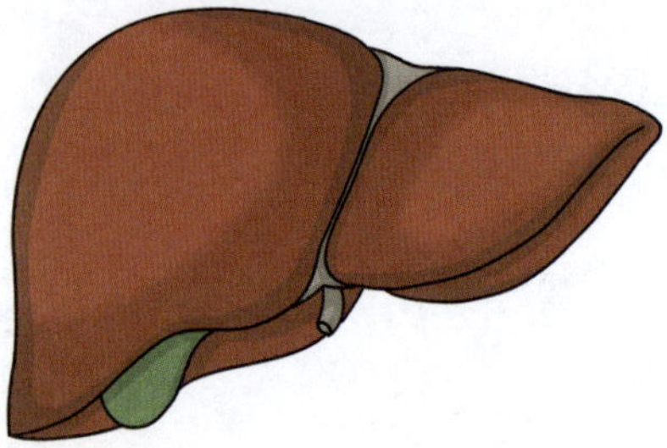

脂肪肝形成的相关病因

- 胰岛素抵抗、脂代谢紊乱
- 高糖、高脂饮食，含糖饮料，久坐少动
- 酒精摄入过量
- 遗传易感性
- 长期使用糖皮质激素、抗肿瘤药物等
- 其他疾病影响：2型糖尿病、肥胖、多囊卵巢综合征等代谢性疾病

脂肪肝可能引发的疾病

- 非酒精性脂肪性肝炎（NASH）
- 肝纤维化与肝硬化、肝细胞癌（HCC）
- 代谢综合征与糖尿病
- 心血管疾病：动脉粥样硬化、心肌梗死
- 慢性肾脏病（CKD）

（王涤非　申明惠）

26. 老年人体检查出**胆囊息肉**后如何做好复查及随诊

胆囊息肉一般是指胆囊息肉样病变（PLG），是胆囊黏膜隆起性病变的统称，是老年人体检中比较常见的病变，可分为非肿瘤性息肉

和肿瘤性息肉两大类。非肿瘤性息肉包括胆囊胆固醇息肉、胆囊腺肌症、胆囊炎性息肉、胆囊增生性息肉等，肿瘤性息肉包括胆囊腺瘤等良性肿瘤和早期胆囊癌等，其中胆囊胆固醇息肉占胆囊息肉的 80% 以上。

专家说

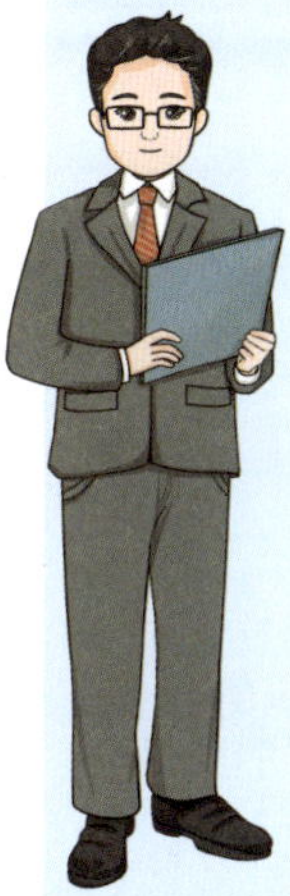

单纯通过影像学检查鉴别胆囊息肉的良、恶性比较困难，关于手术指征和时机也存在一定的争议。目前的推荐意见如下。

1. 直径≥ 10 毫米的胆囊息肉，建议及时行胆囊切除术。

2. 无论胆囊息肉的直径大小，如果影像学检查发现明显血流信号，建议及时行胆囊切除术。

3. 直径在 6~9 毫米的、无症状的胆囊息肉，如果影像学检查未发现明显血流信号，建议每半年复查一次超声等影像学检查；如果出现临床症状或合并胆囊癌危险因素，建议及时行胆囊切除术。

4. 直径 <5 毫米、无症状的胆囊息肉，每年复查一次超声检查；如果出现临床症状或合并胆囊癌危险因素，建议及时行胆囊切除术。

关键词

胆囊息肉　胆囊良性病变

健康加油站

胆囊癌危险因素

1. 年龄 >50 岁。
2. 6 个月内胆囊息肉增大 >2 毫米。
3. 胆囊壁增厚 >3 毫米。

健康云课堂

老年人体检查出胆囊息肉后
如何做好复查及随诊

（王涤非　申明惠）

27. 老年人体检查出**肝囊肿、肾囊肿**后如何做好复查及随诊

老年人体检时，常在超声或其他影像学检查中发现肝脏或肾脏的囊肿样病变，大多数为良性病变，常常没有症状。如果囊肿增大到一

定程度，或合并感染、出血、破裂或周围脏器受压迫，可出现一些临床症状，比如发热、腹痛、黄疸、腰痛、血尿等。

专家说

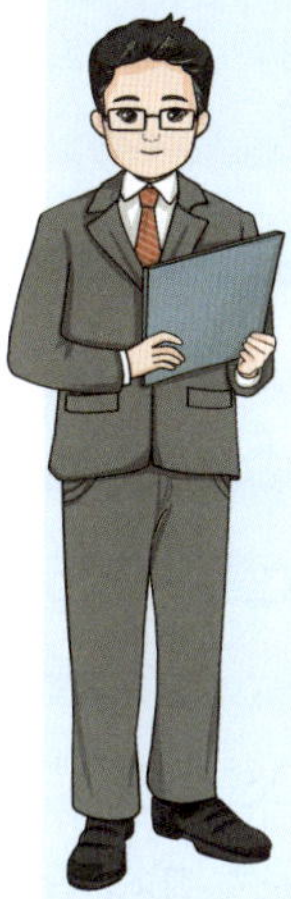

肝囊肿的复查及随诊

1. 无症状的单纯性肝囊肿，直径≤ 4 厘米的肝囊肿，建议每年复查超声，观察肝囊肿的大小变化。

2. 无症状的单纯性肝囊肿，直径 >4 厘米的肝囊肿，建议每 3 个月和 12 个月进行超声复查，评估肝囊肿的大小及稳定性；如果肝囊肿在 2~3 年内保持稳定，可恢复每年体检复查及随诊。

3. 对于有症状的肝囊肿，可于专科就诊，采取经皮穿刺抽吸术、腹腔镜下囊肿“开窗术”，或完全性囊肿切除术治疗。

肾囊肿的复查及随诊

1. 无症状或无压迫梗阻影像学改变的肾囊肿，无需外科干预，定期复查超声检查。直径 <5 厘米的肾囊肿，建议每 6 个月至 1 年复查一次；直径≥ 5 厘米的肾囊肿，建议每 3 个月复查一次，观察肾囊肿的变化和可能出现的并发症。

2. 直径≥ 4 厘米且有明显症状或压迫梗阻影像学改变的肾囊肿，可于专科就诊，采取超声引导下经皮穿刺硬化术、腹腔镜下囊肿去顶减压术，或其他治疗。

（王涤非　申明惠）

关键词

肝囊肿　肾囊肿

28. 老年人体检查出乳腺结节、甲状腺结节后如何做好复查及随诊

关键词

乳腺结节 甲状腺结节

乳腺结节和甲状腺结节在体检中十分常见，而超声检查对于它们的发现及良、恶性鉴别具有重要作用。在超声检查结果中，也常看到“乳腺结节（BI-RADS X 类）”“甲状腺结节（C-TIRADS X 类）”的字样，这些结果所代表的临床意义，对于后续的复查及治疗具有重要的指导意义。

专家说

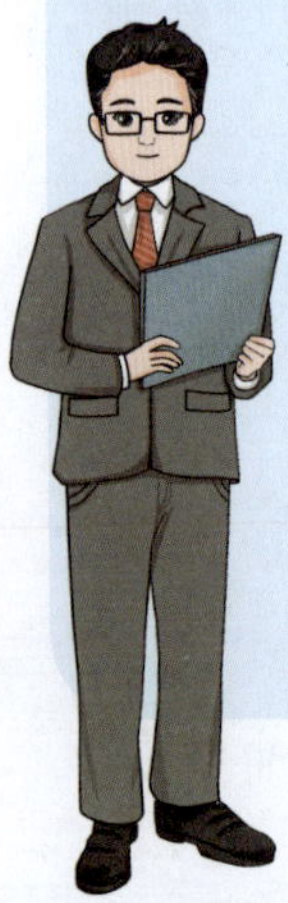

乳腺结节的复查及随诊

1. BI-RADS 1 类乳腺结节（超声及影像学检查未见异常）、BI-RADS 2 类乳腺结节（恶性可能性为 0，良性病灶） 每年体检复查。

2. BI-RADS 3 类乳腺结节（恶性可能性 <2%） 可能为良性病灶，如为初次发现，建议每 3~6 个月复查一次；如无明显改变，之后可随每年体检复查。

3. BI-RADS 4A 类乳腺结节（2% ≤恶性可能性 <10%） 可疑恶性病灶，倾向良性可能，建议行细针吸取细胞学检查明确病变性质；每 3 个月复查超声观察结节变化。

4. BI-RADS 4B 类乳腺结节（10% ≤恶性可能性 <50%）、BI-RADS 4C 类乳腺结节（50% ≤恶性可能性 <95%） 可疑恶性病灶，倾向恶性可能，建议进行组织病理学检查，如细针吸取细胞学检查、核芯针穿刺活检或手术活检。

5. BI-RADS 5 类乳腺结节（恶性可能性≥ 95%） 高度可疑恶性病灶，需专科就诊，进行穿刺活检及手术治疗。

6. BI-RADS 6 类乳腺结节 已经活检证实为恶性。主要用于评价先前活检后的影像学改变，或监测治疗后的影像学改变。

甲状腺结节的复查及随诊

1. C-TIRADS 1 类甲状腺结节（恶性可能性为 0） 无需处理结节相关问题。

2. C-TIRADS 2 类甲状腺结节（恶性可能性为 0）、C-TIRADS 3 类甲状腺结节（恶性可能性 <2%） 每年体检复查。如果结节过大导致压迫症状或出现美容问题，需专科就诊，进行相应治疗。

3. C-TIRADS 4A 类甲状腺结节（2% ≤恶性可能性 <10%） ①如果结节 >10 毫米，建议行超声引导下细针吸取细胞学检查（FNAC）；②≤ 10 毫米的单个结节，如果不紧邻被膜、气管或喉返神经，可每 3 个月复查超声，密切观察结节变化。

4. C-TIRADS 4B 类甲状腺结节（10% ≤ 恶性可能性 <50%）、C-TIRADS 4C 类甲状腺结节（50% ≤ 恶性可能性 <95%）、C-TIRADS 5 类甲状腺结节（恶性可能性 ≥ 95%） ①如果结节 ≥ 5 毫米，建议行超声引导下细针吸取细胞学检查；② <5 毫米的结节，需综合考量医生的手术技能和患者的焦虑程度决定是否进行活检，或根据专科医生意见，进行积极监控。

5. C-TIRADS 6 类甲状腺结节 为病理证实的恶性结节，尽早专科就诊。

健康加油站

乳腺影像报告与数据系统（BI-RADS）

1992 年美国放射学会推出乳腺影像报告与数据系统（BI-RADS），是用于描述乳腺 X 线摄影检查结果的系统。同时开发了标准化的影像词典，对乳腺病变的恶性危险进行了标准化分层，并提出了相应的处置建议，为乳腺癌筛查提供了可靠的依据。

甲状腺 C-TIRADS 分类系统

2017 年中华医学会超声医学分会浅表器官和血管学组根据美国放射学会甲状腺影像报告与数据系统（ACR TI-RADS），提出并建立适合中国国情和医疗状况的甲状腺结节危险分层的分类系统。根据超声下甲状腺结节的特征，包括位置、方位、边缘、声晕、结构、回声、大小、质地、周围血供、钙化等，采用计数法得到分值，根据最终分值得到结节的危险分层，辅助临床决策。

（王涤非　申明惠）

关键词

白内障　晶状体混浊

29. 老年人体检查出**白内障**后如何做好复诊和管理

白内障是一种眼球中晶状体部位由于各种原因发生混浊导致视觉障碍的疾病，老年性白内障尤为常见，发病原因多种多样，如老化、遗传、局部营养障碍、免疫与代谢异常等。此外，暴露在强光下、吸烟、酗酒、营养不良、长期使用糖皮质激素等都会增加白内障的风险。白内障是全球排名第一的致盲性眼病，尤其在老年人群中较为常见。白内障的初期症状通常不明显，随病情发展，会出现视物模糊、复视、近视、眩光等症状，并可能导致患者完全失明。

专家说

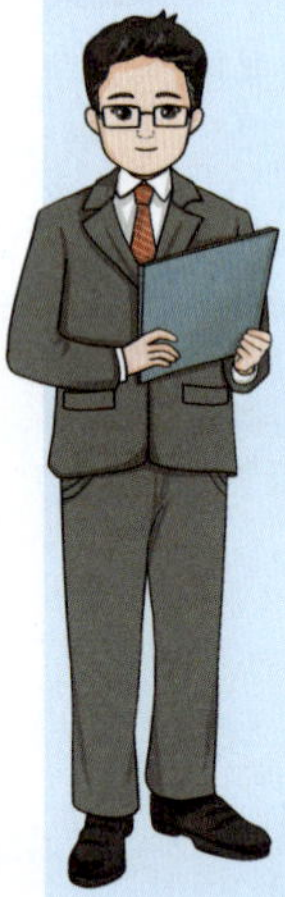

白内障患者应保持健康的生活方式和合理的饮食习惯，注意眼部卫生，避免长时间用眼，出现不适及时就医，定期进行复诊及随访，必要时采取手术治疗以改善视觉障碍。

1. 生活与饮食管理　保证充足的睡眠，避免经常熬夜；清淡饮食，增加富含蛋白质、维生素及矿物质的食物的摄入，如鱼、瘦肉、禽蛋、新鲜蔬菜和水果等；避免油腻、辛辣刺激性食物，避免长时间暴露在强光下，户外活动时可佩戴合适的太阳镜或遮阳帽。

2. 用眼管理　避免长时间用眼，如看电视、阅读等；保持眼部清洁，避免眼部感染及受伤。如果出现眼部不适或异常症状，及时就医咨询；遵医嘱使用滴眼液或其他药物，请勿自行增减剂量或停药。

3. 复诊及随访　白内障早期对视力影响较小，在检查中发现晶状体混浊，随病情发展逐渐出现视觉障碍，目前尚无具有明确治疗效果的药物。当出现明显视觉障碍，影响日常生活及活动时，需到专科就诊，进行详细的眼科检查，择期进行手术治疗。手术的主要方法是无缝线小切口超声乳化联合折叠式人工晶状体（IOL）植入术，术后可明显改善视觉症状；术后需按照专科意见局部应用药物，以及进行复诊、复查，一般在术后3天、术后1周、术后2周、术后1个月及术后3个月进行。

（王涤非　申明惠）

第五章

老年人体检后指导及建议

健康管理指导及建议

1. 什么是**老年人**的 **健康管理**

关键词

老年人 健康管理

随着岁月的流逝，老年人的身体功能不可避免地会出现衰退，包括新陈代谢的减缓、肌肉量的减少、骨密度的降低等，这些变化使得他们更易受到高血压、糖尿病和心脏病等慢性疾病的侵袭，往往需要同时服用多种药物来控制病情。此外，老年人还可能面临记忆力减退、认知功能下降以及孤独和抑郁等心理问题。面对这些挑战，我们该如何有效应对，以保障老年人的身心健康和生活质量呢？

专家说

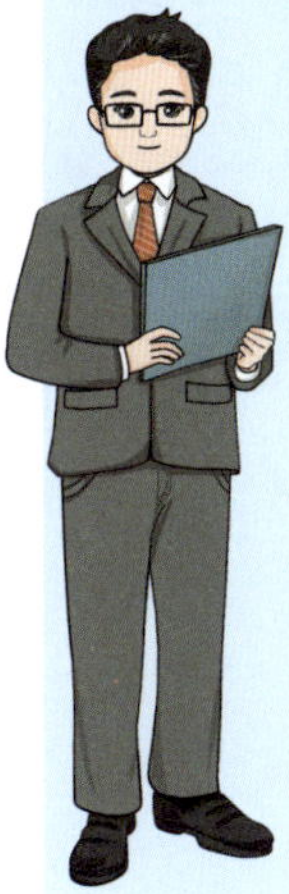

老年人的健康管理具体包括哪些方面

老年人的健康管理是指对 60 岁及以上人群的健康状况进行全面检测、分析和评估，进而提供老年健康咨询与指导、制订老年健康危险因素干预计划，进行老年慢性疾病防控、疾病诊治、康复护理、长期照顾，以及延长健康寿命的一种系统化管理方法，其核心内容包括但不限于健康教育、生活方式指导、慢性疾病管理、心理支持和康复训练等，旨在普及健康知识，提高老年人的自我保健能力。

1. 疾病预防与管理 预防冠心病、糖尿病、癌症等疾病的发生，通过定期的体检和监测，对已经存在的疾病，及时调整治疗方案，控制病情，减少并发症。

2. 生活方式调整 老年人的饮食、运动和睡眠等生活习惯对其健康至关重要。建议摄入低盐、低脂、高纤维饮食，鼓励适量运动，保证充足睡眠。

3. 功能维持与康复 老年人可能会出现肌力减弱、关节僵硬等功能下降。康复训练和功能维持措施有助于保持其身体活力和独立生活能力。

4. 心理健康与社会参与 关注和解决老年人常见的心理问题，鼓励他们参与社会活动，保持良好的社交关系，以提升心理健康和社会福祉。

5. 药物管理 老年人常需同时服用多种药物，易出现药物相互作用和不良反应。药物管理包括合理使用、剂量调整和不良反应监测。

6. 综合评估与个性化干预 需综合评估老年人的生理、心理和社会因素，制订个性化干预计划，以满足其特定需求。

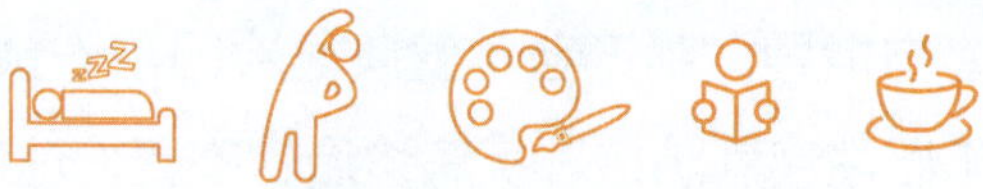

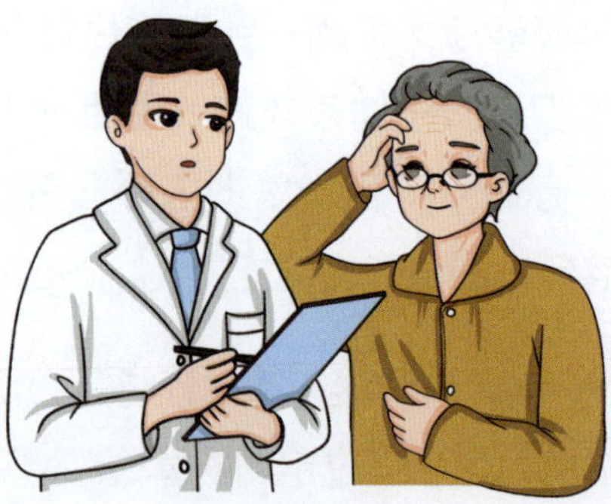

（杨红菊）

2. 为什么老年人需要进行健康管理

关键词

老年人 健康管理 目标

老年人构成了社会中一个独特的群体，他们的健康需求与年轻人有着显著的不同。随着岁月的流逝，老年人的身体功能不可避免地出现衰退，生理功能的自然退化，再加上慢性疾病和急性疾病的发病率显著上升，共同加剧了他们对健康管理的迫切需求。因此，对老年人实施有效的健康管理显得尤为关键。通过有效的健康管理，我们可以帮助老年人及早发现健康隐患，降低急性疾病发作的风险，增强他们的自我管理能力。这不仅能够减轻医疗系统的负担，降低医疗费用，还能显著提升老年人的生活质量。

专家说

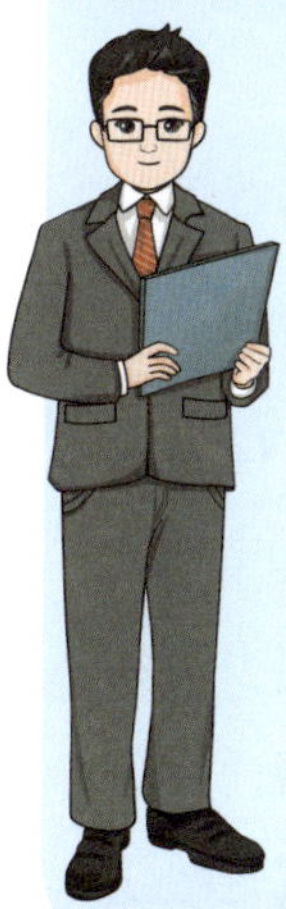

老年人健康管理的必要性及重要性体现在多个维度，主要包括以下几方面。

1. 生理功能衰退 随着年龄增长，老年人的生理功能逐渐衰退，使得老年人更容易受到疾病的侵袭，且恢复速度较慢。健康管理能够及时捕捉并干预这些生理变化，预防疾病的发生或延缓其进展。

2. 慢性疾病风险增加 老年人面临更高的慢性疾病风险，这些疾病不仅影响老年人的生活质量，还可能引发严重的并发症，甚至危及生命。健康管理通过定期的健康检查、风险评估和个性化的健康指导，可以帮助老年人有效控制这些慢性疾病，降低并发症的风险。

3. 心理健康需求增加 随着年龄增长，老年人可能面临退休、丧偶等生活变化，这些变化可能引发焦虑、抑郁等心理问题。健康管理不仅关注身体健康，还注重心理健康的评估和干预，为老年人提供必要的心理支持和帮助。

4. 提高生活质量 通过健康管理，老年人可以更加了解自己的身体状况，从而做出更加明智的健康决策，包括选择合适的饮食、进行合理的运动、保持良好的生活习惯等，这些有助于提高老年人的生活质量，使他们能够享受更加健康、充实的晚年生活。

5. 减少医疗资源的过度消耗 有效的健康管理可以降低老年人由疾病导致的住院和急诊次数，从而减少医疗资源的消耗。这不仅可以减轻医疗系统的负担，还可以降低老年人的医疗成本。

健康加油站

老年人进行健康管理的目标有哪些

老年人进行健康管理的目标：降低老年疾病发生率；减少急性疾病突发；有效管理慢性疾病；保持身体功能和认知功能的良好状态；保持独立生活能力；关注心理健康和社会参与；提高生活质量；减少孤独感和抑郁情绪；采取预防措施，减少意外伤害；合理用药，减少药物不良反应；降低医疗费用，减轻经济负担；为生命末期老年人提供临终关怀服务，尊重他们的意愿，提供舒适的护理，确保他们有尊严地度过生命最后的时光；构建全方位支持老年人健康的良好环境；运用远程监测和智能设备提高健康管理效率和个性化服务水平。

（杨红菊）

关键词

老年人 健康管理 综合管理

3. 为什么老年人的 健康管理涵盖 生活中的方方面面

随着年龄增长，老年人的生活不仅仅是与疾病抗争那么简单，他们不仅要面对慢性疾病管理和急性病症处理的复杂任务，还需克服诸多其他挑战。例如，随着退休、亲人离世、社交活动减少或社会角色转变而日益增长的孤独、抑郁、焦虑等心理问题；随着认知功能的逐渐衰退，罹患痴呆的风险逐渐增加，不仅侵蚀着他们的记忆与思考能力，也给日常生活自理能力造成了影响；随着感官与行动能力的逐渐下降，他们的生活品质与安全也被悄然影响。因此，老年人的健康管理并非单纯的疾病管理，必须全面审视这些多维度的问题，提供一个综合性的、细致入微的关怀方案。

专家说

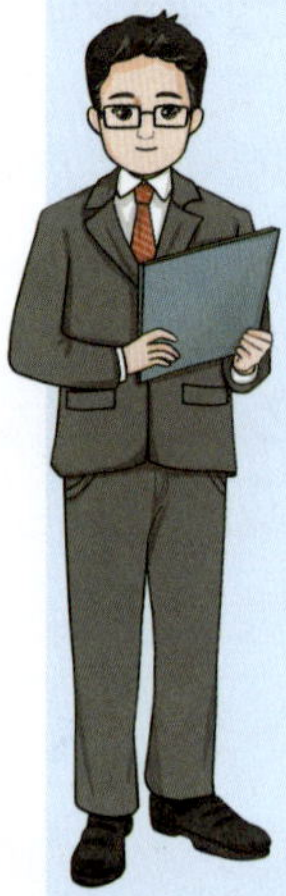

老年人的健康管理是一个全面的概念，它远远超出了单纯的疾病治疗和管理。随着对健康和疾病认识的深入，我们越来越意识到，老年人的健康管理不应仅限于疾病管理，还应该涵盖生活中的方方面面。全面的健康管理有助于老年人维持独立生活的能力，减少对医疗资源的依赖。

1. 营养管理是基石 老年人需摄取均衡营养，包括足量的蛋白质、维生素和矿物质，预防慢性疾病。老年人的消化系统功能减弱，应选择易消化、易吸收的食物，以减轻消化道的负担。

2. 适度运动不可或缺 适度运动能增强老年人的活力、灵活性，提升肌肉力量和骨密度，预防骨质疏松和跌倒。推荐选择低强度有氧运动，如散步、太极拳等。

3. 心理健康是幸福之本 孤独、焦虑、抑郁等心理问题常见于老年群体。应鼓励老年人保持积极心态，通过社交、培养兴趣爱好等方式丰富精神生活，缓解压力。

4. 社会交往是重要支撑 良好的社会交往能提供情感支持，减少孤独感，降低社会边缘化风险。社会应创造更多社交平台，鼓励老年人融入社会，与同龄人建立联系，互相支持，共享生活乐趣。

5. 综合管理是关键 老年人健康管理需兼顾生理、心理和社会维度，形成全面、整体的管理模式，不仅包括疾病的预防和治疗，还包括优化饮食、鼓励运动、维护心理健康、促进社会交往等多方面。只有多管齐下，才能有效提升老年人的整体健康水平，实现健康老龄化。

总而言之，老年人的健康管理是一项多维度的综合管理，需要医疗机构、家庭和社会共同努力，才能让老年人享受健康、幸福的晚年生活。

健康加油站

老年人健康管理中非疾病管理方面的内容主要有哪些

老年人健康管理中非疾病管理方面的内容十分广泛，涵盖了营养、运动、心理、社交、认知、安全、感官、睡眠、性健康以及健康教育等多个方面，具体包括营养管理、运动指导、心理支持、社会参与、认知维护、安全防跌倒、优化药物管理、疼痛评估与治疗、感官功能维护、口腔及皮肤保健、改善睡眠、性健康评估、财务规划、临终关怀、健康教育与自我管理、家庭照护支持、综合评估与个性化干预等。总而言之，老年人的健康管理强调全方位、个性化干预，旨在提升老年人整体健康水平和生活质量。

健康云课堂

老年人的健康必修课——
6 招打造安心晚年

（杨红菊）

4. 如何为老年人制订个体化的健康管理方案

老年人由于机体功能逐渐衰退而容易罹患慢性疾病、出现老年综合征以及面临各种老年健康问题。老年人的健康管理，不以完全治愈慢性疾病为目标，而是以保持和维护老年人的功能和生活质量、延长健康生存期为重点。

老年人个体差异大，同样是 70 岁，有些老年人还可以正常工作和生活，是活力老人；而有些老年人已经多病缠身，外出都受到限制。因而针对老年人的健康管理，需要制订个体化的健康管理方案。

专家说

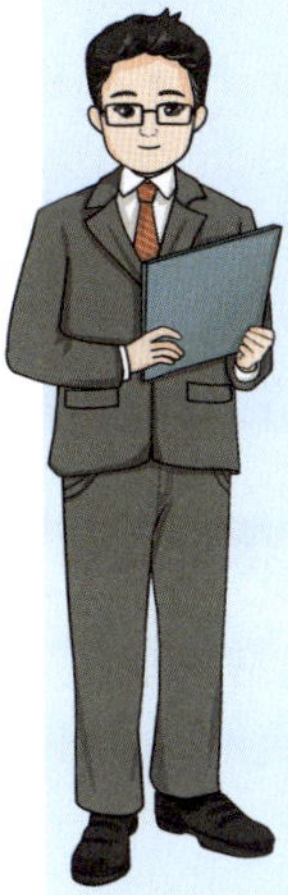

制订个体化老年健康管理方案时需注意以下几个方面。

1. 全身健康状况 包括全面的体检情况，慢性疾病（如高血压、糖尿病、心脏病等）的控制情况和用药史，日常生活习惯（如饮食偏好、运动频率、睡眠质量及是否吸烟、饮酒等）。

2. 个性化饮食安排 一般来说，老年人的饮食应遵循“营养均衡，清淡、易消化”的原则，多摄入富含蛋白质的食物，如鸡蛋、牛奶、鱼肉、豆类等，有助于维持肌肉质量。多吃新鲜的蔬菜和水果，预防便秘。减少盐、糖和油脂的摄入，预防高血压、糖尿病和心血管疾病等。

3. 适度运动指导 根据老年人的身体状况选择合适的运动方式。对于身体较为硬朗的老年人，可以散步、慢跑、打太极拳、跳广场舞等，而身体较弱的老年人，可在家人陪伴下进行简单的关节活动、慢走等，少量多次进行。

4. 关注心理健康 老年人容易出现孤独、焦虑、抑郁等心理问题。老年人自己可以培养一些兴趣爱好，如书法、绘画、种花等，丰富生活内容，保持心情愉悦。家人应多陪伴老年人，鼓励他们参加社交活动，如老年俱乐部、社区活动等，让他们有机会与同龄人交流互动。

5. 定期健康监测与调整 老年人自己或在家人的帮助下要定期测量血压、血糖、体重等指标，并做好记录。根据监测结果和身体状况的变化，及时调整健康管理方案。

健康加油站

家庭医生签约在老年人健康管理中的作用

1. 提供连续性医疗服务 家庭医生可以长期跟进老年人的健康状况，了解他们的既往史、过敏史等信息。

2. 进行全面健康评估 包括身体、心理等多个方面。定期上门或在社区为老年人进行体检，评估他们的身体功能、营养状况等，也能关注到老年人是否存在孤独、焦虑等心理问题。

3. 进行健康指导 为老年人及其家属提供饮食、运动、用药等方面的合理建议。

4. 协调医疗资源 当老年人需要接受专科治疗时，家庭医生可以利用其资源网络，协助预约专家号并安排转诊流程，确保老年人能够及时获得有效的医疗照护。

（赖　蓓）

5. 为什么**居家环境**对老年人的健康管理很重要

关键词

居家环境 健康管理 跌倒

老年人大部分时间待在家里，家就像一个港湾，既可以给予老年人健康的保证，也可能存在健康风险。一个好的居家环境能让老年人的身体更健康，心情更舒畅。

居家环境中安全最重要，安全的设施设备是老年人居家健康管理的基石；居室的温度、湿度、灯光照明、通风、声音等是居家健康管理的基础；温馨愉悦、孝老、助老的家庭氛围是居家健康管理的保证。

专家说

老年人的居家环境应安全、舒适

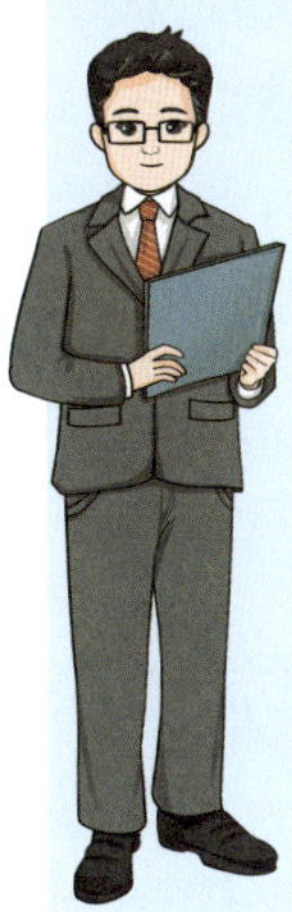

1. 家具和物品 老年人平衡能力下降，动作相对缓慢，容易发生跌倒。因而家具物品的摆放要符合老年人的饮食起居和生活习惯。居室内的物品以满足生活需要为宜，避免堆积杂物，影响老年人的日常生活。

2. 设施设备 一些居住多年的房屋因为管路、管线老化存在着安全隐患，对老年人的健康管理也造成威胁，因而应给基本设施安装安全阀，定期检查，发现问题及时检修。一些老年人的认知能力下降，给老年人使用的设备应操作简单，例如微波炉、手电等。

3. 居室环境 温度、湿度、通风情况直接影响着居室内的空气质量，如果空气质量不好，不仅使老年人感到不适，还可能滋生细菌、病毒等致病微生物。应注意保持居室内适宜的温度、湿度，勤开窗通风，避免在室内吸烟。应按照老年人的需要安排室内照明，避免噪声，设置小夜灯，方便老年人夜间使用。可在家中摆放绿色植物，有利于调节老年人的心情。可以在家中留适当空间，方便老年人做简单的锻炼，活动活动胳膊腿儿，即使不出门也能锻炼身体。另外，可以留固定的位置摆放药物，方便老年人拿取，避免漏服、误服药品。

健康加油站

居家环境如何防跌倒

1. 客厅与卧室 ①光线充足：确保房间内光线明亮，在床头、门口、过道等位置安装感应式或易于操作的灯具，避免摸黑行走。②地面平整：检查地板是否有翘起、松动或高低不平的情况，及时修复，可铺设防滑地砖或防滑垫，降低滑倒风险。③家具布局：合理摆放家具，预留足够的通道空间，便于老年人行走，避免碰撞。桌椅应稳固，避免摇晃。沙发高度适中，方便老年人起身。

2. 浴室防滑设施 ①浴室地面必须铺设防滑垫，墙面安装扶手，在浴缸或淋浴区设置防滑座椅，方便老年人洗浴时使用。②干湿分离：安装淋浴屏或浴帘，防止水渍溅到地面，保持地面干燥。③照明与通风：

保证浴室有良好的通风和照明，避免水气凝结导致视线模糊。

3. 厨房 ①清理杂物：及时清理厨房地面的水渍、油渍和食物残渣，保持地面清洁、干燥。②物品归位：将常用的厨具和餐具放在易于拿取的位置，避免老年人登高或弯腰寻找。

（赖　蓓）

6. 为什么**家属**在老年人健康管理中有**重要作用**

家属可以从多方面为老年人健康管理提供帮助，帮助老年人规划饮食，使其达到营养均衡；陪老年人运动，保障安全并适度锻炼；安排老年人定期体检，跟进治疗；协助老年人遵医嘱服药，监测病情。同时，家属还可以给予老年人精神关怀，营造安全、舒适的居住环境。

专家说

老年人应重视家属在健康管理中的作用

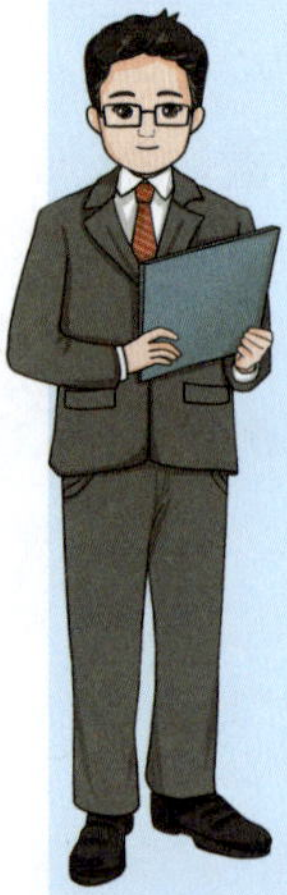

1. 日常生活方面

饮食方面：家属可以为老年人准备营养均衡的餐食，增加蔬菜、水果、全谷物的摄入，确保充足的蛋白质，如鱼肉、豆类、蛋类等都是不错的选择。避免高油、高盐、高糖食物，降低心血管疾病和糖尿病的风险。同时，注意规律饮食，定时定量，少食多餐，以减轻肠胃负担。

运动方面：根据老年人的身体状况，选择适合的运动方式，如散步、太极拳、八段锦等。天气好时，陪老年人去公园散步，既能享受大自然，又能锻炼身体，调节心情。注意运动强度，避免过度劳累，运动过程中做好防护，防止跌倒受伤。

2. 健康管理方面

定期体检：家属要主动为老年人安排体检，提前了解体检项目和注意事项。尽可能陪同老年人去体检，让老年人在体检过程中感受到关怀。体检后，认真和医生沟通，了解老年人的身体状况，如有问题，按照医生建议积极治疗。

疾病管理：家属需协助老年人遵医嘱服药，防止老年人漏服或错服。关注老年人的病情变化，若有异常及时就医。对于患有慢性疾病（如高血压、糖尿病）的老年人，要帮助他们做好日常监测，记录血压、血糖值，为治疗提供依据。

精神支持：家属多陪伴老年人，倾听他们的心声，听老年人分享生活中的喜怒哀乐。鼓励老年人参加社交活动，丰富他们的精神生活。逢年过节，探亲访友能给老年人带来心灵上的慰藉。

环境安全：检查家中地面是否防滑，家具布局是否合理，减少障碍物，防止老年人摔倒。卫生间安装扶手，方便老年人起身。保持室内空气流通，温度、湿度适宜。

健康加油站

家属与老年人沟通时的注意事项

1. 沟通要耐心 家属与老年人沟通要有耐心，语速放慢，根据老年人听力状态调整音量，确保老年人听清内容，内容要简单易懂。

2. 注意倾听 家属要多倾听老年人的想法，让老年人感到被尊重，愿意说出自己的感受和困难。

3. 多陪伴，多商量 家属可以定期和老年人一起回顾健康状况，多用商量的口吻提健康建议，如“咱们饭后散散步好不好呀”，增加老年人对健康管理的配合度。

（赖　蓓）

7. 为什么健康管理对老年人**预防疾病**有帮助

关键词

老年人　健康管理　疾病预防

随着年龄增长，老年人更容易患上高血压、糖尿病、心血管疾病、骨质疏松等慢性疾病。早期干预、定期体检、合理饮食和适量运动等科学的健康管理，可以有效预防老年慢性疾病的发生，并延缓其进展。例如，控制血糖、血压和体重，能够显著降低老年人患心脑血管疾病的风险。

专家说

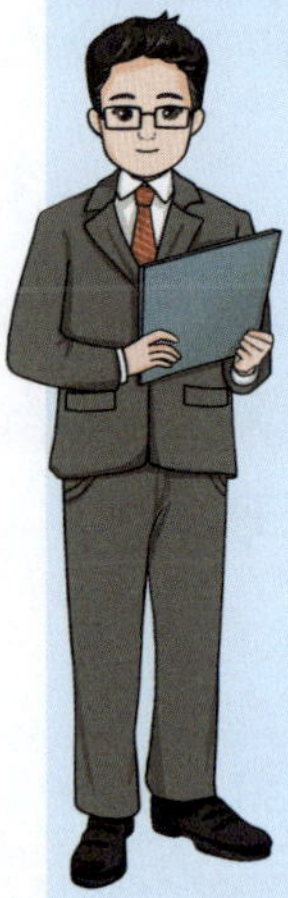

健康管理对老年人预防疾病至关重要，主要体现在以下几个方面。

1. 提升免疫力与抗病能力　随着年龄增长，免疫系统功能逐渐衰退，老年人通过合理的饮食（例如增加富含抗氧化物的食物）、充足的休息、适度的锻炼以及心理调节，可以有效提升免疫功能，从而增强抵抗疾病的能力，降低感染、慢性炎症及肿瘤等危害健康的风险。

2. 促进心理健康与社交支持　健康管理不仅涉及生理层面的调整，还包括心理层面的关怀。老年人往往面临孤独、抑郁等心理问题，定期的心理健康评估、开展社交活动、加强家庭支持等，可以帮助老年人维持心理健康，进而促进整体健康。

3. 减轻医疗负担与延长寿命 健康管理能够降低老年人患病的频率、减轻疾病的严重程度，进而降低医疗费用、减少住院治疗的次数，有助于减轻社会和家庭的医疗负担。同时，健康管理措施能够帮助老年人维持较长的健康寿命，减少由突发急危重症等引起的早亡风险。

总之，健康管理在老年人预防疾病、延缓衰老、提高生活质量方面具有不可忽视的作用，是老年群体实现健康老龄化的关键。

健康加油站

科学管理　预防疾病

健康管理是老年人预防疾病的“隐形疫苗”。通过定期监测血压、血糖、血脂等指标，能早期发现高血压、糖尿病等慢性疾病的苗头，及时干预，避免恶化。合理膳食搭配（如低盐、高纤维）、适度运动（如散步、太极拳）可增强免疫力，降低心脑血管疾病风险。此外，规律作息和社交活动能缓解焦虑、抑郁，降低认知障碍发生率。

健康管理还强调疫苗接种（如流行性感冒疫苗、肺炎球菌多糖疫苗）和定期体检，帮助识别潜在风险，如骨质疏松、肿瘤等，实现“早发现、早治疗”。坚持科学管理，相当于为身体筑起一道防护墙，让晚年生活更安心、更有质量。

（姜　昕）

8. 健康管理能为老年人的日常生活带来哪些具体改变

关键词

老年人 健康管理 日常生活质量

健康管理不仅是预防疾病的关键，更是提升老年人生活质量的重要保障。随着年龄增长，老年人的身体功能退化，容易患高血压、糖尿病、骨质疏松等慢性疾病，导致行动不便、生活质量下降，甚至失去独立性。科学的健康管理有助于改善身体状况及心理状态，帮助老年人过上积极的晚年生活。

合理饮食和适量运动是健康管理的核心。营养均衡的饮食可以帮助老年人控制慢性疾病，例如减少盐分摄入以控制血压，调整碳水化合物摄入以稳定血糖。运动则能提升老年人的肌肉力量、灵活性和心肺功能，降低心血管疾病风险。研究表明，快走、太极拳和游泳等运动，不仅能提高身体素质，还能帮助老年人轻松完成日常活动，如家务、购物或外出。通过健康管理，老年人可以延缓衰老，维持健康生活能力和独立性。

专家说

健康管理对老年人日常生活的改善体现在以下几个方面。

1. 增强行动能力 运动对于老年人尤为重要。通过规律的运动，老年人能够提升关节的灵活性和肌肉

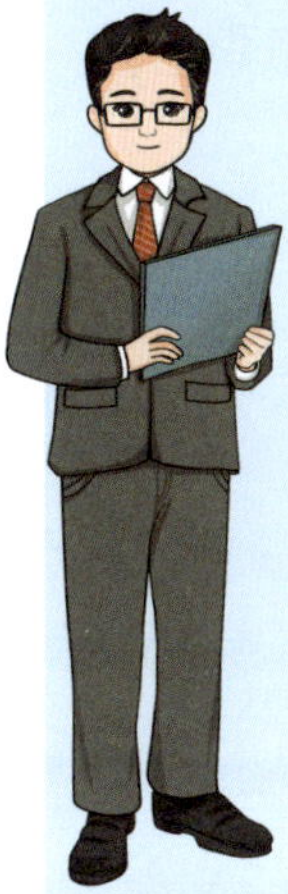

力量，降低跌倒的风险。尤其是平衡训练和力量训练，可以帮助老年人更稳健地行走。行动能力的提升，不仅能让他们独立完成生活中的基本任务，还能鼓励他们更多地参与社会活动，增加生活乐趣。

2. 促进心理健康　心理状态对老年人的生活质量有深远影响。健康管理通过调节饮食和规律作息，可以提高睡眠质量，缓解焦虑和抑郁情绪。此外，参与健康活动还能帮助老年人形成积极的心理暗示，让他们更加自信。通过社交活动或志愿者服务，老年人可以结识新朋友，重新找到社会归属感。

3. 维持独立性　健康管理可以帮助老年人避免或延缓由慢性疾病导致的功能退化，使他们能够更长时间地维持独立生活能力。这种独立性不仅减少了老年人对家人和护理人员的依赖，也增强了他们的自尊心、提高了生活满意度。

健康加油站

科学的健康管理对改善老年人的身体状况和心理状态具有重要意义，以下是实现这一目标的具体方法。

1. 设定小目标　每天坚持散步 10 分钟，每周逐步增加步数，养成规律运动的习惯。

2. 关注饮食细节　保持营养均衡，多摄入富含维生素、矿物质和膳食纤维的食物，例如绿色蔬菜、全谷物和坚果。避免高脂、高糖类食物。

3. 融入社区活动 加入兴趣小组或参与社区义工活动，不仅可以增强社会互动，还能提升心理健康水平。

（姜 昕）

9. 为什么“家庭角色”在老年人健康管理中至关重要

家庭成员在老年人的健康管理中扮演着不可或缺的角色。随着年龄增长，老年人面临身体衰老和心理变化的双重挑战，许多人因缺乏支持而逐渐减少健康管理的主动性。在这种情况下，家庭的陪伴与支持尤为关键。通过家庭成员的协助，老年人不仅可以更高效地实施健康管理计划，还能感受到来自家庭的温暖和安全感，从而增强身心健康。

健康管理中的“家庭角色”包括多个方面。首先，家庭成员是老年人健康管理的执行助力。对于患有慢性疾病的老年人来说，按时服药、监测血糖或血压是健康管理的重要内容，但由于记忆力减退或知识不足，他们可能无法完全执行计划。这时，家庭成员的提醒和协助显得尤为重要。其次，家庭成员还可以陪同老年人进行健康检查或复诊，帮助他们记录医生建议，进一步提高健康管理的效果。

专家说

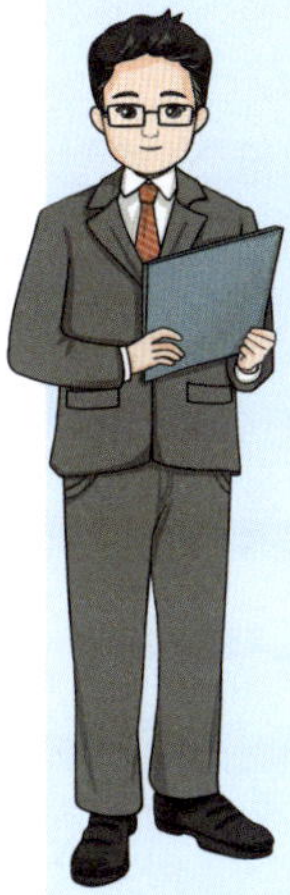

家庭角色在老年人健康管理中发挥着至关重要的作用，主要体现在以下几个方面。

1. 提高老年人的依从性 健康管理通常需要长期坚持，而老年人有时因为身体不适或缺乏动力而中断计划。家庭成员的鼓励和陪伴能够帮助老年人克服惰性，保持健康行为。例如，与老年人一同制订每日运动计划，并在其坚持时给予表扬和支持，可以显著提高他们的依从性。

2. 提供心理支持 老年人随着社交圈缩小，容易感到孤独甚至抑郁。家庭成员通过日常的陪伴、关怀和倾听，可以帮助老年人缓解这些心理问题。例如，和老年人一起用餐、散步或聊天，不仅能够让他们感受到家庭的关爱，还能促进心理健康。

3. 构建健康的生活环境 家庭成员可以通过营造健康的居家环境，帮助老年人养成良好的生活习惯。例如，减少家中高盐、高糖食品的供应，鼓励老年人选择健康饮食；或者调整室内布局，降低跌倒风险。

健康加油站

家庭的角色不仅是支持者，更是老年人健康管理计划成功的关键保障。通过家庭成员的关爱与陪伴，老年人能够更积极地面对晚年生活，享受身心的全面健康。

1. 定期陪伴体检 家属可定期陪同老年人进行健康体检，及时了解健康状况，并配合医生调整健康管理计划。

2. 共同参与健康活动 家属可与老年人一同运动，例如每天一起散步或做瑜伽，既能增进感情，又能保持身体健康。

3. 关注心理健康 家属通过耐心倾听和陪伴，可及时发现老年人的心理变化，并适时寻求专业帮助。

（姜 昕）

10. 为什么老年人需要定期到医疗机构进行健康管理

随着年龄增长，老年人的身体功能逐渐衰退，容易导致各种慢性疾病的发生。这些疾病如果不能及时发现并有效管理，可能会严重影响老年人的生活质量，甚至危及生命。

专家说

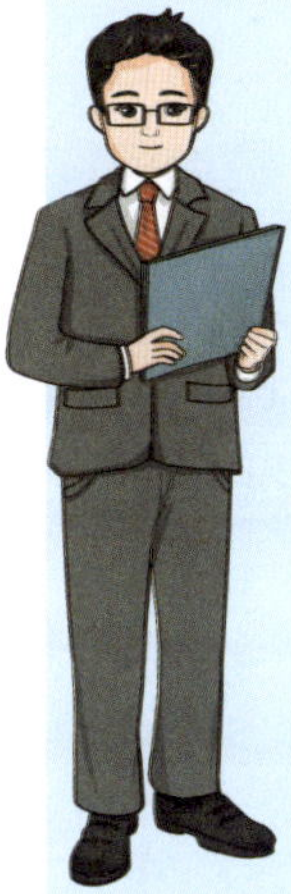

老年人定期到医疗机构进行健康管理对于提高他们的生活质量、预防疾病的发生和进展、增强自我保健能力以及获得心理和社会支持等方面具有重要意义。

1. 定期的全面检查可以及时发现潜在的健康问题，为早期干预和治疗提供可能。通过精准且全面的健康评估服务，医疗机构能够量身定制适合每位老年人的健康管理计划，涵盖饮食的科学调整、运动的合理建议以及必要的药物治疗等多个方面。

2. 医疗机构还可以在健康知识和实用技能方面进行指导，帮助老年人提升自我保健能力。

3. 医疗机构提供的心理和社会支持对于老年人应对孤独、焦虑等心理问题，以及促进他们的社会参与和融入具有重要意义。

关键词

老年人 医疗机构 健康管理

健康加油站

全面检查——早期发现与干预是关键

医疗机构通过全面检查可以及时发现潜在的健康问题，为早期干预和治疗提供可能。此外，医疗机构凭借尖端的医疗设备和专业的医疗团队，能够为老年人提供精准且全面的健康评估服务，覆盖身体功能、心理状态以及营养状况等多个维度。基于详尽的评估结果，医疗机构能够量身定制适合每位老年人的健康管理计划，旨在全方位提升他们的健康状况。

老年人在日常生活中难免会遇到跌倒、慢性疾病恶化等健康风险，此时，医疗机构不仅是治疗者，更是健康教育的传播者和指导者，通过传授基本的健康知识和实用技能，助力老年人提升自我保健能力。此外，医疗机构还可以为老年人提供心理支持和社会支持，帮助他们更好地应对生活中的挑战。

（姜　昕）

11. 体检后老年人能获得哪些**健康管理指导**

体检后老年人能获得多方面的健康管理指导，包括生活方式与日常习惯指导、疾病预防与管理指导、心理健康与社交支持，以及后续健康管理服务等。

专家说

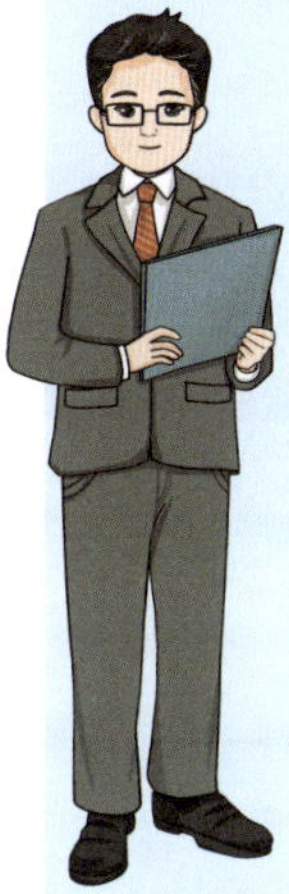

1. 生活方式与日常习惯指导

饮食指导：每日饮食多样化，包括粮谷、薯类、肉类、蔬果及奶制品等，适当控制脂肪摄入量，戒烟戒酒，避免辛辣刺激性食物。

运动指导：选择轻中度运动项目，如快走、慢跑、游泳、舞蹈、太极拳等，最佳运动时间为上午10：00—11：00和下午15：00—17：00，每次运动30~60分钟。

睡眠指导：每天保持6小时以上睡眠时间，中午可小睡1小时左右，作息规律，避免熬夜。

2. 疾病预防与管理指导

慢性疾病管理：为慢性疾病患者制定个性化的健康管理计划，并安排定期复查，以监测病情变化并优化治疗方案。

健康筛查与预防：定期体检有助于早期发现并预防疾病，提高健康知识知晓率和生活质量。

疫苗接种与骨质疏松预防：按时接种流行性感冒疫苗、肺炎球菌多糖疫苗等，提供骨质疏松预防建议，包括合理补钙和增加日照时间。

3. 心理健康与社交支持

精神指导：多与他人交流，培养兴趣爱好，保持良好心态，学会自我调节情绪，必要时寻求专业心理疏导或药物治疗。

社交支持：参与社区活动，拓宽社交网络，获取情感慰藉，家庭成员应提供关爱与陪伴。

4. 后续健康管理服务

预约下次服务：告知下次健康管理服务时间，并预约相关服务。

持续健康管理：提供连贯、全面且可追溯的个人及家庭健康管理方案，量身定制健康管理计划。

（姜　昕）

二

老年综合评估和老年综合征

12. 什么是老年综合征

关键词

老年综合征 老年衰弱

随着年龄增长，老年人的身体功能慢慢衰退，体检报告中往往会增加各种慢性疾病，如多发性脑梗死、白内障、骨质疏松等。此外，在日常生活中，老年人还会出现一系列老年人群所特有的功能下降，比如看书读报时，视力下降；与人对话交流时，听力下降；走路容易反复跌倒；记忆力日渐不佳，容易忘事，尤其是刚做过的事情；睡眠不好等。出现上述症状，严重影响生活质量，这到底是怎么了？

专家说

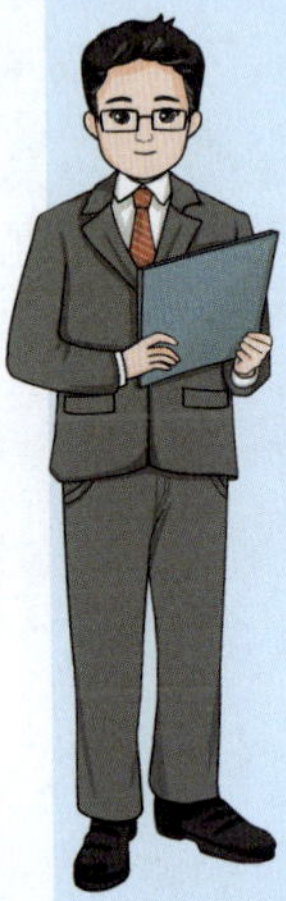

老年人需关注老年综合征

老年综合征（geriatric syndrome，GS）是指60岁以上的老年人，因身体疾病问题、心理问题、社会支持不够，以及生存的环境不友好等一种或多种原因而产生的一系列特殊的症状或慢性健康问题，比如视力下降、听力下降、容易跌倒、躯体活动能力下降、认知功能下降、睡眠障碍、焦虑、抑郁、尿失禁、营养不良，以及老年人特有的肌肉减少症（简称“肌少症”）、老年衰弱等。患有老年综合征的老年人，可表现为老年综合征中的一种症状，也可表现为老年综合征中的数种症状。以往医生主要关注老年朋友的疾病问题，但上述老年综合征或健康问题已经成为老年医学科医生日常工作中需要关注的新问题。

健康加油站

国内外研究发现，老年综合征广泛存在于老年群体中。对我国社区老年人的调查显示，老年综合征的发生率为 66.5%。女性出现 2 种及以上老年综合征表现的风险较男性高。住院老年患者中具有营养不良风险的占 49.7%，65 岁以上老年人群中跌倒发生率达 30%，超过 50% 的老年人有睡眠障碍。老年综合征已成为影响老年人晚年生活质量的重要不良因素。老年慢性疾病合并老年综合征会耗费医疗资源，增加社会和家庭负担。老年综合征可能导致老年人失能或失智，进而增加致残和死亡风险，已成为威胁老年人健康的潜在“杀手”。

（陈旭娇）

13. 老年综合征的常见表现有哪些

老年综合征的常见表现可以是多种形式的，可表现为单一症状，也可表现为多种症状。有的老年综合征症状很典型，有的不典型。老年朋友可以到老年医学科就诊，进一步明确是否存在老年综合征。

关键词

老年综合征 常见表现

专家说

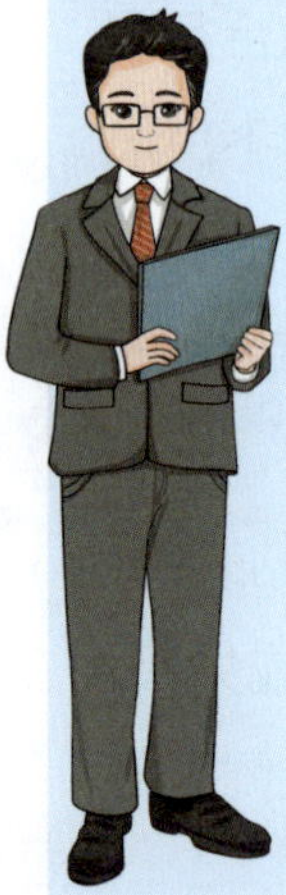

老年综合征常见的临床表现

老年综合征既可伴随老年疾病存在，也可独立存在。老年综合征和老年疾病可以相互影响，比如营养不良会加剧肌少症，纠正营养不良也能改善肌少症的症状。老年综合征主要表现为多病共存、多重用药或不合理用药、日常生活活动能力下降、身体平衡功能下降、步态不稳、跌倒、认知功能下降、焦虑、抑郁、睡眠障碍、视力和听力等感官功能减退、吞咽障碍、口腔功能下降、二便失禁、疼痛、肌少症、衰弱、社会支持不足、孤独感等。

健康加油站

关注老年综合征患者的功能状态

老年综合征的医学判断标准与传统的疾病确诊方法有所不同。以视力下降为例，老年综合征中的视力下降是以老年朋友的视力有没有影响日常阅读、看电视、读报纸等日常生活来判断的，重点关注视功能下降，从而尽可能地延缓老年综合征的发生和发展，提高老年人的健康水平，但传统的眼科医生则根据临床表现或运用眼科的专科检查工具来精确判断视力下降问题，重点关注病因或诱因。

（陈旭娇）

14. 老年综合征对老年人有哪些危害

关键词

老年综合征　危害　健康寿命

老年综合征已经成为应对老龄化社会重点关注的热点问题。国内外研究发现，老年综合征已经成为加剧老年疾病恶化、延长疾病恢复时间、延长住院时间、增加住院费用、加剧老年人死亡的重要危险因素。我们的前期研究还发现，老年朋友对老年综合征的健康科普知识知晓率不高，尤其是对肌少症、衰弱、尿失禁等典型的老年综合征的临床表现，知晓率更低。因此，对老年综合征这个慢性健康问题的防控也不到位，极大地影响了老年人晚年生活质量。

专家说

老年综合征与老年疾病相互影响

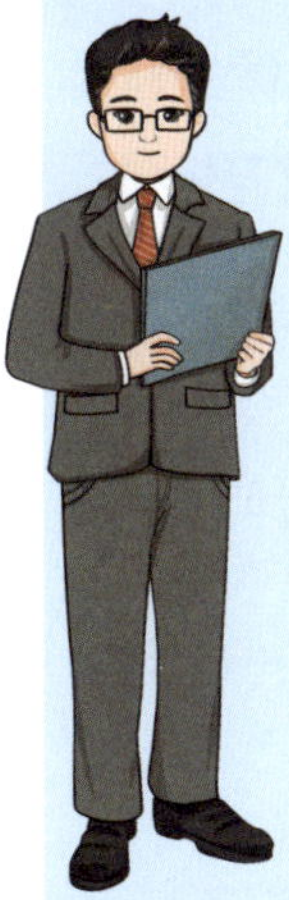

老年综合征的危害，会随着老年人合并基础疾病的不同，以及功能下降程度的不同，形成各种不同的结局。

首先，老年综合征会加剧疾病的恶化。比如得了慢性胃肠道疾病，会因为食欲减退、肠胃吸收不良而出现营养不良和肌少症等老年综合征的临床表现，老年人容易出现跌倒。如果老年人因为跌倒或怕跌倒而多躺卧、少活动，也会影响食欲，使胃肠蠕动变慢，影响慢性胃肠道疾病的预后。

其次，老年疾病会加剧老年综合征。比如增龄会导致老年人容易喝水呛咳，患上吞咽障碍。倘若高血压或动脉粥样硬化引发了脑卒中，会加速老年人出现吞咽障碍或新发认知功能下降，加剧老年综合征的进展，促进新的老年综合征的临床症状发生。

此外，不同疾病可能会出现同一种老年综合征的表现，多种疾病会增加老年综合征致残、致死的风险。比如阿尔茨海默病和脑血管疾病都会导致认知功能下降，从而导致患者日常生活不能自理，引发失能、营养风险、感染、压力性损伤等，缩短健康寿命。

健康加油站

延长健康寿命，需要关注老年综合征

健康寿命是指人无残疾的寿命、健康的寿命或主动生活的寿命，以丧失日常生活能力为终点，是人们能维持良好日常生活功能的年限。健康寿命不仅反映了生命数量（长寿水平），还反映了生命质量（健康程度）。国家卫生健康委员会发布的《2023年我国卫生健康事业发展统计公报》显示，我国人均预期寿命达到78.6岁。早期发现，早期干预，尽可能地减少老年综合征的危害，才能缩短带病生存期，延长健康寿命。

（陈旭娇）

15. 如何判断老年人有没有老年综合征

关键词

老年综合征　老年综合评估技术

老年朋友在日常生活中要关注自己当下的状态，比如记忆力下降、活动能力下降、体重下降等。一旦出现了这些问题，建议尽早咨询老年医学科医生，请专业医生帮助确诊是否存在老年综合征。

专家说

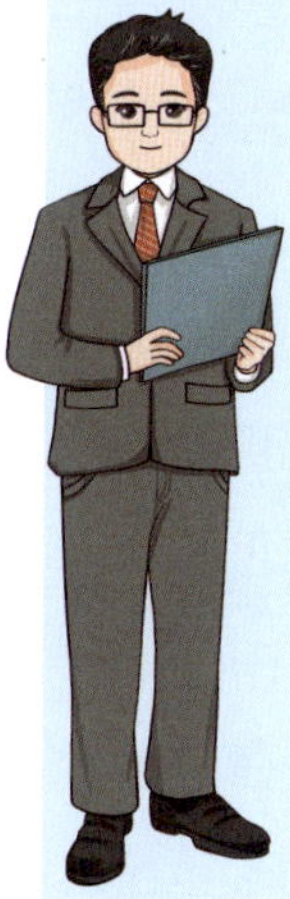

老年综合评估技术是筛查老年综合征的核心技术

确诊有没有老年综合征的技术在医学上被称为老年综合评估技术，它是由老年医学科及相关专业的医护人员采用一系列筛查和评估方法，以确定老年人是否有身体活动功能下降、精神心理障碍、社会支持不充分、营养不良等问题，并据此制订适合老年人个体需求的综合管理方案，最大可能维持或改善老年人的功能状态。

我国 2017 年发布的《老年综合评估技术应用中国专家共识》和《老年综合评估技术》指出，老年综合评估技术包含一般情况、躯体功能、心理功能、社会功能等多个维度的功能状态评估。对于每一位老年朋友，医生会采用针对性的老年综合评估技术开展精准的评估。比如，对于住院的老年朋友，医生会采用非常详细的老年综合评估技术；对于门诊或社区卫生服务中心的老年朋友，医生会采用快速筛查的老年综合评估技术等。不管何种形式的老年综合评估技术，都是为了快速、及时地发现老年综合征，早期干预、针对性精细管理，从而更好地帮助老年朋友恢复健康。

健康加油站

老年综合征的判断方法有哪些

医护人员会通过询问或仪器测试等方法来判断老年人是否存在老年综合征。测试老年人是否有步态不稳、日常生活活动能力下降、容易跌倒等，从而判断是否有躯体功能下降；询问是否因听力下降而影响日常生活，依此判断是否存在听觉功能下降；询问或测试老年人喝水是否有呛咳，从而判断是否存在吞咽障碍；测试记忆力、执行力等，从而判断是否存在认知功能下降；询问情绪和睡眠状况，从而判断是否存在精神心理问题；测试上肢握力、步速、四肢骨骼肌肌肉质量，从而判断是否存在肌少症；询问近期食欲和体重是否有变化，从而判断是否存在营养不良。通过询问或测试来判断是否存在其他老年综合征的问题。

（陈旭娇）

16. 哪些老年人需要进行**老年综合评估**

关键词

老年综合评估　注意事项

一般来说，所有老年人都需要接受一次老年综合征的初次筛查，来初步明确是否有老年综合征。对于初次筛查考虑存在老年综合征可能的，建议到老年医学科就诊，进行全面的老年综合评估，以确定合并有哪种老年综合征的临床表现。

专家说

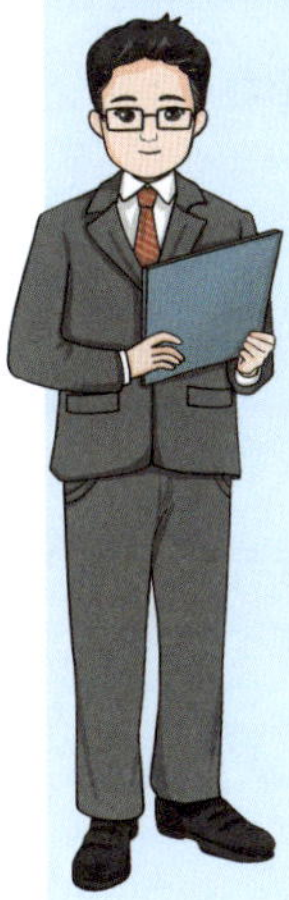

建议开展老年综合评估的人群

合并多种老年疾病；长期服用 5 种及以上药物；近期出现生活或活动能力下降，尤其最近明显恶化；记忆力下降；情绪低落，提不起兴趣做事情；食欲减退，体重下降；独居，缺乏社会支持，疏于照顾；多次反复住院。有上述情况的老年人建议进行完整的老年综合评估，以明确是否合并有老年综合征。

此外，针对患有老年综合征的老年朋友，采用老年病多学科团队诊疗模式进行干预后，建议再次开展老年综合评估，以明确老年综合征的干预疗效，并根据老年综合评估的结果进行方案调整。但合并有严重疾病（如疾病终末期、重症）、严重痴呆、完全失能的老年人及健康老年人，不建议开展完整的老年综合评估，可酌情开展部分老年综合征的筛查评定工作。

健康加油站

开展老年综合评估的注意事项

开展老年综合评估的时候，医生或护士通常会采用量表询问、快速测试、仪器检查等方法，其中筛查的一些问题也许很简单、很基础，或者有些问题很尖锐，但不管是什么类型的问题或测试，老年朋友都应认真仔细地回答，配合测试，因为您的配合是形成正确判断的重要基础。

此外，不同侧重内容的老年综合评估技术，可能涉及复杂的问卷测试、躯体运动能力测试、肢体握力测试等，被评估的老年朋友应该能正确理解这些评估的问题，应具有一定的沟通能力和语言表达能力。医生的每一个问题都是希望能真实地发现潜在的问题，老年朋友在回答过程中不宜生气、激动、急躁，测试过程中有任何不适，应告知医生，以便及时停止评估。

（陈旭娇）

17. 老年综合评估技术包括哪些内容

老年综合评估技术根据评估的目的不同，包含的内容也略有不同。医务人员在开展老年综合评估之前会及时地沟通评估的目的、注意事项，得到老年朋友的知情同意后，才会安全、有效地完成个性化的评估。

专家说

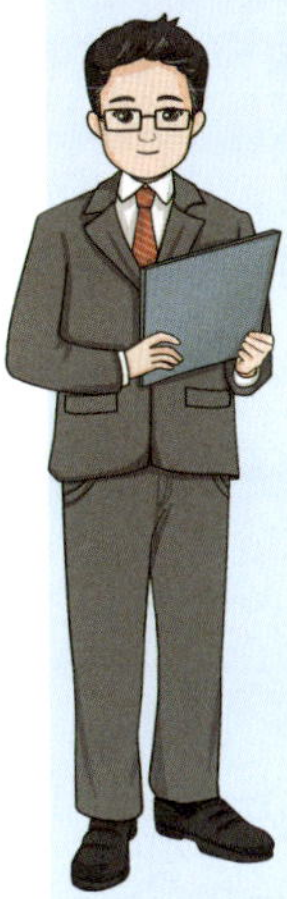

老年综合评估技术的开展条件

1. 实施老年综合评估技术的人员 老年综合评估技术的操作人员可以是一个人，也可以是多个人组成的团队。区别在于一个人来完成评估的，往往是受过训练的评估专职人员，而团队成员可以是老年病多学科团队的成员，包括老年医学科医生、精神卫生科医生、营养科医生、康复科医生、临床药师等。

2. 实施老年综合评估技术的场所 老年综合评估技术建议在专门的老年综合评估室开展。

老年综合评估技术包括哪些内容

老年综合评估技术主要包括：①基础信息和基础身体状况的评估，如性别、年龄、居住情况、当下存在的多种疾病、目前服用的多种药物等。②身体状况的评估，如日常生活活动能力、平衡功能状态、跌倒等情况。③精神和心理功能的评估，如认知功能，有无抑郁、睡眠不佳等。④特异性老年综合征的评估，如老年朋友肌少症、老年衰弱等。⑤其他老年健康问题的评估，如视力、听力下降，口腔问题、营养不良、社会支持问题等。

关键词

老年综合评估技术　开展条件

（陈旭娇）

18. 老年人应该如何**应对老年综合征**

关键词

老年综合征　综合应对

老年综合征的应对是一个全方位、多层次的系统性过程，早期识别、综合性干预等措施能够显著改善老年人的整体健康状况，减少并发症的发生，提升生活质量。老年人及其家属应积极采取行动，主动寻求专业帮助，合理应对老年综合征带来的挑战。

专家说

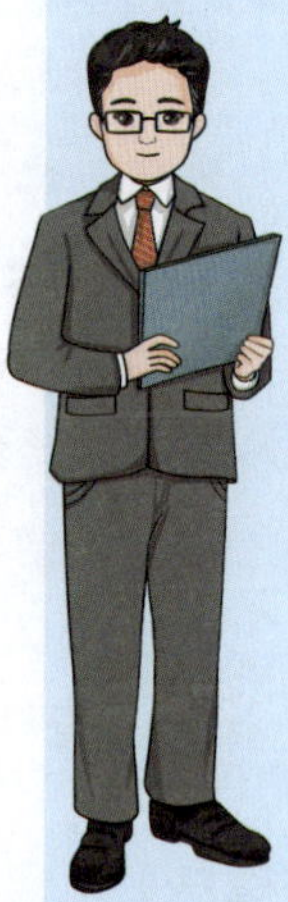

老年综合征是指老年群体中常见的一组临床综合征表现，主要包括衰弱、认知障碍、跌倒、尿失禁、营养不良、抑郁等症状。发现老年综合征需要综合应对。

1. 及早识别和全面评估　老年人出现衰弱、认知障碍等症状时，家属和照护者应尽早识别并寻求专业医生的帮助，进行全面评估。定期健康检查和综合评估有助于早期发现并干预潜在问题。

2. 综合性干预措施　老年综合征通常涉及多系统、多因素，治疗和管理老年综合征需要采取综合性干预措施，包括药物治疗、非药物治疗（如饮食运动干预、物理治疗、心理治疗、营养干预等）、环境改善等多方面措施。

3. 心理健康管理，预防抑郁和焦虑 老年人应通过参与社交活动、培养兴趣爱好、保持与家人及朋友的联系，来减少孤独感和抑郁情绪。必要时寻求专业心理咨询和治疗。

4. 降低药物不良反应和药物相互作用的风险 许多老年人因多病共存需服用多种药物，长期使用可能引起不良反应或药物相互作用，加重老年综合征。老年人应定期向医生报告所有药物的使用情况，减少不必要的药物。

5. 环境适应与安全保障 家属和照护者应调整家具布局、增加扶手、使用防滑地面材料等，减少环境因素对老年人健康的不利影响。

6. 寻求多学科团队合作支持 建议老年人及其家属寻求包括老年医学专家、心理学专家、营养师、物理治疗师、护理人员等在内的综合医疗团队的帮助，共同制订个性化干预方案。

健康加油站

老年综合征调理方法

1. 饮食调理 建议老年人日常多食用易消化、清淡的食物，如面条、小米粥等。增加新鲜蔬菜和水果的摄入量，如苹果、香蕉等，注意预防便秘。

2. 适当运动 鼓励老年人进行适量的体育锻炼，如游泳、慢跑、散步等有氧运动。

3. 药物治疗 老年综合征患者需要在专业医生的指导下使用药物治疗，严格遵守医嘱，切勿擅自停药或更改药物剂量。

4. 心理治疗 家属要注意多倾听老年人的心声，帮助老年人疏导情绪，提高其对外界的认知能力，及时发现并解决其心理问题。

5. 中医治疗 老年综合征患者还可以选择针刺穴位，或使用按摩、理疗等仪器设备进行治疗。

（姜　昕）

19. 发现老年人患有老年综合征后家属应做些什么

家属在发现老年人患有老年综合征后应提供全面、细致的支持和照顾，包括生活照顾、心理关怀、安全监护、积极配合治疗、鼓励社交活动以及关注心理健康等方面。家属通过采取这些措施，可以帮助老年人更好地应对老年综合征带来的挑战，提高他们的生活质量。

专家说

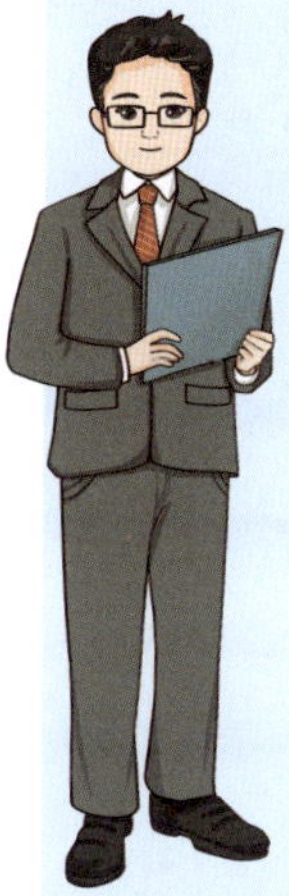

当发现老年人患有老年综合征后，家属可以采取以下措施。

1. 增强认知与理解 深入了解老年综合征的相关知识，包括其症状、病因、治疗方法等。认识到老年综合征并非单一疾病，而是一组由多种原因导致的老年人特有的临床综合征。

2. 提供全面支持 ①生活照顾方面，确保老年人饮食营养健康，增加富含蛋白质和维生素 D 的食物。关注睡眠质量，提供舒适环境。②心理关怀，耐心倾听老年人的心声，深入了解需求，提供情感支持。当老年人出现不良情绪时，及时与心理医生沟通，提供心理疏导和治疗，帮助老年人建立积极乐观的心态。③鼓励社交，安全监护。鼓励老年人参与社交活动，如社区活动、老年大学，提升生活满意度和幸福感。保持与亲朋好友联系，感受关爱和社会温暖。确保居住环境安全，防滑、安装扶手。避免老年人独自外出，防止迷路或发生意外。④积极配合治疗，督促老年人按时服药，关注疗效和不良反应。陪同老年人定期复查，与医生沟通调整治疗方案。在医生指导下进行物理治疗、作业治疗或康复训练。⑤持续学习与咨询，家属应不断学习，以便更好地照顾老年人。在照顾老年人的过程中，遇到任何问题或困惑，及时向医生、护士或专业机构咨询。

关键词

老年综合征　家属

健康加油站

家属在面对老年综合征患者时，应给予其足够的关爱和耐心，从饮食、生活起居、心理、运动以及就医等多个方面进行综合干预。同时，也要鼓励老年人保持积极的心态和乐观的生活态度，共同应对老年综合征。

1. 饮食 给予老年人易消化、清淡的食物，如面条、小米粥等，也可将食物用机器制成流质或半流质的状态。老年人应增加新鲜蔬菜、水果的摄入，尽量避免饮用咖啡和浓茶等刺激性饮料。

2. 起居 鼓励老年人与家人、朋友共同进餐。保证充足的睡眠，早睡早起，午睡时间不宜过长，保持正确的睡眠姿势。

3. 体检 定期进行身体检查，以便早期发现和治疗可能的疾病。老年人应定期监测血压、血糖等慢性疾病相关指标，若有不适，应该及时就医。

（姜　昕）

三

老年人常见肿瘤基因、药物基因检测及家族遗传病筛查指导和建议

20. 为什么有些老年人需要做**肿瘤基因检测**

关键词

老年人

肿瘤基因检测

在健康管理中，肿瘤基因检测扮演着越来越重要的角色。随着年龄增长，老年人恶性肿瘤的发病率不断增高，目前约有 50% 的癌症发生在 65 岁以上的老年群体中。肿瘤基因检测能够帮助识别老年人是否携带与肿瘤相关的变异基因，从而及时采取有针对性的预防和治疗措施，降低恶性肿瘤的发生率。此外，基因检测结果可以为临床提供精准的诊疗依据，为患者提供个性化的治疗方案。因此，肿瘤基因检测在老年人健康管理中不仅是必要的，而且对于早期发现、早期干预和个性化治疗具有极其重要的价值。

专家说

为什么有些老年人需要做肿瘤基因检测

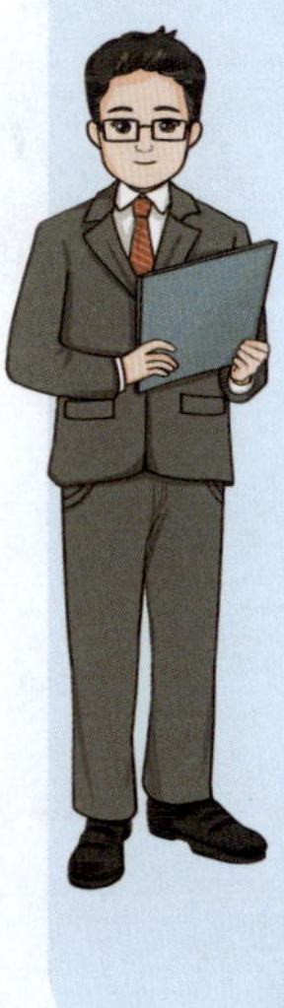

老年人由于身体功能的逐渐衰退和免疫系统功能的下降，更容易受到各种疾病的侵袭。其中，肿瘤是一种常见且严重的疾病。随着年龄增长，老年人的肿瘤发病率显著增高。美国的调查数据显示，肿瘤是 60~79 岁人群的主要死因，超过 50% 的肿瘤患者年龄在 65 岁以上，超过 70% 的肿瘤相关死亡发生在 65 岁以上人群。预计到 2030 年，美国将有超过 70% 的癌症初诊患者年龄超过 65 岁。这些数据表明，老年人是肿瘤的高发群体，其肿瘤发病率和病死率均显著高于其他年龄段人群。

肿瘤基因检测是一种利用现代分子生物学技术，对肿瘤组织或血液中的 DNA 进行测序和分析的方法，通过检测肿瘤相关基因的变异情况，可以判断患者是否存在与肿瘤发生、发展密切相关的基因突变，从而为肿瘤的诊断、治疗和预后评估提供重要依据。另外，肿瘤基因检测能够帮助识别那些由于遗传因素而具有较高肿瘤风险的个体，这对于制订预防措施和早期干预策略至关重要。

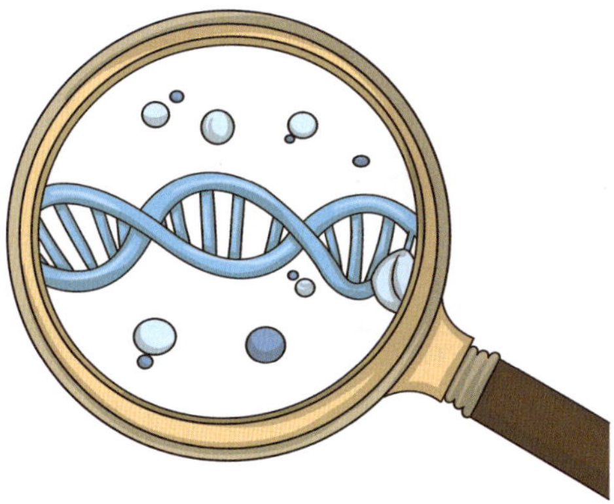

健康加油站

老年人常见的肿瘤类型有哪些

老年人常见的肿瘤类型包括肺癌、乳腺癌、结直肠癌、胃癌和肝癌等。这些肿瘤在老年人中的发病率较高，且往往具有进展快、预后差的特点。

1. 肺癌 随着年龄增长，老年人的肺功能逐渐衰退，吸烟、空气污染等因素对肺的影响也更加显著，使得老年人成为肺癌的高发群体。肺癌在老年人中的发病率和病死率均居首位，且多数患者确诊时已处于中晚期，治疗难度较大。对于肺癌患者，基因检测主要用于预测化学治疗药物的敏感性、评估靶向药物的疗效以及预测肿瘤复发和转移的风险。常见的肺癌基因检测项目包括 *EGFR*、*ALK*、*ROS1* 等基因突变的检测，以及 *PD-L1* 等免疫相关基因的表达水平检测。

2. 乳腺癌 随着年龄增长，女性体内的激素水平发生变化，乳腺组织对致癌因素的敏感性增加，常见的乳腺癌基因检测项目包括 *HER2*、*BRCA1/2* 等基因的检测。

3. 结直肠癌 具有早期症状不明显、易误诊的特点，多数患者确诊时已处于中晚期。常见的结直肠癌基因检测项目包括微卫星不稳定状态（MSI 状态）及 *KRAS*、*NRAS* 等基因的突变情况检测。

4. 胃癌 老年人的胃黏膜逐渐萎缩，胃酸分泌减少，这使得老年人对胃癌的抵御能力下降。此外，老年人往往存在不良的饮食习惯和生活方式，如高盐饮食、缺乏运动等，这些因素也可能增加胃癌的发病风险。

5. 肝癌 老年人的肝功能逐渐下降，对致癌因素的代谢和解毒能力减弱。此外，老年人往往存在多种慢性疾病和用药情况复杂的问题，这使得肝癌在老年人群中的发病率和病死率均较高。

（杨红菊）

21. 为什么肿瘤基因检测对老年人**肿瘤治疗**有好处

关键词

肿瘤基因检测　健康获益

随着人口老龄化加剧，老年人群的肿瘤发病率逐渐上升，成为公共卫生领域的重要议题。对于老年肿瘤患者而言，传统的治疗方法（如化学治疗和放射治疗）往往存在较大的不良反应和局限性，而肿瘤基因检测作为一种新兴的技术手段，为老年肿瘤患者的治疗带来了新的希望。

专家说

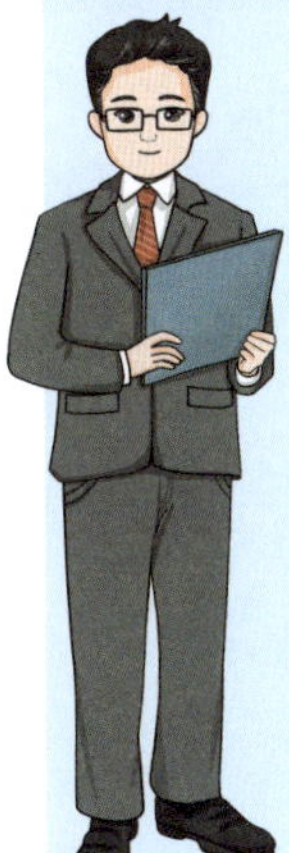

肿瘤基因检测对老年人肿瘤的治疗有哪些好处

1. 制订个体化治疗方案　老年人的身体状况和肿瘤特性存在较大的个体差异，使得传统的“一刀切”治疗方案难以满足所有患者的需求。肿瘤基因检测通过分析肿瘤细胞的基因变异情况，精准匹配靶向药物，避免无效治疗，为每位患者提供个体化的治疗方案，减轻患者的身体负担和经济负担。

2. 提高治疗的精准度和有效性　传统的化学治疗和放射治疗手段往往缺乏针对性，可能导致全身性严重不良反应，给老年患者的身体造成较大负担。肿瘤基因检测能够筛选出对特定药物敏感的基因变异，使治疗更加精准、有效，从而减少不良反应，提高治疗响应率。

3. 预测治疗效果和预后 肿瘤基因检测不仅能够帮助医生选择合适的治疗方案，还能够预测治疗效果和患者的预后情况。这对于老年肿瘤患者尤为重要，因为他们往往更加关注治疗的长期效果和生存质量。

4. 指导后续治疗和监测复发 对于已经接受治疗的老年患者而言，肿瘤基因检测还能够指导后续的治疗和监测肿瘤复发情况，对提高患者的生存质量和延长生存期具有重要意义。

5. 促进新药研发和应用 肿瘤基因检测不仅有助于老年肿瘤患者的个体化治疗，还能够促进新药研发和应用。通过对不同患者样本中的基因变异进行分析，研究人员可以发现潜在的新靶点和药物作用机制，从而为新药的研发提供有价值的信息。

6. 提高医疗资源的利用效率 肿瘤基因检测可为老年肿瘤患者提供个性化的治疗方案，以及预测治疗效果和预后等，这有助于提高医疗资源的利用效率。传统的“一刀切”治疗方案往往导致医疗资源的浪费和治疗效果不佳。

健康加油站

肿瘤基因检测在老年人群中的应用前景

随着科技的进步和医疗水平的提高，肿瘤基因检测在老年人群中的应用前景广阔。

1. 分子生物学技术的进步将提升肿瘤基因检测的准确性和可靠性，未来将出现更多高灵敏度、高特异度的检测方法，为肿瘤的诊断和治疗提供更精准的依据。

2. 医疗资源的优化配置将使更多老年人获得高质量基因检测服务。政府将推动医疗资源均衡分布，医疗机构将提升服务质量和效率，满足老年人群的需求。

3. 深入研究肿瘤机制将发现更多肿瘤相关基因，为老年人群提供更全面的检测依据。个体化治疗方案将在老年人群中广泛应用，基因检测将指导选择最适合患者的治疗方案。

4. 公众健康意识的提升将使老年人更加注重肿瘤预防和早期筛查。加强健康教育和自我管理将提高老年人对基因检测的认知度和接受度，促进他们积极参与预防和筛查，降低肿瘤发病率和病死率，提高生活质量。

（杨红菊）

22. 为什么肿瘤基因检测对老年人**肿瘤预后**有帮助

肿瘤基因检测作为一种先进的医学技术，在老年人肿瘤的治疗和预后评估中发挥着越来越重要的作用。通过检测肿瘤细胞的基因变异情况，医生可以更准确地了解患者的肿瘤特性，从而制订更加个性化的治疗方案，并预测患者的预后情况。

健康体检系列

关键词

肿瘤基因检测 预后

专家说

肿瘤基因检测对老年人肿瘤的预后有哪些帮助

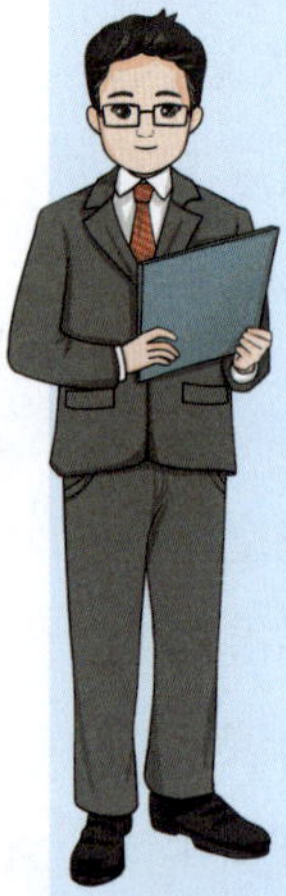

1. 预测肿瘤恶性程度和侵袭性 肿瘤的恶性程度和侵袭性是决定患者预后的重要因素之一。通过基因检测，医生可以了解患者肿瘤细胞的基因变异情况，从而判断肿瘤的恶性程度和侵袭性。

2. 指导个体化治疗方案的选择 个体化治疗方案的选择对于提高治疗效果和延长生存期至关重要。通过基因检测，医生可以了解患者的基因变异情况，从而为其选择最适合的治疗方案。

3. 监测治疗过程中的变化并调整治疗方案 肿瘤的治疗是一个长期过程，需要不断调整治疗方案以适应肿瘤的变化。通过基因检测，医生可以监测治疗过程中的变化，预测患者是否可能产生耐药性，并提前调整治疗方案，从而提高治疗效果和延长生存期。

4. 评估患者的复发风险 肿瘤的复发是影响患者预后的重要因素之一。通过基因检测，医生可以评估患者的复发风险，预测患者的复发时间，并提前采取相应的预防措施，从而制订更加合理的随访计划。

5. 提供心理支持和生活指导 肿瘤的预后不仅取决于治疗效果，还受到患者心理状态和生活方式的影响。通过基因检测，医生可以为患者提供心理支持和生活指导，从而提高患者的生存质量并改善预后。

健康加油站

肿瘤基因检测如何指导个体化治疗方案的选择

1. 确定肿瘤类型和亚型 基因检测通过分析肿瘤基因突变、扩增等特征，可辅助区分肿瘤类型（如肺癌、乳腺癌）及亚型（如 *HER2* 阳性、三阴性、乳腺癌）。这些信息对于选择最适合的治疗方案至关重要，因为不同亚型的肿瘤对治疗的敏感性和预后不同。

2. 指导靶向药物的选择 靶向药物是近年来肿瘤治疗领域的重要突破，它们能够针对肿瘤细胞的特定基因变异进行精准打击，而不会对正常细胞造成严重损伤。通过基因检测，医生可以了解患者是否存在对特定靶向药物敏感的基因变异，从而为其选择最适合的靶向药物。

3. 指导免疫治疗的选择 免疫治疗是近年来兴起的另一种重要的肿瘤治疗方法。通过激活患者自身的免疫系统来攻击肿瘤细胞，从而达到治疗肿瘤的目的。然而，并非所有患者都适合免疫治疗。通过基因检测，医生可以了解患者是否存在对免疫治疗敏感的基因变异，从而为其选择最适合的免疫治疗方案。

4. 预测个体对药物的敏感性和耐药性 基因检测可以分析肿瘤细胞中的基因变异，预测个体对不同药物的敏感性和耐药性，帮助医生选择最有效的抗肿瘤药，并避免使用无效或产生不良反应的药物。

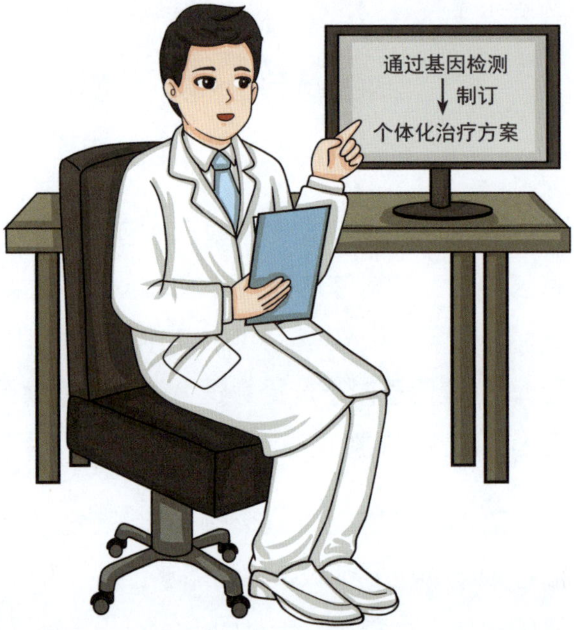

（杨红菊）

23. 为什么老年人要**合理选择**肿瘤基因检测项目

随着医学技术的不断发展，肿瘤基因检测在癌症预防、诊断和治疗中扮演着至关重要的角色。在面对肿瘤时，合理选择肿瘤基因检测项目对于老年人来说尤为重要，这不仅涉及治疗效果的最优化，也关系到医疗资源的合理分配和个体的经济负担。肿瘤基因检测能够帮助我们深入理解肿瘤的分子机制，指导个体化治疗方案的制订，但同时也带来了选择上的挑战。因此，我们必须基于科学证据、个体健康状况和治疗需求，综合考量，明智地选择适合的基因检测项目，以确保老年患者从中获得最大的临床益处。

专家说

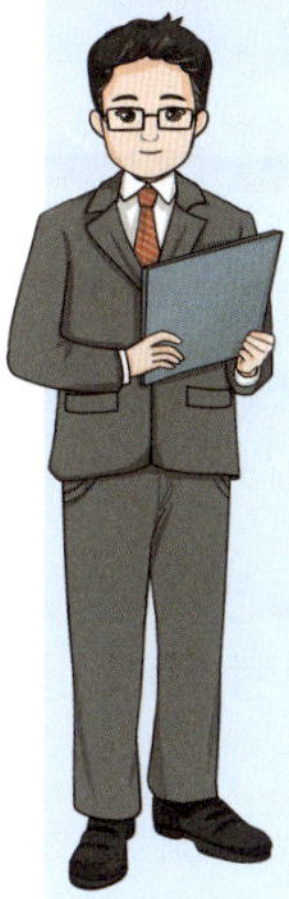

为什么老年人要合理选择肿瘤基因检测项目

1. 个体化治疗需求 老年人的健康状况、器官功能和预期寿命具有独特性，因此个体化的筛查至关重要。肿瘤基因检测可以帮助医生根据患者的具体情况，评价筛查的获益与危害，从而制订个体化的治疗方案。

2. 预测并发症及不良反应 肿瘤基因检测可以预测并发症及治疗相关不良反应，减少治疗的严重不良反应。

3. 经济负担考量及心理影响 老年患者基因检测项目的选择受经济条件影响。经济条件较好的患者可能会选择更全面的检测项目，而经济条件一般的患者可能会选择针对当前有明确靶向或治疗方式靶点的基因检测项目。另外，基因检测结果可能会对老年患者产生心理影响，特别是当结果涉及家族遗传风险时。因此，选择检测项目时需要考虑患者的心理承受能力。

4. 法律法规和伦理考量 肿瘤基因检测涉及数据共享与安全、隐私保护等伦理问题，需要遵循相关法律法规和伦理标准。

关键词

合理选择 肿瘤基因检测项目

5. 监测疾病进展及预后评估 肿瘤基因检测不仅可用于监测肿瘤治疗后的进展情况，评估治疗的有效性，还可提供与肿瘤进展和转移相关的信息，帮助医生评估患者的预后，及时调整治疗策略。

综上所述，合理选择肿瘤基因检测项目对老年人至关重要，能够提供精准治疗，降低风险，并考虑经济与心理负担，确保治疗的合理和有效。

健康加油站

如何选择适合的肿瘤基因检测项目

选择适合的肿瘤基因检测项目，需要综合考虑以下几个关键因素。

1. 临床需求和指南推荐 根据临床治疗的需求和专业指南的推荐来选择检测项目，不同的肿瘤类型和疾病分期可能需要不同的基因检测项目。

2. 检测技术、样本类型和质量 了解不同检测技术的优缺点，根据患者可用的样本类型和质量来选择检测方法。组织样本是金标准，但在无法获取组织样本时，可以考虑使用血液样本。

3. 治疗阶段 根据患者当前的治疗阶段选择检测项目。例如，对于靶向治疗过的患者，可能需要进行更全面的基因检测来寻找新的治疗靶点。

4. 遗传风险评估及心理影响 对有家族遗传史的人群进行风险预测和健康管理，同时需要考虑基因检测可能带来的心理影响，特别是当检测结果涉及家族成员时，应提供适当的心理支持和咨询。

5. 经济能力、法律法规和伦理考量 考虑患者的经济状况，选择性价比高的检测项目，同时确保检测的合法性和伦理性。

（杨红菊）

24. 为什么老年人及其家属在肿瘤基因检测后要来看医生

目前，肿瘤基因检测已成为癌症诊疗的一项重要工具，完成肿瘤基因检测后及时就医咨询极为关键，既有助于深入理解检测结果，又能为后续的医疗决策提供科学依据，利于精准治疗和指导。

关键词

肿瘤基因检测　遗传风险评估　个体化方案

专家说

老年人及其家属在肿瘤基因检测后看医生的意义

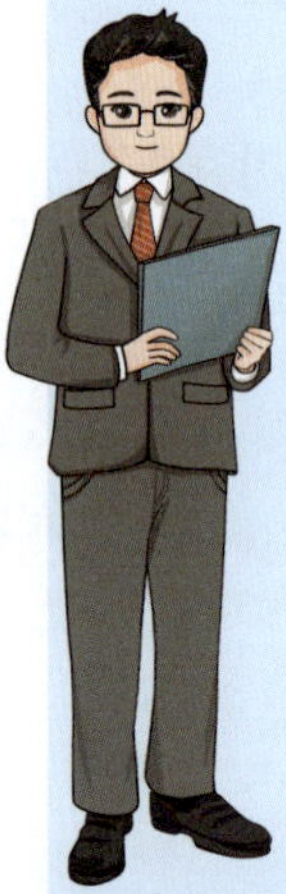

1. 解读检测结果　肿瘤基因检测报告包含大量专业术语和复杂的数据信息，对于缺乏医学背景的老年人及其家属来说，如同天书一般难以理解。医生凭借其专业知识和临床经验，能够将这些晦涩难懂的信息转化为通俗易懂的语言，帮助老年人及其家属清晰地了解病情的本质，为后续合理的治疗规划奠定基础。

2. 制订个体化治疗方案　老年人由于身体功能衰退、合并多种基础疾病等因素，其肿瘤治疗方案必须综合考量个体的整体健康状况。肿瘤基因检测结果为制订个体化治疗方案提供了关键依据，医生还能根据基因检测所提示的肿瘤耐药基因情况，提前规划应对策略，避免无效治疗，提高治疗的有效性和安全性，延长患者的生存期并提高其生活质量。

3. 评估遗传风险与家族健康管理　部分肿瘤具有明显的遗传倾向，肿瘤基因检测能够帮助确定老年人所患肿瘤是否与遗传因素相关。医生可以通过对检测结果的分析，评估家族成员的遗传风险。对于那些被判定为具有较高遗传风险的家族成员，医生能够制订针对性的监测和预防措施，帮助他们树立正确的疾病预防观念，加强家族健康管理，降低整个家族的肿瘤发病风险。

4. 提供心理支持与应对策略　肿瘤基因检测结果无论阳性还是阴性，都会给老年人及其家属带来巨大的心理冲击。阳性结果可能会使患者陷入恐惧、焦虑和绝望之中，担心疾病的预后和治疗的痛苦；阴性结果虽在一定程度上带来宽慰，但也可能因对检测准确性的疑虑或对未来疾病复发的担忧而产生心理压力。医生能够倾听患者和家属内心的恐惧与困惑，给予情感上的慰藉和鼓励，引导患者保持积极乐观的心态，以应对肿瘤带来的心理挑战，增强战胜疾病的信心。

5. 跟进后续检测与监测计划 随着肿瘤的发展演变和治疗过程的推进，肿瘤细胞的基因特征可能发生变化。医生会根据患者的具体情况，制订后续的检测与监测计划。

健康加油站

老年人的部分肿瘤基因及其临床意义

在老年人群中，多种肿瘤基因与疾病的发生、发展密切相关。例如，携带 *BRCA1/2* 基因突变的老年人，其患乳腺癌的风险显著增加，且发病年龄可能更早，肿瘤往往具有更强的侵袭性。对于有此基因突变的老年人，可定期行乳腺钼靶检查、卵巢超声检查等，甚至可考虑预防性手术干预。

TP53 基因突变状态可作为判断肿瘤预后的重要指标之一，存在该基因突变的老年肿瘤患者，其总体生存率往往较低，复发风险较高。对 *TP53* 通路的靶向治疗研究有望为这类患者提供新的治疗选择。

（赖 蓓）

25. 为什么有些老年人需要做**常见药物基因检测**

关键词

老年人　药物基因检测

老年人对药物的反应存在显著差异，药物基因检测能够帮助医生深入了解患者的个体基因特征，预测药物的疗效和不良反应，最大程度地保障老年患者的用药安全和治疗效果。

专家说

老年人进行药物基因检测的意义

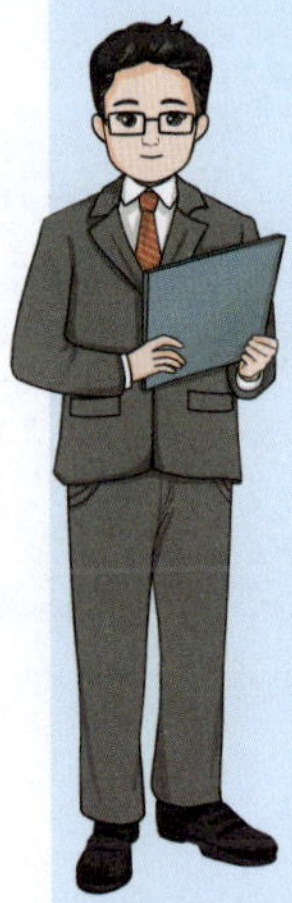

1. 了解药物代谢能力　许多药物在体内需要经过一系列代谢过程才能发挥作用。例如，细胞色素 P450 酶系（CYP）在药物代谢中起着关键作用。通过药物基因检测，医生可以提前知晓这种代谢差异，利于调整药物剂量或更换更适合的药物，提高治疗效果。

2. 减少药物不良反应　某些药物基因的特定变异可能使老年人对药物的不良反应更为敏感。比如，*SLCO1B1* 基因变异与他汀类药物导致的肌肉毒性密切相关。药物基因检测能够帮助识别这些潜在风险，医生在用药时可选择对患者更为安全的药物，避免不必要的药物伤害。

3. 预判药物疗效　以抗肿瘤药为例，在老年肿瘤患者中，一些药物作用靶点的基因变异会决定药物疗效。如果老年肺癌患者存在特定的 *EGFR* 基因突变，使用相应的靶向药物可能会取得较好的治疗效果。通过药物基因检测，医生可以精准地筛选出适合特定药物治疗的老年患者，实现个体化精准医疗。

4. 制订个体化用药方案 老年人的肝肾功能随着年龄增长逐渐下降，这也会影响药物的代谢和排泄。通过药物基因检测，医生能够结合老年人的肝肾功能状况为其制订更为合理的用药方案。例如，对于经肾脏排泄的药物，若老年人存在影响肾脏转运蛋白功能的基因变异，在用药时就需要根据基因检测结果调整剂量，以防止药物在体内蓄积引发不良反应。

健康加油站

老年人的常见药物基因及其临床意义

1. 细胞色素P450酶系相关基因 细胞色素P450酶系（CYP）参与众多药物的代谢过程。例如，*CYP2C19*基因具有氯吡格雷快代谢型、中间代谢型和慢代谢型，其中氯吡格雷慢代谢型的老年人，其体内氯吡格雷转化为活性代谢产物的能力下降，导致抗血小板聚集作用减弱。

2. 药物转运蛋白相关基因 例如*SLCO1B1*基因与他汀类药物的转运密切相关。*SLCO1B1*基因的某些变异型会使他汀类药物进入肝细胞的量增加，从而使血药浓度升高，同时也显著增加了他汀类药物导致肌病的风险。

（赖　蓓）

26. 为什么有些老年人及其亲属需要进行**家族遗传病筛查**

关键词

老年人 家族遗传病筛查

家族遗传病筛查能够帮助老年人发现潜在疾病，保护家族后代的健康，提升整个家族的健康意识和健康素养。有家族遗传病倾向的老年人及其家庭成员应积极考虑进行相关筛查，以便早发现、早预防、早治疗，为家庭幸福和健康奠定坚实的基础。

专家说

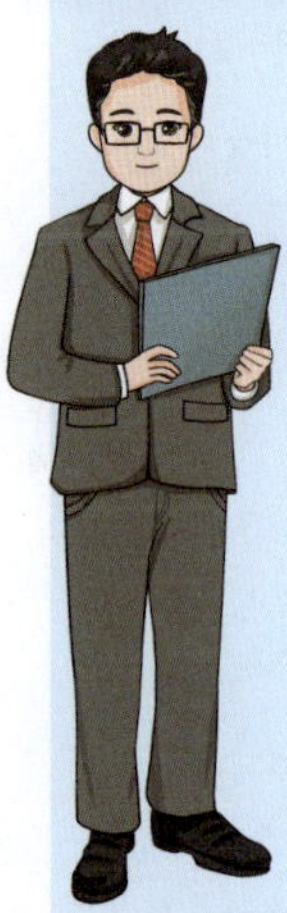

老年人进行家族遗传病筛查的意义

1. 家族遗传病早期预警　有些遗传病在老年阶段才开始显现出明显的症状或导致严重的健康问题。通过筛查，一旦发现相关基因突变，医生就可以提前制订个体化的预防和治疗方案，有效地降低发病风险或延缓疾病进展，提高老年人的生活质量并延长其寿命。

2. 家庭早期规划　通过家族遗传病筛查，家庭成员可以提前做好应对准备，如规划家庭护理资源、了解疾病的发展过程和可能的治疗方法，在心理上和经济上都能有更充分的准备。

3. 年轻人提前准备 一些家族遗传病具有明显的遗传模式，通过对老年人进行筛查，医生可以确定家族中是否存在致病基因，进而评估年轻一代的遗传风险，保障家族后代的健康。

4. 促进家庭健康意识的提升 当老年人及其家庭参与筛查过程时，他们会更加深入地了解家族健康史和遗传病相关知识。这不仅可以促使家庭成员养成良好的生活习惯，还能提高整个家庭对健康问题的关注度和重视程度，形成积极的家庭健康氛围。在这种氛围下，家庭成员之间可以相互监督、相互支持，共同维护家庭健康。

健康加油站

老年人的常见家族遗传病基因及其临床意义

1. 心血管疾病相关基因 家族性高胆固醇血症（FH）基因会通过不同机制影响 LDL-C 的代谢，导致家族性高胆固醇血症。早期检测这些基因突变，家庭成员可通过严格的饮食控制甚至新型降脂疗法（如 PCSK9 抑制剂）来降低心血管事件的发生风险。

2. 肿瘤相关基因 如前所述 *BRCA1* 和 *BRCA2* 基因是最为人熟知的乳腺癌家族遗传基因。

3. 内分泌系统疾病相关基因 例如，青少年的成年型糖尿病（MOD）相关基因，肝细胞核因子 4A（*HNF4A*）基因、葡萄糖激酶（*GCK*）基因等，基因检测有助于准确诊断，制订个体化的治疗方案。

（赖 蓓）

相约健康百科丛书

人物关系介绍

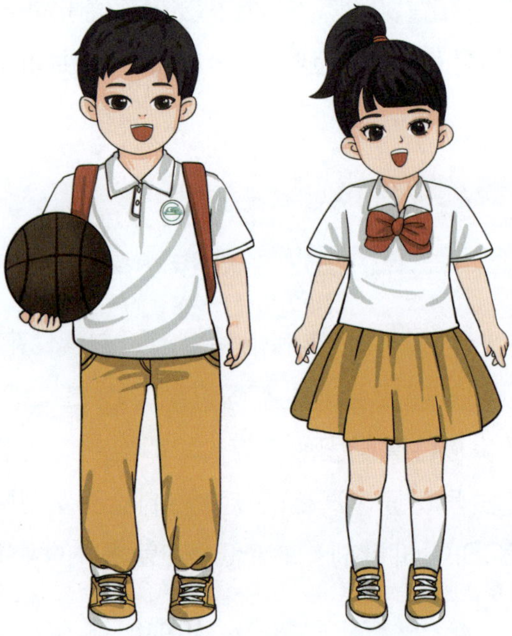

健健　　康康

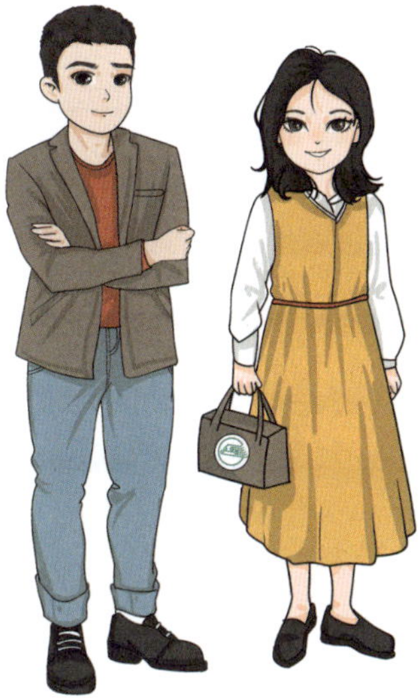

爸爸　妈妈

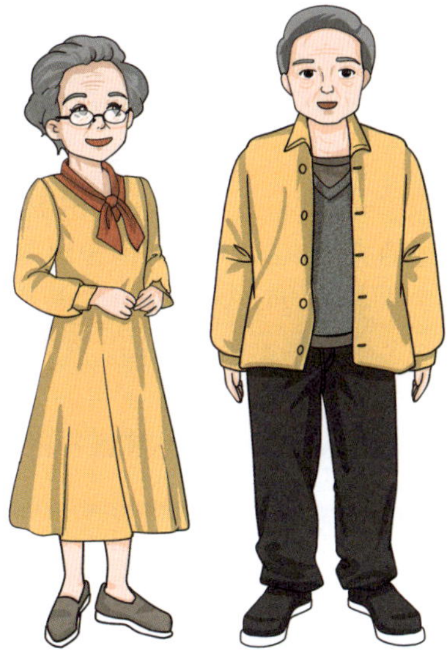

奶奶　爷爷

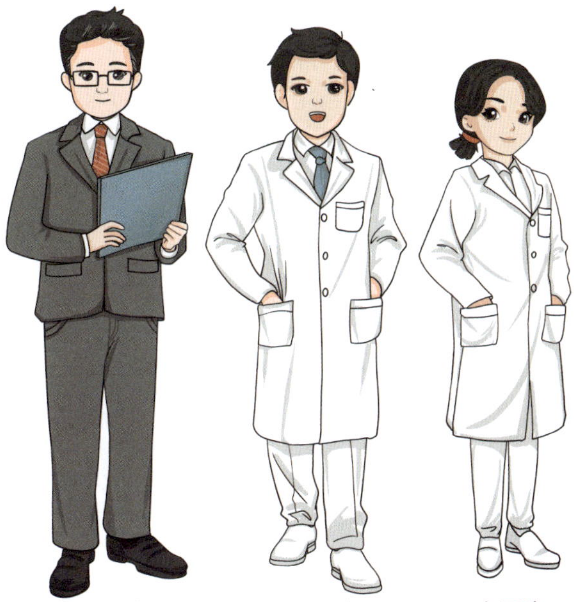

专家　男医生　女医生

图书在版编目（CIP）数据

老年体检：预防伤病　延缓衰老 / 齐海梅，康琳主编．-- 北京 ：人民卫生出版社，2025. 10. --（相约健康百科丛书）. -- ISBN 978-7-117-38420-9

Ⅰ. R194. 3-49

中国国家版本馆 CIP 数据核字第 2025XG5359 号

人卫智网	**www.ipmph.com**	**医学教育、学术、考试、健康，购书智慧智能综合服务平台**
人卫官网	**www.pmph.com**	**人卫官方资讯发布平台**

相约健康百科丛书

老年体检：预防伤病　延缓衰老

Xiangyue Jiankang Baike Congshu

Laonian Tijian：Yufang Shangbing Yanhuan Shuailao

主　　编：齐海梅　康　琳
出版发行：人民卫生出版社（中继线 010-59780011）
地　　址：北京市朝阳区潘家园南里 19 号
邮　　编：100021
E - mail：pmph @ pmph.com
购书热线：010-59787592　010-59787584　010-65264830
印　　刷：北京瑞禾彩色印刷有限公司
经　　销：新华书店
开　　本：710 × 1000　1/16　　**印张：**24
字　　数：311 千字
版　　次：2025 年 10 月第 1 版
印　　次：2025 年 10 月第 1 次印刷
标准书号：ISBN 978-7-117-38420-9
定　　价：75.00 元
打击盗版举报电话：010-59787491　E-mail：WQ @ pmph.com
质量问题联系电话：010-59787234　E-mail：zhiliang @ pmph.com
数字融合服务电话：4001118166　E-mail：zengzhi @ pmph.com